新スタンダード栄養・食物シリーズ 16

食品微生物学

村田容常・渋井達郎 編

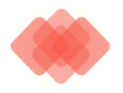

東京化学同人

序

　栄養学を学ぶ者にとって2005年はエポックメーキングな年であった．第一は6月17日に食育基本法が制定されたことであり，第二は"日本人の食事摂取基準（2005年版）"が策定されたことである．食育基本法は国民が生涯にわたって健全な心身を培い，豊かな人間性をはぐくむための食育を推進することを目指して議員立法により成立した法律で，世界に類をみないものである．これに基づいて食育推進基本計画が策定され，5年ごとの見直しでさまざまな取組みが行われている．

　"日本人の食事摂取基準"はそれまで用いられてきた"日本人の栄養所要量"に代わるもので，国民の健康の維持・増進，エネルギー・栄養素欠乏症の予防，生活習慣病の予防，過剰摂取による健康障害の予防を目的としてエネルギーおよび各栄養素の摂取量の基準を示したものである．やはり5年ごとの見直しが行われて2015年4月から適用されるものとして"日本人の食事摂取基準（2015年版）"が策定された．

　いずれも栄養にかかわる者にとって大切な指針であり，食に関する概念が大幅に変わったことに対応して，このたび"スタンダード栄養・食物シリーズ"を全面的に改訂し，"新スタンダード栄養・食物シリーズ"として内外ともに装いを改めた．

　この"新スタンダード栄養・食物シリーズ"は"社会・環境と健康"，"人体の構造と機能，疾病の成り立ち"，"食べ物と健康"などを理解することが大きな3本柱となっており，栄養士，管理栄養士を目指す学生だけでなく，生活科学系や農学系，また医療系で学ぶ学生にとっても役立つ内容となっている．

　全18巻からなる本シリーズの執筆者は教育と同時に研究に携わる者でもあるので，最新の知識をもっている．とかく内容が高度になって，微に入り細をうがったものになりがちであるが，学生の理解を得るとともに，担当する教師が講義のよりどころにできるようにと，調整・推敲を重ねてお願いした．また図表を多用して視覚的な理解を促し，欄外のスペースを用語解説などに利用して読みやすいよう工夫を凝らした．

　2013年には和食がユネスコの無形文化遺産に登録されたが，日本の食文化が世界に認められたものとして栄養学に携わる者としては誇らしいことである．この登録の審査にあたっては栄養バランスに優れた健康的な食生活であるという点が高く評価されたという．本シリーズの改訂にあたっては，和食の食文化は健康維持を図る手段であると考え，今後，食に関する多面的な理解が得られるようにとの思いを込めた．食文化は数百年，数千年と続いた実績の上に成り立っているが，この変わらぬ食習慣の裏付けを科学的に学ぶうえで本シリーズが役立つことを願っている．

　2016年2月

編集委員を代表して

脊　山　洋　右

新スタンダード栄養・食物シリーズ　編集委員会

委員長　脊　山　洋　右　　東京医療保健大学 客員教授，東京大学名誉教授，
　　　　　　　　　　　　　　　お茶の水女子大学名誉教授，医学博士

委　員　赤　松　利　恵　　お茶の水女子大学基幹研究院自然科学系 教授，博士(社会健康医学)
　　　　飯　田　薫　子　　お茶の水女子大学基幹研究院自然科学系 教授，博士(医学)
　　　　池　田　彩　子　　名古屋学芸大学管理栄養学部 教授，博士(農学)
　　　　石　川　朋　子　　聖徳大学人間栄養学部 教授，博士(医学)
　　　　板　倉　弘　重　　茨城キリスト教大学名誉教授，医学博士
　　　　市　　　育　代　　お茶の水女子大学基幹研究院自然科学系 講師，博士(農学)
　　　　一　色　賢　司　　日本食品分析センター 学術顧問，北海道大学名誉教授，農学博士
　　　　稲　山　貴　代　　長野県立大学健康発達学部 教授，博士(スポーツ医学)
　　　　大　塚　　　譲　　お茶の水女子大学名誉教授，農学博士
　　　　香　西　みどり　　お茶の水女子大学基幹研究院自然科学系 教授，博士(学術)
　　　　金　子　佳代子　　横浜国立大学名誉教授，保健学博士
　　　　河　原　和　夫　　東京医科歯科大学大学院医歯学総合研究科 教授，医学博士
　　　　久保田　紀久枝*　　お茶の水女子大学名誉教授，学術博士
　　　　倉　田　忠　男　　お茶の水女子大学名誉教授，新潟薬科大学名誉教授，農学博士
　　　　小　松　龍　史　　同志社女子大学生活科学部 特任教授，保健学博士
　　　　近　藤　和　雄*　　お茶の水女子大学名誉教授，医学博士
　　　　佐　藤　瑤　子　　お茶の水女子大学基幹研究院自然科学系 助教，博士(生活科学)
　　　　渋　井　達　郎　　日本獣医生命科学大学応用生命科学部 教授，農学博士
　　　　新　藤　一　敏　　日本女子大学家政学部 教授，博士(農学)
　　　　鈴　木　恵美子　　お茶の水女子大学名誉教授，農学博士
　　　　須　藤　紀　子　　お茶の水女子大学基幹研究院自然科学系 准教授，博士(保健学)
　　　　辻　　　ひろみ　　東洋大学食環境科学部 教授，栄養学修士
　　　　冨　永　典　子　　お茶の水女子大学名誉教授，理学博士
　　　　奈良井　朝　子　　日本獣医生命科学大学応用生命科学部 准教授，博士(農学)
　　　　野　口　　　忠　　東京大学名誉教授，中部大学名誉教授，農学博士
　　　　畑　江　敬　子*　　お茶の水女子大学名誉教授，理学博士
　　　　藤　原　葉　子　　お茶の水女子大学基幹研究院自然科学系 教授，博士(学術)
　　　　本　田　善一郎　　お茶の水女子大学保健管理センター 所長・教授，医学博士
　　　　本　間　清　一*　　お茶の水女子大学名誉教授，農学博士
　　　　丸　山　千寿子　　日本女子大学家政学部 教授，医学博士
　　　　村　田　容　常　　お茶の水女子大学基幹研究院自然科学系 教授，農学博士
　　　　森　田　　　寛　　お茶の水女子大学名誉教授，医学博士
　　　　森　光　康次郎　　お茶の水女子大学基幹研究院自然科学系 教授，博士(農学)

(＊編集幹事，五十音順)

まえがき

Aspergillus oryzae という横文字を見てぴんときますか．これはアスペルギルス・オリゼとカタカナ読みします．和の食文化を支え，醸造食品になくてはならない微生物，麹菌（コウジカビ）の学名です．日本酒や味噌，醤油などは *Aspergillus oryzae* という微生物なくしてはできません．

一方，感染症や多くの食中毒も微生物によりひき起こされます．このように微生物は人間の食生活や健康に大きな影響を及ぼしてきました．しかし，微生物の働きが科学的に明らかになるのは19世紀後半になってからで，フランスのルイ・パスツールが醸造食品と微生物の関係を，ドイツのローベルト・コッホが病気（感染症）と微生物の関係をそれぞれ科学的に証明しました．その後，食中毒菌を含め多くの感染症原因微生物が特定され，その治療法も開発されていきました．一方，醸造食品の研究から始まった応用微生物分野では，さまざまな微生物の潜在能力が解明され，抗生物質の発見，食品素材の発酵法による生産など多くの新たな利用法が生み出されてきました．現在では，遺伝子工学により多くの物質を微生物で効率的に生産することが可能となり，また培養できない微生物の存在も遺伝子レベルで検出可能となっています．

このように微生物と食品の関係には，功罪両面があります．しかし歴史的にそれらの教育・研究が別々に行われてきたため，微生物学分野の多くの教科書は，応用微生物学と病原微生物学のどちらかを取扱っています．そのため食品と微生物の関係の全体像を学ぼうと思うと，両者を読まなければならなくなります．本書はこの欠点を解消することを意図して書きました．そのため，前半で微生物学の共通事項をまとめ，後半で食品微生物の功罪両面を取扱いました．まず，微生物学の歴史，微生物の取扱い法といった初学者にもイメージしやすい話から始め，微生物学一般に話を進めていき，その後，食生活における微生物利用の側面（醸造食品など）と微生物の負の側面（食品の腐敗や食性病害）を最新の考え方や方法論もまじえながら解説していきました．本書を通読すれば，微生物学一般のことがわかるとともに，食生活にいかに微生物が関係しているかということが実感できるようになっています．なお，食品微生物の制御には定量的理解も必要なことから，初学者のために付録として微生物の増殖や殺菌の数学的取扱いを付けました．自習に役立ててほしいと思います．

本書の読者としては，栄養士・管理栄養士養成課程の学生はもちろん，食品と微生物の関わりに興味のある学生を広く想定しています．明治時代から現在に至るまで日本の研究者がフロントランナーとして関わっていることはこの分野の特質です．本書が生活科学，農学，工学，薬学など分野を問わず食品微生物学に興味のある学生諸氏に役立てば幸いです．

2015年3月

著者を代表して

村 田 容 常

第16巻 食品微生物学

執　筆　者

犬 伏 和 之　千葉大学大学院園芸学研究科 教授，農学博士［第12章］

渋 井 達 郎　日本獣医生命科学大学応用生命科学部 教授，農学博士
　　　　　　　　　　　　　　　　　　［第2章（§2・2を除く），第7章，第8章］

八 村 敏 志　東京大学大学院農学生命科学研究科 准教授，農学博士［第13章］

原　　宏 佳　日本獣医生命科学大学応用生命科学部 講師，博士(獣医学)
　　　　　　　　　　　　　　　　　　　　　　　　　　　　［第3章～第5章］

宮 本 敬 久　九州大学大学院農学研究院 教授，農学博士［第14章，第15章］

村 田 容 常　お茶の水女子大学基幹研究院自然科学系 教授，農学博士
　　　　　　　　　　　　　　　　　　［第1章，§2・2，第6章，第9章～第11章，付録］

（五十音順，[ ] 内は執筆担当箇所）

目　次

第1章　微生物学の歴史 …………………………………… 1
1・1　微生物の発見以前 …………………………………… 1
1・2　微生物の発見 ………………………………………… 1
1・3　微生物と病気 ………………………………………… 2
1・4　微生物と食品製造 …………………………………… 3

第2章　微生物の取扱い法 ………………………………… 6
2・1　滅菌法と無菌操作 …………………………………… 6
2・2　微生物の分離と測定法 ……………………………… 11
2・3　菌株の保存方法 ……………………………………… 13

第3章　微生物の種類と分類 ……………………………… 15
3・1　微生物の分類学上の位置づけ ……………………… 15
3・2　原核生物と真核生物 ………………………………… 17
3・3　細　菌 ………………………………………………… 18
3・4　真核微生物 …………………………………………… 22
3・5　ウイルス ……………………………………………… 24

第4章　微生物の構造 ……………………………………… 27
4・1　原核細胞と真核細胞の共通要素 …………………… 27
4・2　原核細胞 ……………………………………………… 32
4・3　真核細胞 ……………………………………………… 34

第5章　微生物の栄養と増殖 ……………………………… 36
5・1　微生物の増殖 ………………………………………… 36
5・2　微生物の増殖因子 …………………………………… 38
5・3　微生物の栄養 ………………………………………… 43

第6章　微生物の代謝 ……………………………………… 45
6・1　代謝と化学エネルギー ……………………………… 46
6・2　発　酵 ………………………………………………… 47
6・3　呼　吸 ………………………………………………… 52
6・4　微生物の合成系 ……………………………………… 55
6・5　代謝調節 ……………………………………………… 55

第7章 微生物の遺伝現象とその応用 ……………………………… 60

- 7・1 遺伝情報物質とその働き …………………………………… 60
- 7・2 細菌の遺伝現象 ……………………………………………… 64
- 7・3 酵母の遺伝現象 ……………………………………………… 68
- 7・4 分子生物学の進歩と発酵生産 ……………………………… 69
- 7・5 有用物質の発酵生産株の選抜と育種 ……………………… 70
- 7・6 遺伝子工学による物質生産 ………………………………… 70
- 7・7 新しい発酵生産株樹立へのゲノム解析技術の応用 ……… 78
- 7・8 微生物での有用遺伝子を用いた遺伝子組換えタンパク質生産 … 79

第8章 微生物の増殖制御と殺菌 ………………………………… 81

- 8・1 低温と微生物の増殖の関係 ………………………………… 81
- 8・2 加熱処理と微生物の増殖の関係 …………………………… 81
- 8・3 塩濃度と微生物の増殖の関係 ……………………………… 84
- 8・4 糖類による微生物の増殖抑制 ……………………………… 84
- 8・5 酸性条件と微生物の増殖阻害 ……………………………… 85
- 8・6 食品の水分と微生物の増殖の関係 ………………………… 86
- 8・7 食品保存料 …………………………………………………… 86

第9章 抗生物質の作用機作 ……………………………………… 90

- 9・1 抗生物質の種類と作用機作 ………………………………… 90
- 9・2 細胞壁の生合成に作用する抗生物質 ……………………… 93
- 9・3 タンパク質合成系に作用する抗生物質 …………………… 95
- 9・4 細胞膜に作用する抗生物質 ………………………………… 97
- 9・5 核酸と核酸合成系に作用する抗生物質 …………………… 97
- 9・6 エネルギー産生系に作用する抗生物質 …………………… 99

第10章 醸造食品 ………………………………………………… 100

- 10・1 酒 類 ……………………………………………………… 100
- 10・2 発酵調味料 ………………………………………………… 108
- 10・3 その他の穀類，および豆，野菜の発酵食品 …………… 113
- 10・4 畜産発酵食品 ……………………………………………… 117
- 10・5 水産発酵食品 ……………………………………………… 121

第11章 食品の素材生産と微生物 ……………………………… 124

- 11・1 アミノ酸発酵 ……………………………………………… 124
- 11・2 核 酸 発 酵 ………………………………………………… 128
- 11・3 ビタミンなどの発酵生産 ………………………………… 131
- 11・4 酵素の発酵生産 …………………………………………… 133

第12章　グリーンバイオテクノロジー：農業や環境と微生物 …… 137
12・1　生態系と微生物 …… 137
12・2　農業と微生物 …… 141
12・3　環境と微生物 …… 143

第13章　口腔細菌や腸内細菌と健康 …… 146
13・1　体内と細菌 …… 146
13・2　口腔と胃の中の細菌 …… 146
13・3　腸内共生菌 …… 148
13・4　腸内共生菌の働き …… 148
13・5　腸管免疫系と腸内共生菌 …… 149
13・6　プロバイオティクスとプレバイオティクス …… 152

第14章　食品の腐敗と微生物 …… 153
14・1　微生物と食品 …… 153
14・2　食品の腐敗機構と成分変化 …… 159
14・3　食品の腐敗微生物 …… 165
14・4　腐敗の指標と判定方法 …… 171
14・5　腐敗の防止法 …… 172

第15章　微生物による食性病害 …… 175
15・1　食性病害の原因物質 …… 175
15・2　細菌（感染型） …… 177
15・3　細菌（毒素型） …… 187
15・4　その他の細菌 …… 190
15・5　ウイルス …… 191
15・6　寄生虫 …… 193
15・7　細菌の代謝産物 …… 196
15・8　食物連鎖で蓄積する微生物毒素 …… 196
15・9　カビ毒 …… 198

付録　増殖や殺菌の数学的取扱い …… 203
1　増殖 …… 203
2　加熱殺菌 …… 206

参考図書 …… 211

索引 …… 213

1 微生物学の歴史

1. 微生物が発見され、研究されてきた経緯を概観する.
2. 微生物の発見により、病気（感染症）の原因がわかり、対策が進んだ.
3. 人類は微生物を利用して食品を製造し、安全に食べるために加工貯蔵法を進化させてきた.

1・1 微生物の発見以前

　微生物は、人間の生活には不可欠である. 病気や食品の腐敗が微生物の作用によって起こることを人類が科学的に認識するのは、19世紀中頃以降であるが、それ以前から多くの経験をしてきた. 食品となる農産物、畜産物、水産物は常に収穫、捕獲できるものではなく、近代的貯蔵法がなかった時代は、食品を腐敗させずに貯蔵することは死活問題であった. 腐敗と微生物の関係が科学的に証明される以前から、食品に食塩や亜硫酸を添加したり、低温にしたりすると食品を腐りにくくできることを人類は経験的に知っていた. また、病原微生物が食品を汚染し、汚染された食品を食べることにより食中毒や疾病が数多く起こってきた. たとえば、9〜10世紀にブラッドソーセージの禁止令がでていることから、ソーセージによるボツリヌス食中毒が起こっていたことがわかる.

　一方、有用な微生物は食品の製造や貯蔵に重要な役割を果たしている. 酒, 酢, 味噌, 醤油など、その生産に微生物が欠かせない醸造食品を人類は古くからつくってきた. しかし、これらの製造法は神秘に満ちたものであり、失敗も多々あった. ビールやワインの製造の歴史は古く、紀元前5000〜3000年頃にはメソポタミアやエジプトでつくられていた. 酒ができるとその酸化物である酢もつくられたと思われる. シュメール人は、塩漬けした肉や魚も食べており、また、エジプト人はパンやバター、チーズをつくっていた. 紀元前1500年頃には発酵ソーセージがバビロニアや古代中国で食べられていた. ローマ人は紀元前1000年頃にエビなどの貯蔵に雪を使っており、また肉のくん煙も行っていた. 魏志倭人伝から日本では3世紀（弥生時代）に日本酒がつくられていたことがわかり、醬（ひしお）や味噌が大宝律令（701年）に記載されている.

ブラッドソーセージ: ブタなどの動物の血を混ぜてつくった伝統的ソーセージの1種.

発酵ソーセージ: 乳酸発酵を利用してつくったソーセージ. 熟成期間の長短によりドライソーセージとセミドライソーセージに大別される. 伝統的サラミは、ドライソーセージの一種である. §10・4・3参照.

1・2 微生物の発見

　このように人類と微生物の関係は古いが、人類が微生物を認識したのは比較的

Anton van Leeuwenhoek（レーウェンフック）（1632〜1723）：オランダの商人．自作の顕微鏡でさまざまな微生物を観察し，英国の王立協会にその観察結果を送り続けた．微生物の発見者といわれる．

新しい．微生物とは，肉眼では見えず，顕微鏡レベルで初めて確認できる生物ということである．動物，植物は，その姿が目に見えるため古くから観察や研究の対象となり，人類はそれらに対する知識を蓄積してきた．一方，人が肉眼では認識できない微生物は顕微鏡の発明とあいまって発見された．**A. van Leeuwenhoek**（オランダ）が自作の顕微鏡で酵母や細菌など種々の微生物を観察したのが，微生物の発見とされている（1680年頃）．

初めて食品の腐敗と微生物の関係を示唆したのは，A. Kircher（独）で，目に見えない虫が食品の死体，肉，牛乳などの腐敗に関係していると述べた（1658年）．1770年頃にL. Spallanzani（伊）は，ビーフブロース（牛肉の肉汁）を加熱し，密封すると腐らないことを示した（生物の**自然発生説**の否定）．しかし，加熱密封することで空気が自然な状態でなくなるため自然発生できないという反論が出て論争は続いたが，食品保存の観点でいえば，N. Appert（仏）が加熱密封を利用して瓶詰を考案した（1789〜1793年．後に特許）．

その後，微生物の科学的研究は徐々に進み，19世紀に微生物学は大きな進歩を遂げることになる．基礎生物学的には**L. Pasteur**（仏）が，密封しない，白鳥の首のような形のガラス管をもったフラスコ（周りの空気とつながっているが，静置しておけば微生物が中に入ることができないフラスコ，図1・1）を用い，微生物が自然発生することはないことを実験科学的に証明した．これにより，長年大きな論争となってきた生物の自然発生説が最終的に否定された（1861年）．

Louis Pasteur（パスツール）（1822〜1895）：フランスの化学者，微生物学者．生物の自然発生説を否定し，論争を決着させた．また，発酵と微生物の関係を明らかにした．光学異性体の存在の証明や，狂犬病ワクチンの開発に成功した（ワクチンという言葉の名付け親）と，化学，生物学の基礎から醸造，医療という応用分野まで幅広い世界史的業績を残した．

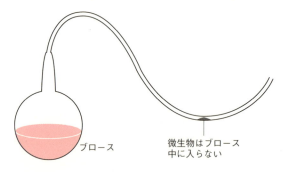

図1・1 Pasteurが使った白鳥の首形のフラスコ ブロースを加熱殺菌した後静置しておけば，微生物はブロース中に入らず，増殖してこない．

1・3 微生物と病気

Robert Koch（コッホ）（1843〜1910）：ドイツの細菌学者．細菌学の父ともいわれる．病気の原因が科学的に不明であった時代に，病気（感染症）の原因が細菌であることを解明した．多数の病原菌を発見し，またP. Ehrlichや北里柴三郎などの弟子を育てた．

微生物と病気の関係では，19世紀後半に**R. Koch**（独）が，微生物が原因となり病気が起こるということ（感染症）を証明した．Kochは，微生物を固体培地上で，コロニーとして分離する方法（図1・2）を考案し，細菌の**純粋分離法**の基礎を確立した．Kochは1876年，炭疽にかかったウシには同一の細菌 *Bacillus anthracis*（炭疽菌）がいることを見いだし，それを純粋分離した．この細菌を他の動物に接種した結果，その動物は発病し，さらに発病した動物から当該細菌が分離された．これは世界史的大発見で，ここで初めて人類は病気が起こる原

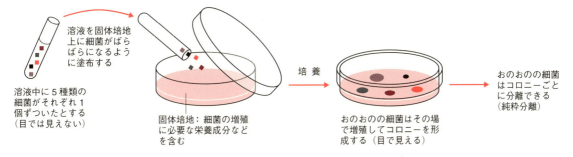

図 1・2　Koch による細菌の培養と分離

因の一つを科学的に解明したことになる．その後，Koch を始めとする多くの細菌学者により食中毒菌を含めてさまざまな病原微生物が発見され，現在に至っている．日本の研究者では，Koch の弟子である北里柴三郎による破傷風菌やチフス菌の発見，北里柴三郎の弟子である志賀潔による赤痢菌の発見などがある．また，これらの科学的知見に基づいた治療法も開発されはじめることとなった．北里柴三郎は破傷風菌が産生する破傷風菌毒素に対して抗血清（抗体を含む血漿画分）が有効な治療薬になることを示し，血清療法の道を開いた．P. Ehrlich（独）は**選択毒性**の概念を提唱し，秦佐八郎などの協力のもと初めての化学療法薬であるサルバルサン（梅毒治療薬）を合成，発明した（1910 年）．1928 年に A. Fleming（英）により初めての抗生物質であるペニシリンが発見された*．その後 S. Waksman（米）によるストレプトマイシン（抗結核薬）の発見（1943 年）など，さまざまな抗生物質が発見された．これらの抗生物質は優れた選択毒性を示し，先進国においては感染症の脅威は激減した．

　19 世紀後半からさまざまな食中毒細菌が発見されたが，腸炎ビブリオ（*Vibrio paraphaemolyticus*）は藤野恒三郎により 1951 年にわが国で発見された．海産物を多く食べる日本で見つかったことは偶然ではないであろう．

選択毒性：細菌などは殺すが人間に毒性を示さない化合物が有効な治療薬になること．

＊　病原微生物に対し殺菌作用もしくは静菌作用をもつ化合物で，化学的に合成されたものを化学療法薬，同様の作用をもち，微生物が産生するものを抗生物質という．選択毒性があるため薬剤となりうる．広義には悪性腫瘍などに使われる薬剤も含まれる．

1・4　微生物と食品製造

　微生物と醸造や食品製造の関係では，Pasteur がアルコール発酵や乳酸発酵といった発酵現象が微生物の作用であることを明らかにした（1857〜1886 年）．Pasteur は発酵学，醸造学の父ともいうべき科学者である．その後さまざまな醸造食品における微生物ならびにそれらの産生する酵素の役割が明らかとなった．

　表 1・1 に食品関連分野における微生物学的に重要な出来事をまとめた．Pasteur の発見以前に，瓶詰や冷凍した食品などの貯蔵食品がすでに考案されている．応用微生物学的には，日本の醸造食品において重要な位置を占めるコウジカビから高峰譲吉がジアスターゼを製剤（タカヂアスターゼ）にしたのが，酵素の工業利用の始まりとなる（1894 年）．20 世紀中頃の鵜高重三，木下祝郎らによるグルタミン酸の発酵法の発見も特筆すべき事項で，これによりアミノ酸や核酸などの微生物生産が始まった．20 世紀後半になると遺伝子組換え技術が導入され，

表1・1 食品と微生物の関係年表

年	事　　項	分　野
1568	日本酒の火入れ（多聞院日記）	殺　菌
1680	酵母の観察（A. van Leeuwenhoek）	基　礎
1780	サワーミルクの主要酸として乳酸を発見（C. W. Scheele）	発酵・醸造
1782	酢の瓶詰（スウェーデン）	食品貯蔵・製造
1810	瓶詰の特許（N. Appert）	食品貯蔵・製造
1813	肉の保存料として二酸化硫黄の使用開始	食品貯蔵・製造
1835	コンデンスミルクの特許	食品貯蔵・製造
1842	食品の冷凍技術の特許（H. Benjamin）	食品貯蔵・製造
1857	乳酸発酵の研究（L. Pasteur）	発酵・醸造
1867	ワインの研究から低温殺菌法の考案（L. Pasteur） チーズの熟成には，アルコール，乳酸，酪酸発酵が関与	発酵・醸造→殺菌 発酵・醸造
1874	肉の流通に氷を使用 スチーム加圧加熱器（レトルト）の使用	食品貯蔵・製造 食品貯蔵・製造
1878	ビール酵母の純粋培養により優良酵母の選抜に成功（E. Hansen） 凍結肉のオーストラリアからイングランドへの輸送に成功	発酵・醸造 食品貯蔵・製造
1880	牛乳の低温殺菌の開始（独）	殺　菌
1887	0℃で増殖する細菌（好冷菌）の分離（J. Forster）	基　礎
1894	ジアスターゼ製剤の製品化（高峰譲吉）	発酵・醸造
1895	加熱が不十分のための缶詰の腐敗事件	食品貯蔵・製造
1907	ヨーグルト生産菌（*Lactobacillus bulgaricus*）の分離（I. I. Metchenikov）	食品貯蔵・製造
1908	保存料として安息香酸ナトリウムの使用開始（米）	食品貯蔵・製造
1916	食品の急速冷凍（独）	食品貯蔵・製造
1917	野菜や果物の貯蔵のための二酸化炭素利用の特許（H. Franks） クリームスタイルコーンからの *Geobacillus stereothermophilus*（耐熱性菌）の分離	食品貯蔵・製造 食品貯蔵・製造
1919	*Clostridium acetobutylicum* によるアセトン・ブタノール発酵の開発（C. Weizman）	発　酵
1929	食品への放射線照射技術の特許（仏） 冷凍食品の商品化（C. Birdseye）	食品貯蔵・製造 食品貯蔵・製造
1930	*Staphylococcus aureus* 食中毒の原因はエンテロトキシンによる（米）	食中毒
1938	牛乳による *Campylobacter* 食中毒（米，イリノイ）	食中毒
1950	プラスチックフィルム（ラップ）の発売	食品貯蔵・製造
1951	*Vibrio paraphaemolyticus* の発見（シラス食中毒）（藤野恒三郎）	食中毒
1956	グルタミン酸生産菌（*Corynebacterium glutamicum*）の発見（鵜高重三，木下祝郎）	発　酵
1957	イノシン酸およびグアニル酸生産のための酵素分解法の発明（坂口謹一郎，国中 明）	発　酵
1960	*Aspergillus flavus* によるアフラトキシンの産生の発見	食中毒
1967	*Mucor pusillus* からのキモシン様酵素の発見（有馬 啓ら）	発　酵
1968	米国 Norwalk の小学校で集団下痢症（ノロウイルス）	食中毒
1971	米国で初めての *Vibrio paraphaemolyticus* による食中毒	食中毒
1973	遺伝子組換え大腸菌の作出（遺伝子組換え技術の開発）	基　礎
1982	米国で O157：H7 による集団下痢症（牛ひき肉）	食中毒
1994	遺伝子組換えトマトの認可（米）	食品貯蔵・製造

1997年には，大腸菌の全遺伝子配列も解読された．酵素やアミノ酸等の生産に遺伝子組換え微生物が利用されるとともに，遺伝子組換え作物・食品も市場に登場した．現在では，PCR法を含め高感度なDNA検出技術などが開発され，既存の培養法では培養できない微生物も微量に存在するDNAからの検出や解析が可能となりつつある．

重要な用語

感染症	殺菌	生物の自然	微生物の発見
Koch, R	Pasteur, L.	発生説の否定	Leeuwenhoek, A. van

2 微生物の取扱い法

1 目的外の微生物の排除法(無菌操作と滅菌法)と目的微生物の実験室外への漏洩の防止(微生物の拡散防止)など,微生物を使うに当たっての基本事項を理解する.
2 微生物の測定法,継代法および保存方法の基礎を学ぶ.

　微生物は肉眼では見ることのできない生物であり,取扱いを間違えるとさまざまな汚染が生じるので,正しい取扱い法を熟知,会得する必要がある.通常,微生物の取扱いは無菌箱(クリーンベンチや安全キャビネット)あるいは無菌室(クリーンルーム)で行い,菌株の汚染を防ぐとともに,取扱っている微生物が不用意に室外に飛散するのを防止しなくてはならない.実験台や実験室を常に清潔に保ち,整理整頓を心がけ,使用済みの物品は滅菌などの処理をしてから廃棄し,実験に使用した器具は滅菌ののち洗浄し,余分な器具などは速やかに片付ける必要がある.使用する菌株や器具については,実験を始める前に性質や取扱い方法を十分に理解しておく.また,微生物を取扱うにあたっては,相応する設備を備えた施設にて行う必要があり,設備の使用方法も熟知する必要がある.

2・1 滅菌法と無菌操作

　実験を始める前に,まず対象の微生物以外の微生物を作業空間より除去しなくてはならない.そのため,使用する器具や培地は何らかの方法で除菌あるいは滅菌しておく.また,作業環境にも微生物がいないようにする必要がある.

2・1・1 使用器具

a. 試験管や三角フラスコ　微生物の培養や希釈などに用いる.化学実験に使うものにシリコ栓やアルミキャップなどの培養栓を付けるか,ふた付き試験管を用いる.

b. ペトリ皿(シャーレ)　平板培地をつくるために用いる.直径9~10 cm,高さ1~2 cm 程度の浅い円筒形の容器で,内側(培地を入れる)とそれを覆う外側(ふたになる)の2枚から成る.ガラス製もしくは滅菌済みのプラスチック製のものを用いる.

c. 白金耳,白金線　微生物の接種や移植などに用いる.4~5 cm のニクロム線で,先がループ状のもの(白金耳)やまっすぐのもの(白金線)などがある.

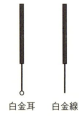
白金耳　白金線

> **消毒，殺菌，滅菌**
>
> 　消毒，殺菌，滅菌などの用語は厳密な区別なく日常使用しているが，以下のように区別される．
> 　**消毒**は，目的に使用できる程度に，微生物の活動を弱める，あるいは人体に有害な物質を除去または無害化することである．
> 　**殺菌**は，特定の微生物を殺すことで，程度などの定量的な尺度はない．極端にいえば，微生物を1％殺し，99％残っていても殺菌したことになる．
> 　**滅菌**は，すべての微生物を完全に死滅させ取除くことである．日本薬局方では微生物の生存確率が 10^{-6} 以下になることを，滅菌と定義している．
> 　たとえば患部などは，消毒・殺菌は可能であるが，滅菌はできないことになる．

ホルダーの先に付けて用いる．1白金耳量（白金耳の先に付着させた微生物量）という用語があり，菌量のおおまかな目安になる．滅菌済みのプラスチック製白金耳もある．

　d．培養栓　試験管や三角フラスコなどで微生物を培養するには空気を通すが微生物を通さない栓が必要になる．木綿綿でつくった綿栓，シリコン樹脂でつくったシリコ栓，発泡ウレタンでつくったウレタン栓，アルミキャップ，プラスチックキャップなどが用いられる．

　e．クリーンベンチ　微生物を取扱うための無菌的な空間を与える機器で，無菌フィルターで濾過された空気が供給されるようになっている．内部に滅菌用の紫外線ランプとバーナーがある．

　f．安全キャビネット　クリーンベンチ同様微生物を取扱うための無菌的な空間を与える機器である．キャビネット内に供給された空気がフィルターで濾過されてから排出されるので，系外に微生物が出ないようになっている．

2・1・2　培　　地

　人為的に微生物が増殖できるように調製した栄養源より成る培養用の液体，あるいは固体（寒天などで固めたもの）のことを**培地**という．さまざまな微生物に対応し，さまざまな栄養源から構成され，pHなども調整されている培地が市販されている．

　培地の種類は多様であるが，その組成に基づいて天然培地と合成培地に大別できる．前者は，肉汁（ブロース），酵母エキス，麦芽エキス，ペプトン（タンパク質の分解物）など天然物が主成分となる．後者は，グルコース，アミノ酸，ビタミン，無機塩など化学的組成がわかった培地である．

　固体培地の形状としては，試験管に寒天培地を入れて斜めに固めた**斜面培地**（スラント），嫌気的な微生物のための**高層培地**（スタブ），微生物の分離や菌数測定に用いられる**平板培地**（プレート）などがあり，目的に応じて使い分けられる．

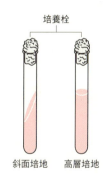

斜面培地　高層培地

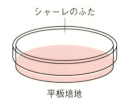

平板培地

2・1・3　物理的滅菌法

　微生物増殖に対する熱やpHの作用については第5章のとおりであるが，一般に煮沸などは最もよく用いられている有効な物理的滅菌法である．

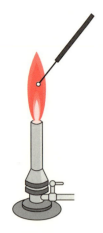

図2・1 ガスバーナーによる白金耳の滅菌の方法

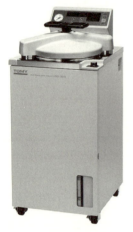

図2・2 一般に使用されるオートクレーブ 株式会社トミー精工提供.

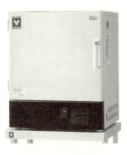

図2・3 一般に使用される乾熱滅菌器（電熱型） ヤマト科学株式会社提供.

a. 火炎滅菌 火にあぶるという方法が古来より一般的に利用されている．火炎滅菌の最も代表的なものとしては，アルコールランプやガスバーナーの炎で培養器具（白金耳や試験管の口など）を直接あぶり，微生物を焼却する．実験室で頻繁に用いられている（図2・1）．

なお，ガスバーナーなどを利用して上昇気流を発生させ，微生物の培地上への落下を阻止する方法が古くからあるが，確実なものではないので，無菌操作用のクリーンベンチや無菌室を使用しなければならない．

b. 高圧蒸気滅菌 オートクレーブを用いた水蒸気による高圧滅菌法もよく使用される．オートクレーブは，圧力釜の構造をとっており（図2・2），2気圧，121℃で約20分間加熱することにより，耐熱性の**芽胞**（胞子）も死滅する．培地やガラス器具などさまざまな物品の滅菌に利用される．

c. 常圧蒸気滅菌 蒸気釜により，常圧にて水蒸気により滅菌する．高圧蒸気滅菌に比べ水蒸気の温度が低いため，芽胞形成菌などの芽胞は滅菌できない．

d. 間欠滅菌 80℃以上の熱水あるいは常圧蒸気滅菌後，微生物の増殖が可能な温度（20℃以上）にて一昼夜放置し芽胞を発芽させ栄養細胞としてから，再度滅菌をする．これを数回繰返す．高圧蒸気滅菌に比べると手間がかかり，煩雑である．

e. 乾熱滅菌 水に濡れると困る器具（さびやすいアルミキャップなどの金属器具）などの滅菌には，乾燥状態で滅菌する乾熱滅菌法がある（図2・3）．水蒸気に比べ空気は熱伝導度や熱容量が低いので，乾熱滅菌では，180℃で約2時間程度など，高圧蒸気滅菌に比べ温度，時間とも過激な条件の滅菌が必要となる．

f. その他の加熱による滅菌 加熱による食品の滅菌は，缶詰のほか，レトルト食品などにも利用されている．レトルト食品は，食べ物をアルミはくとプラスチックフィルムの3層の袋に封入し，115～120℃，20～40分間高圧滅菌を行い作製される．

また，比較的低温で殺菌する方法をL. Pasteurが考案しており，60～80℃で30分～30秒間処理する（**パスツーリゼーション**または**低温殺菌**とよぶ）．食品では，食材の風味や栄養素を損なわないようにするために利用されている．牛乳は，多くの場合130℃，2秒程度で高温殺菌されているが，75℃で15秒間，または63℃で30分間殺菌した牛乳なども市販されている．

レトルト殺菌

レトルト（retort）とは蒸留釜のことで，加圧下，100℃以上で高圧蒸気殺菌する．レトルトパウチはレトルト殺菌に使用される袋で，殺菌された食品はレトルト食品（retortable pouched food）とよぶ．缶詰は古くからこの方法で殺菌されていた．袋による本格的な利用はカレーなどの食品で1960年代に始まった．缶詰のようにかさばらないことから，カレーなどの煮崩れが気にならない食品の常温無菌流通に適している．

g. 紫外線や放射線による滅菌　熱の他に紫外線や放射線の照射などもある．これらはおもに核酸を傷つけ，微生物を死滅させる．一般に熱や化学物質などにより滅菌できない器具などの滅菌に利用される．微生物を無菌的に取扱う，クリーンベンチやクリーンルームにおける紫外線灯による滅菌はよく見かける光景である．調理場や給食施設でも使われている．日光消毒もまた，太陽光中に含まれる紫外線を利用した消毒方法である．

その他，使い捨てのプラスチック器具（注射用シリンジなど）は，熱をかけられないためX線やγ線を照射したものが市販されている．γ線滅菌はおもに放射性物質である ^{60}Co を用いた装置から出るγ線を利用する．

h. 濾過滅菌，濾過殺菌　濾過滅菌は，実験室では，加熱できない培地，溶液などの滅菌に用いられる．いろいろな素材の濾過膜（フィルター）が開発され，0.22あるいは0.45 μmの孔径のものが一般に利用されている．マイコプラズマやウイルスは，これらのフィルターを通り抜けてしまうため，孔径0.025 μmのものが開発されている．食品では，加熱殺菌に比べ風味の劣化やビタミンの分解がないため，濾過殺菌がジュースやビールなどに用いられる．

図2・4に実験室でもよく使われるフィルターを示した．注射シリンジに滅菌したい液体を入れ，フィルターを装着し，溶液を押し込みながら滅菌濾過するというものである．

空気の除菌フィルターとしては，0.3 μm以上の粒子を除去するHEPAフィルターがある．クリーンベンチや安全キャビネット，微生物取扱い施設などの空気の滅菌（除菌）換気に利用される．

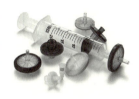

図2・4　フィルターユニット　Merck社提供．

HEPAフィルター：high efficiency particulate air filter

微生物取扱い施設

微生物の物理的封じ込めレベルは取扱う実験微生物の危険度に応じた4区分に分かれている．レベル1実験室は，一般の微生物取扱い実験室と同じ設備を備えておればよいが，実験室内での飲食および食品などの保存は禁止されている．レベル2以上の実験室では，室内の換気はHEPAフィルター通して行い，実験室内の微生物が外部に漏れ出ないように管理されている．さらに，微生物の取扱いは，HEPAフィルターのついた安全キャビネット内で行う．

2・1・4　化学的滅菌法

a. 液体薬物による消毒　消毒に用いる薬物には，ハロゲン化合物，酸化剤，酸およびアルカリ，アルキル化剤，アルコール類，フェノール類，界面活性剤，重金属化合物，クロルヘキシジンなどがある（表2・1，表2・2）．

b. ガスによる滅菌　使い捨てのプラスチック製シャーレや試験管などは，加熱滅菌ができないため，エチレンオキシドガスによる滅菌を行っているものも多い．密閉した容器に，1 L当たりエチレンオキシドガスを0.5～1 gの割合で加え30～50 ℃，湿度30～50 % にて10時間処理を行う．有毒ガスのため特別な施設が必要であり，また，滅菌後ガスが抜け切るまで放置しなくてはならない．

表 2・1　一般の消毒に用いられる液体薬物の作用と用法

薬　　物	作用と用法
ハロゲン化合物	微生物のもつタンパク質構造などの破壊.
次亜塩素酸ナトリウム	手指: 0.01～0.05% 水溶液, 器具: 0.02～0.05% 水溶液
クロラミンT	手指: 0.5% 水溶液, 器具: 0.1～0.3% 水溶液
ヨードチンキ	創傷・皮膚の消毒: 3% 水溶液
ポビドンヨード	手指の消毒: 5～7.5% 水溶液, 粘膜の消毒: 0.25～0.5% 水溶液
酸化剤	酸化反応により微生物の細胞機能を阻害して微生物を殺す.
過酸化水素水	創傷の消毒: 2.5～3.5% 水溶液
過マンガン酸カリウム	皮膚粘膜の消毒: 0.01～0.1% 水溶液
酸, アルカリ	微生物の構成分子を変性させて微生物を殺す.
ホウ酸	口・眼の消毒: 1～5% の水溶液
水酸化ナトリウム	器具・汚物の消毒: 2～5% 水溶液
アルキル化剤	タンパク質の変性により微生物を殺す.
ホルムアルデヒド	室内・衣類・家具の消毒: 0.9～1.1% 水溶液
グルタルアルデヒド	医療器具・設備の消毒: 0.5～2% 水溶液
アルコール類	微生物のタンパク質を変性, 代謝機構や各種合成機構を阻害し増殖を抑制し, 細胞膜に作用し溶菌をひき起こしたりして微生物を死滅させる.
エタノール	器具・手指の消毒: 70% 水溶液,
イソプロパノール	器具・手指の消毒: 50% 水溶液
フェノール類	微生物の細胞膜を破壊し, タンパク質を変性させることにより微生物を死滅させる.
フェノール	一般物の消毒: 3～5% 水溶液, 手指の消毒: 1～2% 水溶液
クレゾール	手指・皮膚の消毒: 0.25～0.5% 水溶液
界面活性剤	タンパク質の変性, 可溶化により微生物を殺す.
塩化ベンザルコニウム	手指・皮膚の消毒: 0.05～0.1% 水溶液
塩化ベンゼトニウム	手指・皮膚の消毒: 0.05～0.1% 水溶液
アルキルポリアミノエチルグリシン	手指・皮膚の消毒: 0.05～0.2% 水溶液
重金属化合物	タンパク質と塩を形成し, 微生物を殺す.
マーキュロクロム	粘膜の消毒: 0.5～2% 水溶液, 手指・皮膚の消毒: 2～5% 水溶液, 創傷の消毒: 0.2～2% 水溶液
硝酸銀	口腔粘膜・扁桃腺の消毒: 2～5% 水溶液
クロルヘキシジン	細胞膜の破壊, タンパク質の変性により微生物を殺す.
	手指・皮膚の消毒: 0.1～0.5% 水溶液, 部屋・家具の消毒: 0.05% 水溶液, 医療器具の消毒: 0.2～0.5% 水溶液

表 2・2　表 2・1 に記載の薬物の菌に対する効果[†]

	ウイルス	栄養型細菌	細菌芽胞	真　菌
ハロゲン化合物	○	○	○	○
アルキル化剤	○	○	○	○
アルコール類	○	○	×	×
フェノール類	△	○	×	△
界面活性剤	△	○	×	×
クロルヘキシジン	△	○	×	×

†　○: 効果あり, △: 一部効果あり, ×: 効果なし.

2・1・5 無菌操作

　培地や器具は§2・1・3で述べた方法で滅菌した後，通常，クリーンベンチや安全キャビネット内に入れ，その中で無菌的に操作を行う．たとえば，斜面培地を用いて微生物を移植する操作では，微生物の生えた斜面培地と新しい斜面培地を用意する．白金耳を火炎滅菌し，ついで培地の管口が上に向かないようにして両方の培養栓をとり，管口を火炎で焼く．冷えた白金耳で微生物の生えている斜面培地に軽く触れた後，この白金耳でもう一方の斜面培地の表面に波線もしくは直線を引くようになぞる．この操作で微生物が移植される．管口を再び焼いた後，培養栓を付ける．この試験官を適温で適当な時間保温すると，微生物が増殖して波線もしくは直線状に微生物が生えてくる．このように**無菌操作**することで，目的以外の微生物の混入（微生物汚染）を避けて，目的微生物のみを移植し，増殖させることができる．

　平板培地に増殖しているコロニーを斜面培地に移植する，微生物が存在している液体を希釈する，ある微生物だけを液体培地で増殖させるなどの操作も同様に目的微生物以外が混入しないように無菌操作で行う．

2・2 微生物の分離と測定法

2・2・1 微生物の分離

　調べたい試料，たとえばある食品を考えたとき，通常そこにはいろいろな微生物がさまざまな数存在している．この中からある微生物だけを分離（**純粋分離**という）して，その性状を調べたり，その数を測ったりする必要がある．微生物を純粋分離するには，目的の微生物がどのような性質をもっているか，またどのような条件で培養できるかを知っておかなければならない．

　一般的には，まず試料から微生物の懸濁液をつくる．この懸濁液を適宜希釈し，その希釈液を目的微生物が増殖できる平板培地にまき，適当な環境で培養するとコロニーが形成される．ここから目的微生物を分離できる（図1・2参照）．試料中の優先菌種はこのような操作で比較的簡単に分離できるが，数の少ない菌を分離するには，その菌の増殖には適しているが他の微生物は増殖しにくいような，培地や培養条件の選択性が重要になる．

2・2・2 微生物の測定法

　微生物数の測定には原理的に異なるいくつかの方法がある．代表的なものとしては，直接的顕微鏡計数法（直鏡法），濁度法，コロニー計数法などがある．

　直鏡法は，顕微鏡観察をして，全微生物数を直接数える方法で，計算盤やグリッドを印刷したフィルターなどを使う．メンブランフィルターによる濃縮や蛍光色素（DAPIなど）を用いると低濃度の菌数も測定できる．また，染色法を組合わせることで，生菌と死菌を区別して計数することも可能である．

　濁度法もしくは**吸光度法**は，液体中で菌数が増すと濁り（濁度）が上昇することを利用した測定法である．濁度計か分光光度計を用いる．簡便な方法で増殖の

DAPI: 4′,6-ジアミジノ-2-フェニルインドール

モニターに日常的に用いられる．計数するには，菌数と濁度や吸光度の関係式を別につくっておく必要がある．

コロニー計数法（平板培養希釈法ともいう）は，最も一般的な生菌数測定法で，培養液や試料懸濁液を適宜希釈した後，平板培養し増殖してくるコロニー数を数え，もとの試料中の生菌数を求める方法である．1個の生菌が増殖すると肉眼で見えるコロニーを1個形成すると考える．この方法で測定した細菌数を，**CFU**で表す．難培養性微生物には適用できない，時間がかかるなどの欠点がある．また，菌濃度が低い場合は，コロニー計数法では測定できない．そのような場合はメンブランフィルターで濃縮したのち平板培養する方法や，**最確数法**（液体培地段階希釈法ともいう）により測定する．

最確数法では，順次希釈した細菌懸濁液を液体培地に添加したのち培養する．このとき同じ希釈倍率での培養を数本行う．濃度が低いので，同じ希釈倍率でも菌が存在するものと存在しないもの（増殖が認められたものと認められないもの）ができる．それぞれの希釈液の中で増殖してきた本数を数え，そこからもとの生菌数を確率論的に求めるという方法である．このようにして求めた値を最確数（MPN）という．その他，菌体の体積や乾燥重量を測定する方法，ATPなど細胞成分を測定する方法，リアルタイムPCR*を用いて遺伝子の量を測定する方法などもある．

CFU：colony forming unit（コロニー形成単位）

MPN：most probable number（最確数）

* §7・6・3参照．

計算問題1 ある食品試料100 gに水を加えた後ホモジナイズして得られた懸濁液（100 g/500 mLとする）を順次10倍ずつ希釈し，1000倍希釈液を調製した．この0.1 mLを3枚のシャーレの寒天培地上に塗り広げ，それぞれ培養した．その結果，各シャーレには175個，160個，145個の細菌のコロニーが形成された．もとの食品試料1 gには何個の細菌が存在していたと考えられるか．CFU単位で求めよ．

解 形成したコロニーの平均値は，

$$\frac{(175+160+145)}{3} = 160$$

であり，これが1000倍希釈した懸濁液0.1 mL中に存在する菌数なので，もとの懸濁液中の菌数は，

$$160 \div 0.1 \times 1000 = 1.6 \times 10^6 \text{ CFU/mL}$$

となる．この懸濁液は100 g試料/500 mLなので，もとの食品試料1 gに存在する細菌数は，$1.6 \times 10^6 \times 500 \div 100 = 8.0 \times 10^6$

答え 8.0×10^6 CFU/g

計算問題2 ある試料溶液10 mL，1 mL，0.1 mLをそれぞれ3本の培養管に接種し，培養した．10 mL添加の培養管3本のうち2本で増殖が認められ，1 mL，0.1 mL添加した培養管ではどれも増殖が認められなかった．最確数（MPN）はいくつになるか．統計学的計算に基づき作成された表（次表）に照らし合わせ，求めよ．

増殖した培養管の本数			MPN†	増殖した培養管の本数			MPN†
10 mL	1 mL	0.1 mL		10 mL	1 mL	0.1 mL	
0	0	0	<3	1	1	1	11
0	0	1	3	1	2	0	11
0	1	0	6.1	1	2	1	15
0	2	0	6.2	1	3	0	16
0	3	0	9.4	2	0	0	9.2
1	0	0	3.6	2	0	1	14
1	0	1	7.2	2	0	2	20
1	0	2	11	2	1	0	15
1	1	0	7.4	2	1	1	20

† 原液 100 mL 当たりの菌数.

答え 表より試料溶液中の MPN は 9.2 個/100 mL となる.

2・3 菌株の保存方法

　微生物をその機能や性質を変化させることなく長期間保存することは，微生物を扱う実験ではきわめて大切なことであり，微生物を利用する食品，発酵，医薬品産業にとっても目的の微生物の保存は重要な問題となる．

　すべての生物は世代を経るに伴い，遺伝的に少なからず変化する．微生物の場合，世代時間が短いため，遺伝的変異はより頻繁に観察される．また，すべての遺伝的形質が一様に変化するとは限らないので，これらの点を考慮した菌株の保存法を決めることが必要である．微生物の個々の性質や使用目的に適したさまざまな方法が工夫考案されている．

　a. 継代培養保存法　　培養により微生物が増殖している状態で継代しながら保存していく方法で，通常用いられる．また，凍結保存や乾燥保存などの方法が利用できない微生物にはこの方法が唯一の手段となる．微生物の性質によっては継代により遺伝的に変化する可能性があるので，十分注意をする必要がある．

　b. 流動パラフィン重層法　　継代培養保存法の改良法で，培地の上にパラフィンを重層することで培地が乾燥して微生物が死滅するのを防ぐとともに，外部からの酸素の供給を遮断するため保存中の微生物の代謝を抑制している．この方法を用いると継代による保存期間を長期に延長できる．カビ，酵母，放線菌，好気性菌などの保存に用いられる．

　c. 担体保存法　　微生物を適当な担体（土や砂など）に吸着させ乾燥保存する．カビ，放線菌，一部の細菌など，胞子を形成するものの保存に適している．

　d. 懸濁保存法　　微生物を蒸留水など適当な溶媒に懸濁して低温または室温で保存する．他の方法では保存できない場合に用いる．

　e. 凍結保存法　　冷凍庫，**超低温冷凍庫**，**液体窒素**，ドライアイス中で保存する．長期保存が可能で，操作も簡単なため，現在主流の保存法である．

　凍結保護剤（分散剤）として，グリセロールやジメチルスルホキシド（終濃度 10～25％），または市販のスキムミルク（終濃度 10％程度）を加え，培養液ごと

懸濁して，−20〜−80℃の冷凍庫で保存する．液体窒素などを用いて保存する場合もある．通常，**超低温**〔超低温冷凍庫（−80℃以下）あるいは液体窒素（−196℃）など〕で保存する場合，温度が保持されるかぎり，半永久的に保存できる．

 f. 凍結乾燥保存法 保護剤としてスキムミルクを用いて菌体懸濁液を凍結後，減圧下で凍結乾燥して細胞中の水分をほとんど取り去り保存する．この方法は多くの微生物で保存法として成功している．乳酸菌の乾燥菌体などは，医薬品として整腸剤などに利用されている．

重要な用語

オートクレーブ	吸光度法	CFU	凍結乾燥保存法
高圧蒸気滅菌	紫外線・放射線滅菌	純粋分離	凍結保存法
火炎滅菌	継代保存法	濁度法	無菌操作
ガス滅菌	コロニー計数法	直接的顕微鏡計数法	薬剤滅菌
乾熱滅菌	最確数法	（直鏡法）	沪過滅菌

3 微生物の種類と分類

1 微生物を分類する.
2 原核生物と真核生物の違いを理解する.
3 細菌, 真菌類, ウイルスの特徴を学ぶ.

　微生物とは顕微鏡を用いなければ見えない微小な生物の総称であり, 必ずしも分類学上の用語ではない. アーキア (古細菌), 細菌, 放線菌, シアノバクテリア (藍藻), カビ (糸状菌), キノコ, 酵母, 原生動物などが微生物に含まれる. 図3・1に微生物の大きさを示す. カビ, 酵母, 細菌は光学顕微鏡で観察できるが, ウイルスは電子顕微鏡でないと観察できない. カビ, 酵母は, 細菌より大きい*1.

*1 肉眼の分解能 (近接する二つの点を二つの点として識別できる幅) は 0.1 mm 程度であり, 私たちは微生物であるカビやキノコを肉眼で見ることはできる. しかし, カビは胞子で空気中に浮遊し, それが発芽し菌糸を形成し, 増殖したときに初めて肉眼で観察できる. 一つ一つの胞子や 1 本 1 本の菌糸は肉眼では見えない. キノコ (子実体) も同様で, 胞子や 1 本 1 本の菌糸は見えない. 細菌もコロニーをつくれば肉眼で見える.

*2　$1\,\mu m = 10^{-3}\,mm$

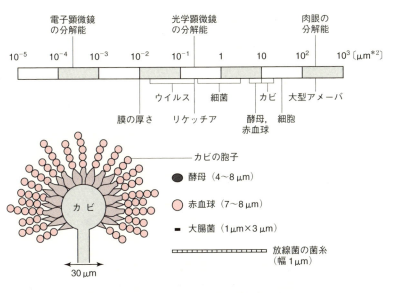

図 3・1　顕微鏡や肉眼の分解能と微生物の大きさ

3・1　微生物の分類学上の位置づけ

　R. H. Whittaker は, 生物界を植物界, 菌界, 動物界, 原生動物界, モネラ界に分けた (図3・2). この分類では, 細菌などの原核生物はモネラ界に, 真核生物

顕微鏡と分解能

レンズの分解能は，以下の式で表される．

$$\delta = \frac{0.61\,\lambda}{n \times \sin \alpha}$$

ここで，δ は分解能，λ は波長，n は屈折率で，入射角 α は度（°）で表す．

分解能の単位は，波長と同じ単位になる．可視光の波長範囲は決まっていて，空気の屈折率は1，入射角も90°を越えることができず，通常の顕微鏡では60°程度である．よって，分解能は波長を0.55 μmとすると，

$$\delta = \frac{0.61 \times 0.55}{1 \times 0.866} \approx 0.39$$

となり，0.4 μm程度となる．

顕微鏡観察するときにプレパラート上に油を塗ると（油浸という），n が大きくなる（ツェーデル油で1.52）．そのため油浸では分解能は小さくなる．しかし，それ以上小さくすることはできず，光学顕微鏡では限界があり，細菌より小さなウイルスは見ることはできない．一方，電子顕微鏡では，可視光線の代わりに電子線を用いるためけた違いに分解能が小さくなる．電子線の波長 λ（nm）は，加速電圧を V（V）とすると，

$$\lambda = \frac{1.23}{\sqrt{V}}$$

で表される．実際の分解能は 0.2 nm 程度である．

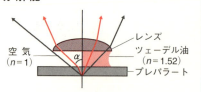

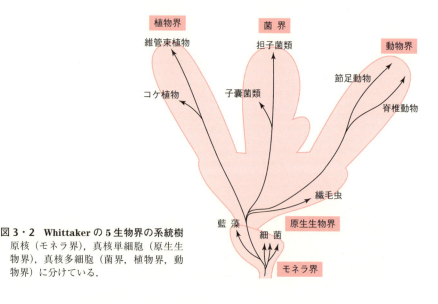

図3・2 Whittakerの5生物界の系統樹
原核（モネラ界），真核単細胞（原生生物界），真核多細胞（菌界，植物界，動物界）に分けている．

アーキア：従来の古細菌に対応している．メタン菌，高度好酸性好熱菌，超好熱菌など温泉や海底などの極限環境でしか増殖できない特殊な微生物群．独特の生化学的性質をもち，塩基配列の相同性から細菌，真核生物とは異なる生物群として分類されている．

のうち，ゾウリムシなどの単細胞原生動物は原生生物界に，カビなどは菌界に入る．その後分子生物学の進歩により遺伝子配列が容易に決定されるようになり，系統樹が大幅に変更されることになった．16S rRNA 遺伝子の配列から分類を考える分子系統に基づいた生物界分類では，生物界を**アーキア（古細菌），細菌（真正細菌），真核生物**の三つのドメイン（超界）に分ける（図3・3）．原始生物から細菌とアーキアという原核生物の2系統を生じ，その後これら微生物の融合や共生により真核生物が出現したと考えられる．細菌には，大腸菌や枯草菌などの一般的な細菌，**放線菌，シアノバクテリア（藍藻）**が含まれる．その後，全塩基

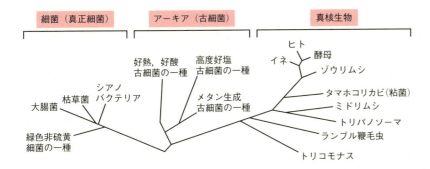

図3・3 生物全体の分子系統樹と3ドメインの区分 C. R. Woose, *Proc. Natl. Acad. Sci. USA*, **97**, 8392〜8396 (2000) (rRNA 小サブユニットの DNA 配列に基づく), S. Young *et al.*, *Proc. Natl. Acad. Sci. USA*, **102**, 373〜378 (2005) (タンパク質スーパーファミリーの有無に基づく), F.D. Cicarelli *et al.*, *Science*, **311**, 1283〜1287 (2006) (ゲノム中, 共通の 31 遺伝子すべてに基づく) のデータを基に系統樹を作成したもの. 石川 統ほか編, "生物学入門（大学生のための基礎シリーズ 2）"第 2 版, p.281, 東京化学同人 (2013) より改変.

配列による相同性が調べられるようになったが，おおまかには類似している．

一般的微生物は，図3・4に示すように**下等微生物**と**高等微生物**に大別できる．下等微生物とは原核生物のことで，アーキアと細菌（一般細菌，放線菌，シアノバクテリアなど）である．高等微生物は，真核生物の微小生物で，カビ，酵母，キノコなどの菌類や原生動物，藻類などになる．

通常，ウイルスは構造や増殖の仕組みが一般生物とは異なるため一般生物界とは別に分類される．

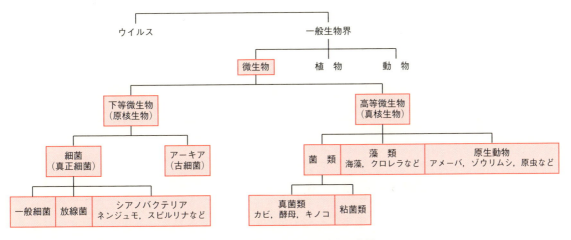

図3・4 生物界における微生物の位置

3・2 原核生物と真核生物

一般微生物はその構造の違いにより真核生物と原核生物に分けられる．

真核生物は，核膜により構成される袋（核）の中に遺伝情報であるDNAを含み，ミトコンドリアや小胞体，ゴルジ体などの細胞小器官を細胞質にもつ．これ

ら細胞小器官はATPなどのエネルギーの生産（ミトコンドリア）やゲノムの遺伝情報に基づくタンパク質の合成（小胞体），合成されたタンパク質の修飾（ゴルジ体）などそれぞれ役割をもつ．

原核生物は核膜で覆われた核をもたず，遺伝情報であるDNAは細胞質に存在する．真核生物の細胞に比べ，原核生物の細胞ははるかに小さい．1辺が10倍違うとすると体積では1000倍も違うことになる．原核細胞は，細胞壁，細胞膜，DNA，RNAおよびリボソームなどで構成される．表3・1に原核生物（細菌，アーキア）と真核生物の特徴を示す．

表3・1 細菌，アーキア，真核生物のおもな特徴と相違点

形 質	細 菌	アーキア	真核生物
膜に囲まれた核（核膜）	なし	なし	あり
染色体の構造	通常環状	通常環状	通常線状
細胞小器官（小胞体，ゴルジ体，ミトコンドリア，葉緑体など）	なし	なし	あり
大きさ〔μm〕	1～10	0.5～6	10～100
プラスミド	よく存在	ときどき存在	めったに存在しない
mRNAのイントロン†	まれ	まれ	あり
mRNAのキャップ構造とポリAテール†	なし	なし	あり
オペロン†	あり	あり	なし
膜脂質	エステル結合，直鎖炭化水素	エーテル結合，分枝鎖炭化水素	エステル結合，直鎖炭化水素
沈降係数に基づくリボソームの大きさ	70S	70S	80S
窒素固定	あり	あり	なし
メタンの産生	なし	あり	なし
増殖の上限温度〔℃〕	90	113	50

† 第7章参照．

3・3 細 菌

3・3・1 細菌とは

細菌は脂質二重層で構成される細胞膜をもつ原核生物の総称である．単細胞生物で，大部分が2分裂により増殖する．形態的に多様な放線菌やシアノバクテリアも細菌に含まれる．

細菌である**大腸菌**（*Escherichia coli*）を分類学的に位置づけると表3・2のような階級に分類される．微生物の学名はラテン語を使い，大文字で始まる属と小文字で始まる種を組合わせた2命名法で記述し，イタリック体（斜体）で記す．大腸菌は*Escherichia*属の*coli*という種である．

表3・2 細菌の分類（大腸菌の場合）

分類	名称
ドメイン（domain）	細菌（Bacteria）
門（phylum）	プロテオバクテリア門（*Proteobacteria*）
綱（class）	ガンマプロテオバクテリア綱（*Gammaproteobacteria*）
目（order）	腸内細菌目（*Enterobacteriales*）
科（family）	腸内細菌科（*Enterobacteriaceae*）
属（genes）	エシェリキア（*Escherichia*）
種（species）	大腸菌（*Escherichia coli*）

細菌は10以上のさまざまな門に分かれる．表3・3に代表的な門の特徴や微生物例を示す．

細菌はグラム染色性によって二つに分類される．**グラム染色法**により青く染まるものを**グラム陽性**，赤く染まるものを**グラム陰性**と分類する．乳酸菌，ビフィズス菌，納豆菌，放線菌などはグラム陽性菌で，大腸菌やサルモネラ菌などはグラム陰性菌である．グラム陽性菌は，アクチノバクテリア門とファーミキューテス門に属する（表3・3）．

表3・3 細菌の代表的門の特徴と微生物の例

門	特徴	微生物の例
シアノバクテリア	藍藻のこと．光合成を行う．	*Spirulina* 属菌
プロテオバクテリア	既知の種という観点からは最大で多様なグループ．独立栄養細菌，従属栄養細菌いずれも存在する．	大腸菌，*Salmonella* 属菌，腸炎ビブリオ菌などの腸内細菌群．*Pseudomonas* 属菌
スピロヘータ	相対的に長く，わずかにらせん形をしている．	梅毒トレポネーマ
アクチノバクテリア	グラム陽性菌．ほとんどが高GC含量．	結核菌，放線菌
ファーミキューテス	グラム陽性菌の一つの門．低GC含量．	枯草菌，黄色ブドウ球菌，ボツリヌス菌

グラム染色法

19世紀後半にC. Gramにより開発された真正細菌類の染色方法．細胞壁構成成分の違いにより染色性が異なり，2種（グラム陰性菌，グラム陽性菌）に分類される．

固定した細菌をまず塩基性色素であるクリスタルバイオレット（紫色）とルゴール液（ヨウ素-ヨウ化カリウム溶液）で染色する．次にこの細胞をアルコールで洗う．このときアルコールで脱色されず紫色のものを陽性，脱色されるものを陰性という．脱色後，サフラニンで対比染色する．陽性菌は紫～青紫に，陰性菌は淡赤色に染まる．グラム陰性菌は脂質から成る外膜に囲まれ，その内側のペプチドグリカン層は薄い．そのためアルコールで洗うと外膜が破壊されるとともに，色素が溶け出す．グラム陽性菌は外膜がなく，ペプチドグリカン層が厚いためアルコールで脱色されにくい*．

* §4・1・1参照．

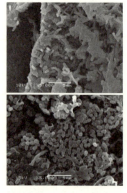

納豆菌（*Bacillus subtilis*）の栄養細胞（上）と芽胞（下）．食品総合研究所提供．

栄養細胞：休眠型の胞子に対し，活発に代謝，増殖している通常の細胞を栄養細胞という．

芽胞：菌類の胞子などと区別するために芽胞ともいう．

＊ §4・2・2参照．

細菌の多くは**栄養細胞**の状態で2分裂により増殖し，高温や乾燥などの環境下では死滅してしまうが，*Bacillus* 属や *Clostridium* 属などの一部の菌は**芽胞**（胞子）を形成し生き延びる．このような細菌を芽胞形成菌あるいは有胞子細菌という．この芽胞は栄養状態がよくなると発芽し，増殖することができる＊．

細菌は，幅が0.5〜1 µm，長さが3 µm 程度の小さな単細胞生物であるが，その形により球菌，桿菌（棒状）およびらせん菌に分けられる．表3・4に代表的なグラム陽性菌と陰性菌の属を示す．

表 3・4　グラム陽性菌とグラム陰性菌の代表的属名と形態

グラム染色	形　態	属
陽　性	球　菌	*Streptococcus*, *Staphylococcus*, *Leuconostoc*, *Lactococcus*
	桿　菌	*Bacillus*, *Bifidobacterium*, *Clostridium*, *Corynebacterium*, *Lactobacillus*, *Listeria*
陰　性	球　菌	*Neisseria*
	桿　菌	*Acetobacter*, *Escherichia*, *Pseudomonas*, *Salmonella*, *Vibrio*[†1]
	らせん菌[†2]	*Campylobacter*, *Helicobacter*, *Treponema*

†1　湾曲しているが通常桿菌として取扱われる．
†2　分類学上は桿菌と区別しない．そのため，らせん状桿菌と書かれている場合も多い．

3・3・2　球　　菌

球菌の大きさは直径0.5〜1 µm である．球形の細胞は単一の離れた状態で観察されるものは少なく，多くは数個から数百個の細胞が集まった状態で観察される．集合状態により，連鎖球菌，双球菌，四連球菌，八連球菌，ブドウ球菌に分類される（図3・5）．それぞれの球菌の集合状態（配列）は，菌の分裂の方向性と分裂後の菌体の接着性による．

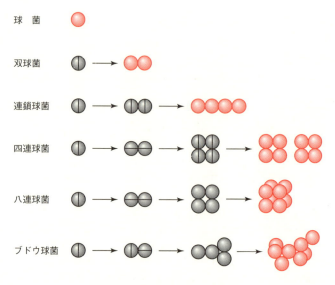

図3・5　球菌の種類と分裂

球菌の分裂形式は図3・5のようになる．2回目以降の分裂における分裂面の方向性および分裂細胞の分離性の相違によりおのおのの形状になる．

連鎖球菌は2回目以降も1回目と同様に縦に細胞分裂し，かつ分裂菌の分離が悪いため，直鎖状になる．これらは *Streptococcus* 属とよばれ，血液を溶解して肺炎を起こす肺炎球菌（*S. pneumoniae*）などの感染症の原因菌が含まれる．また，分裂菌の分離が連鎖球菌ほど悪くない場合は，**双球菌**となる．双球菌には淋菌（*Neisseria gonorrhoeae*）などが含まれる．

2回目の分裂が1回目に対し垂直な場合，分裂菌の分離の度合いにより，**四連球菌**あるいは**八連球菌**となる．四連球菌には *Pediococcus* 属や *Tetragenococcus* 属が含まれる．3方向に細胞が分裂する場合も，八連の配列になる．八連球菌には *Sarcina* 属が含まれる．

2回目以降の分裂方向が不規則で，分裂後の分離が不規則な場合，ブドウの房のような配列になる．**ブドウ球菌**には食中毒を起こす黄色ブドウ球菌（*Staphylococcus aureus*）などが含まれる．

3・3・3 桿　菌

桿菌は棒状の細菌で，グラム陽性菌としては，*Bacillus* 属，*Clostridium* 属，*Lactobacillus* 属などが，グラム陰性菌としては，*Pseudomonas* 属，*Escherichia* 属などが含まれる．大きさは一般的には幅0.2〜1 μm，長さ1〜5 μm程度である．なかには *Serratia* 属（霊菌；*S. marescens*）のように0.5 μm×0.7 μmくらいの小型の桿菌や，炭疽菌（*Bacillus anthracis*）のように長さが10 μmを超える大型桿菌も存在する．また幅と長さにあまり差のない短い短桿菌や，ほとんど変わらず球菌と見分けのつかない球桿菌なども存在する．

菌体の形状はほぼ長方形に見えるものや，長方形でも角がとれて丸くなったもの，長円形のものなどが存在する．またビフィズス菌に代表される *Bifidobacterium* 属は棍棒のようなY字形，肺炎の原因菌であるジフテリア菌に代表される *Corynebacterium* 属では，V字形，Y字形，T字形など特徴的な形態がみられる．

らせん菌は分類学上は桿菌で，一般には0.1〜0.5 μm×4〜250 μm程度の細長い菌体がらせん状になっているものが多く，中には500〜600 μmほどの大型のものもある．*Campylobacter* 属（*C. jejuni*），*Helicobacter* 属（*H. pylori*）などがある．

腸炎ビブリオ（*Vibrio parahaemolyticus*）などの *Vibrio* 属菌は，コンマ状で湾曲しているが，通常桿菌に分類される．

3・3・4 放　線　菌

放線菌はグラム陽性の細菌の1種であるが，増殖過程において細胞が菌糸を形成する．固体培地で増殖させると空気中に菌糸（気菌糸という）を伸ばして胞子を形成するので，一見カビのように見えるが，放線菌は原核生物であり，菌糸を観察すると，真核生物のカビの菌糸とはまったく異なり，はるかに小さい．おもに土壌中に生息する絶対好気性菌である．

放線菌は抗生物質や酵素など有用産物を生産するものが多く，工業用微生物と

して広く用いられている．たとえば，アミノグリコシド系抗生物質であるストレプトマイシンは *Streptomyces griseus* より生産される．また *Streptomyces* 属の一部はキチン，キトサンや細菌の細胞壁を分解する酵素を産生する．

3・4 真核微生物

3・4・1 真菌類の分類

真核微生物である**真菌類**は，ツボカビ類，接合菌類，子嚢菌類，担子菌類の四つに分類され，それらは有性生殖，無性生殖により特徴づけられている．有性生殖を行う生活環を有性世代もしくは**完全世代**（**テレオモルフ**），無性生殖を行う生活環を無性世代もしくは**不完全世代**（**アナモルフ**）という．有性世代が判明すると四つのどれかに分類されるが，有性世代が不明もしくは有性世代をもたない真菌類は**不完全菌類**ということにしている[*1]．しかし，不完全菌類は，系統的には子嚢菌もしくは担子菌の無性世代である．

真菌類の微生物例と胞子の名称を表3・5に示す．

*1 真菌類は有性世代と無性世代がそれぞれ独立に命名されてきた．有性世代が見つかるとテレオモルフとして新たに命名，分類されるが，実用上はアナモルフの学名が使われることが多い．

表3・5 真菌類の微生物例と胞子の名称

真菌類	微生物例	有性胞子	無性胞子
ツボカビ類	ツボカビ	休眠胞子	遊走子
接合菌類	ケカビ，クモノスカビ	接合胞子	胞子嚢胞子
子嚢菌類	アカパンカビ，酵母	子嚢胞子	分生子
担子菌類	白色腐朽菌，キノコ類，酵母	担子胞子	分生子
不完全菌類	コウジカビ，酵母	な し	分生子

ツボカビ類は鞭毛をもち，これにより細胞を遊走することができる．ツボカビが知られている．

接合菌類は有性生殖において接合胞子を形成し，ケカビ，クモノスカビなどのムコール目，トリモチカビなどのトリモチカビ目およびハエカビなどのハエカビ目に分類される．二つの異なる菌糸が接近し，菌糸の先端が膨らみ接合することにより接合胞子を形成する．減数分裂により胚胞子となり，発芽し，菌糸体となり増殖する[*2]．無性生殖では菌糸の先が膨らんで胞子嚢をつくり，この胞子嚢の壁が割れることにより中の胞子（胞子嚢胞子）が分散される．分散された胞子はその場で菌糸をつくり，再び胞子嚢をつくる．

*2 §5・1・3参照．

子嚢菌類は有性生殖において子嚢を形成することを特徴とする．酵母，アカパンカビなどが含まれる．アオカビ，コウジカビの有性世代やアミガサタケ，トリュフなどのキノコも子嚢菌である．これらは減数分裂により子嚢胞子を形成し増殖する．

担子菌類には白色腐朽菌やさまざまなキノコなどが含まれる．これらは菌糸で構成され，この菌糸の先端が成長する．そして結合核が形成されたのち減数分裂

し，担子器の外側に担子胞子が形成され増殖する．シロキクラゲ，クロキクラゲ，マツタケ，シイタケ，ホコリタケなどがある．

不完全菌類に含まれるカビとしては，アオカビやコウジカビなどがある．これらのカビでは体細胞分裂で胞子がつくられ，この胞子が飛散し発芽して同様な菌糸体を生じる．ほかに酵母様真菌である *Cryptococcus* 属，*Candida* 属などがある．

3・4・2 酵　母

酵母は，カビやキノコなどと同様に分類学上の正式な名称ではない．通常の存在形態が単細胞である子嚢菌類（*Saccharomyces* 属，*Zygosaccharomyces* 属，*Schizosaccharomyces* 属，*Kluyveromyces* 属，*Pichia* 属など）と担子菌類（*Rhodotorula* 属，*Cryptococcus* 属など）およびその不完全世代を一般に酵母という．

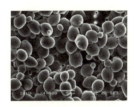

Saccharomyces cerevisiae．食品総合研究所提供．

形は球形，卵形，長円形や円筒形などで，大きさは細菌に比べてはるかに大きく，通常は球形のもので直径 3〜12 μm，円筒形のもので幅 2〜4 μm×長さ 4〜20 μm である．

酵母はおもに**出芽**で増殖する（*Saccharomyces* 属など）が，分裂によって増殖するもの（*Schizosaccharomyces* 属など）もある*．もとの酵母を母細胞，出芽してできたものを娘細胞という．出芽は母細胞の多数の場所で起こる場合（多極出芽）が多いが，細胞の両端からの出芽するもの（両極出芽）もある．出芽した細胞が長く伸び増殖した細胞が互いにくっついて菌糸状（偽菌糸）に見えることもある（*Candida* 属）．*Saccharomyces* 属や *Schizosaccharomyces* 属の酵母はアルコール発酵を行い，糖類をアルコールに変える．このため醸造や食品の加工に古くから利用されている．おもな酵母を表 3・6 に示す．

* §5・1・2 参照．

表 3・6　代表的な酵母とその特徴

	属	特　徴
子嚢菌	*Saccharomyces*	多極出芽で増殖．球形，短楕円形．*S. cerevisiae* はパンや酒類のおもな発酵酵母で，産業上最も重要な酵母である．
	Debaryomyces	多極出芽で増殖．球形，短卵形．表面に突起のある子嚢胞子を形成．耐塩性で，産膜性のものが多い．漬け物などでよくみられる．
	Kluyveromyces	多極出芽で増殖．楕円形，円筒形．腎臓形の 1〜4 個の子嚢胞子を形成．乳糖からアルコールをつくる．
	Pichia	多極出芽で増殖．球形，楕円形．子嚢胞子は球形，帽子形．液体培地でしわのよった皮膜を形成（産膜酵母）．有害菌となる場合がある．
	Zygosaccharomyces	多極出芽で増殖．卵形，楕円形，円筒形．*Z. rouxii* は醤油，味噌の主発酵酵母．*Z. bailii* はソフトドリンクの変敗菌．
	Shizosaccharomyces	円筒形．栄養細胞は分裂によって増殖．アフリカのポンベ酒に使われる．
	Candida	アナモルフ酵母．栄養細胞は，球形，卵形，円筒形．出芽した細胞が長く連なり偽菌糸をつくる．醤油の後熟酵母（*C. versatilis*），飼料用酵母（*C. tropicalis*），カンジダ症の酵母（*C. albicans*）などがある．
担子菌	*Rhodosporidium*	*Rhodotorula* 属のテレオモルフ．
	Rhodotorula	アナモルフ酵母．栄養細胞は，球形，卵形，楕円形．オレンジ色からピンク色でカロテノイドを産生．赤色酵母の一つ．

3・4・3 カ　ビ

　カビも分類学上の正式な名称ではない．カビは**糸状菌**ともよばれ，菌糸という糸状の菌体が集まって大きな菌糸体を形成する．同じ真菌類の酵母と異なり多細胞の生物であり，その形態もかなり複雑である．外観は綿状になることが多い．

　カビは高温多湿を好むため，梅雨時は衣類や家の壁，また食品などに繁殖し，あまり好まれるものではないが，わが国では古来より**コウジカビ（麴菌）**として味噌，醬油，日本酒の醸造に利用されている．おもに利用されるカビは黄コウジカビ（*Aspergillus oryzae*）である*．*A. oryzae* を固体培地で培養すると最初は白色であるが，分生子ができると黄色から黄緑色になる．*A. oryzae* などの *Aspergillus* 属のカビの形態を模式的に示すと図3・6(a) のようになる．*Aspergillus* 属は分生子，梗子，頂囊，分生子柄，菌糸から成る．菌糸体上に分生子柄とよばれる分岐体が直立し，その先に頂囊とよばれる膨らみができ，その表面に多数の梗子を放射状に付ける．梗子の先端には分生子が連鎖状に着生する．

　またアオカビ（*Penicillium* 属）は抗生物質であるペニシリンを分泌したり，アミラーゼ，プロテアーゼ，リパーゼなどの酵素も産生し，いろいろな分野で利用されている．*Aspergillus* 属のカビ同様，分生子，梗子，分生子柄，菌糸から成るが，頂囊をつくらず，梗子がほうき状に配列している（図3・6b）．表3・7に代表的なカビを示した．

* §10・1・1コラム参照．

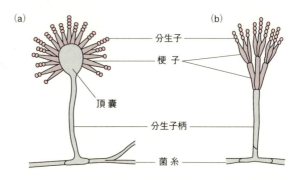

図3・6　*Aspergillus* 属（a）と *Penicillium* 属（b）の形態

3・5　ウイルス

　ウイルスは遺伝情報をもつ核酸とそれを取囲むタンパク質（キャプシドもしくはヌクレオキャプシドという）から成る感染性をもつ分子集合体である．外皮膜（エンベロープ）をもつものもある（図3・7）．

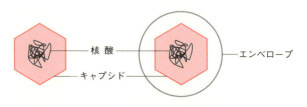

図3・7　ウイルスの基本構造

表3・7 代表的なカビとその特徴

属		特徴
接合菌	*Mucor*	ケカビ．土壌や果物に存在．中国大陸で麹づくりに使われる．微生物レンネットの生産菌 *M. miehei* は *Rhizomuor miehei* に変更された．
	Rhizopus	クモノスカビ．果実の腐敗菌．中国で古くから利用されている．
子嚢菌	*Ashbya*	*A. gossypii* はビタミン B_2 の生産菌．
	Eurotium	*E. amstelodami* はカツオブシカビ（*Aspergillus glaucus*）のテレオモルフ．
	Monascus	ベニコウジカビ．*M. purpurecus* はアンカという麹をつくり，紅酒をつくる．高脂血症薬であるスタチンを産生するものもある．
	Neurospora	アカパンカビ．*N. crassa* は遺伝学実験によく用いられた．
	Gibberella	イネ馬鹿苗病菌（*G. fujikuroi*）がジベレリン（植物ホルモンの一種）の発見につながった．
	Claviceps	麦角菌．*C. purpurea* はライ麦やエンバクの子房に菌糸が入り，麦角をつくる．麦角はアルカロイドを含む．
担子菌	*Tricholoma*	マツタケ（*T. matsutake*）
	Lentinus	シイタケ（*L. edodes*）
	Pholiota	ナメコ（*P. nameko*）
	Amanita	致死性の毒キノコであるタマゴテングタケ（*A. phalloides*）やドクツルタケ（*A. virota*）．
不完全菌類	*Aspergillus*	有用菌である *A. oryzae*（コウジカビ），*A. niger*（クロカビ）のほか，カビ毒であるアフラトキシンを産生する *A. flavus* など．
	Penicillium	カマンベールチーズカビ（*P. camemberti*），ロックフォールチーズカビ（*P. roqueforti*）ペニシリン生産菌（*P. chrysogenum*），黄変米原因菌（*P. citrinum*）など．
	Botrytis	ハイイロカビ．ブドウやイチゴに付くことが多い．*B. cinerea* は貴腐ワインに重要である．
	Cepharosporium	土壌に広く存在．抗生物質セファロスポリンを生産する．
	Cladosprium	クロカワカビ，クロカビ．深緑色．自然界に広く存在し，腐ったミカンや壁などさまざまな場所で繁殖する．
	Fusarium	桃色．ムギのアカカビ病菌（*F. graminearum*）はカビ毒デオキシニバレノールを産生．

　ウイルスは物理的に大変小さく，0.02〜0.3 μm 程度の範囲にある．そのため光学顕微鏡では観察することはできず，高い解像度をもつ電子顕微鏡で観察する．

　ウイルスは生物の最小単位である細胞をもたない．このために一般生物とは区別され，非生物とされることがある．一般生物は DNA と RNA の両方の核酸をもつが，ウイルスは DNA または RNA のどちらか一つしかもたない．ウイルスは宿主細胞でのみ複製する．遺伝情報であるゲノムとして DNA をもつものを DNA ウイルス，RNA をもつものを RNA ウイルスという．RNA ウイルスにはその遺伝情報が DNA を介さずにゲノム RNA から発現するタイプと，ゲノム RNA の情報を，逆転写酵素を用いて DNA としてコピーし遺伝情報を読み出すタイプのウイルス（レトロウイルス）がある．また，ウイルスには二本鎖核酸をもつタイプと一本鎖核酸をもつタイプがある．一本鎖核酸ウイルスには一本鎖核酸が mRNA と同じ機能をもつプラス鎖 RNA（あるいは DNA）ウイルスと，逆のマイナス鎖 RNA（あるいは DNA）ウイルスがある．

　たとえば，ノロウイルスはエンベロープをもたない一本鎖プラス鎖 RNA ウイ

* §15・5・1参照.

ルスで,宿主はヒトである.大きさは 30〜38 nm の正二十面体構造で,とても小さい*.ヘルペスウイルス(二本鎖 DNA),インフルエンザウイルス(一本鎖マイナス鎖 RNA)などのウイルスは,エンベロープで覆われている.

ウイルスには自己増殖能がなく,そのため他の生物の細胞を利用して増殖する必要がある.細菌に感染するウイルスはバクテリオファージともよばれ,分子生物学において遺伝子発現研究などに用いられてきた.

重要な用語

アーキア(古細菌)	球 菌	細菌(真正細菌)	放線菌
ウイルス	原核生物	シアノバクテリア	無性生殖
下等微生物	原生動物	(藍藻)	有性生殖
カビ(糸状菌)	高等微生物	真核生物	らせん菌
桿 菌	酵 母	胞子(芽胞)	

4 微生物の構造

1. 真核生物および原核生物の微生物のほとんどは細胞壁，細胞膜，リボソームをもつ．
2. 細菌の細胞壁はペプチドグリカンの網目構造からできている．
3. グラム陽性菌とグラム陰性菌では細胞壁の構造が異なる．
4. 真核生物の細胞小器官には核，リボソーム，小胞体，ゴルジ体，リソソーム，ミトコンドリア，液胞などがある

　細胞は核の有無や構造の違いにより**真核細胞**と**原核細胞**に分類され，それぞれ**真核生物**，**原核生物**とよばれる[*1]．カビ，酵母，キノコや動物，植物は真核生物に属し，核，核膜，核小体，リボソーム，ミトコンドリアなどの小胞体をもち，進化した複雑な構造をしている．細菌や放線菌などの原核生物はこれら複雑な構造をもたず，DNA，RNA，リボソームなどから成る単純な構造である．真核生物と原核生物が共通にもつものとして細胞壁（動物細胞を除く），細胞膜，リボソームがある．

[*1] §3・2参照．

核小体：仁ともいう．核内部にある小体で，RNAとタンパク質から成る．

4・1 原核細胞と真核細胞の共通要素

4・1・1 細 胞 壁

　動物細胞を除く真核細胞と原核細胞のほとんどは**細胞壁**をもつ．細胞壁は，細胞膜の外側を取囲み，細胞を支持し，保護している．植物細胞の主成分はセルロースであるが，細菌の細胞壁は**ペプチドグリカン**（ムレインともいう）が主体となる（表4・1）．

　細菌の細胞壁はペプチドグリカンを主成分として，グリカン鎖（多糖鎖）の間

[*2] β-1,4-グルカン．

[*3] 植物からアルカリで抽出される多糖混合物．キシランやアラビナンなど．

[*4] ポリガラクツロン酸を主体とする多糖．

[*5] フェニルプロパノイドの重合体．

[*6] β-1,4-ポリ-N-アセチルグルコサミン．

[*7] 糖タンパク質やタンパク質から成る層構造．

[*8] 糖鎖をペプチドで架橋した構造．

表4・1 各種生物群の細胞壁

生物群	おもな細胞壁成分
動　物	細胞壁をもたない
植　物	セルロース[*2]，ヘミセルロース[*3]，ペクチン[*4]，リグニン[*5]
菌　類	α-1,3-グルカン，β-1,3/β-1,6-グルカン，キチン[*6]
細　菌	ペプチドグリカン
アーキア	S-レイヤー[*7]，シュードムレイン[*8]

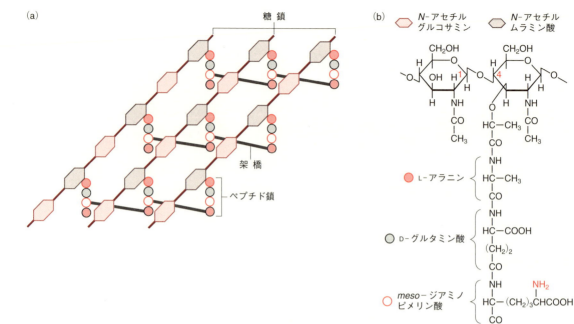

図 4・1 一般的な細菌のペプチドグリカンの網目構造

をペプチド鎖が架橋している構造をとっている（図 4・1a）．グリカンが縦糸，ペプチドが横糸のようになり，ペプチドグリカンは網目構造をつくり細胞を覆っている．

　グリカン鎖とは，N-アセチルグルコサミンと N-アセチルムラミン酸が交互に $\beta1 \rightarrow 4$ 結合している糖鎖である．ペプチド鎖は，四つのアミノ酸がペプチド結合（アミド結合）したテトラペプチド鎖を基本とする（図 4・1b）．構成するアミノ酸は細菌によって異なるが，一般的には L-アラニン，D-グルタミン酸，meso-ジアミノピメリン酸，D-アラニンの 4 種類であり，D-アミノ酸を構成成分とすることが特徴的である．Staphylococcus aureus（黄色ブドウ球菌）のように，テトラペプチド間にペンタグリシンのようなペプチドが架橋間に入っているものもある（図 4・2）．S. aureus ではジアミノピメリン酸がリシンに変わっている．ジアミノピメリン酸やリシンのところでペプチドが架橋する．ペプチドグリカン構造は，平行して並んでいるグリカン鎖の N-アセチルムラミン酸のカルボキシ基と L-アラニンがペプチド結合し，また一方では meso-ジアミノピメリン酸やリシンの遊離アミノ基が別のグリカン鎖の D-アラニンとペプチド結合してグリカン鎖が連結していくえにもつながったものである．

　ほとんどのグラム陽性菌の細胞壁はこのような構造をもち，厚さは 10～100 nm くらいである．また，テイコ酸（タイコ酸）というポリオールリン酸の重合体も 20～60％ 含まれている．

　一方，グラム陰性菌の細胞壁はグラム陽性菌のものとはかなり異なっている（図 4・3）*．グラム陰性菌のペプチドグリカンはグラム陽性菌と比較するとかな

ジアミノピメリン酸：二つのアミノ基をもつことで隣のペプチド鎖と架橋できる．リシンも同様に二つのアミノ基をもつ．

ポリオールリン酸：グリセロールリン酸など．

* 図 4・3 に示したようにグラム陰性菌は薄いペプチドグリカン層と外膜をもつが，グラム陽性菌は厚いペプチドグリカン層をもち，外膜をもたない．膜や色素はアルコールに溶けやすいので，細胞壁を染めた色素がグラム陰性菌ではアルコールで脱色されやすく，グラム陽性菌では脱色されにくくなる．§3・3・1 コラム参照.

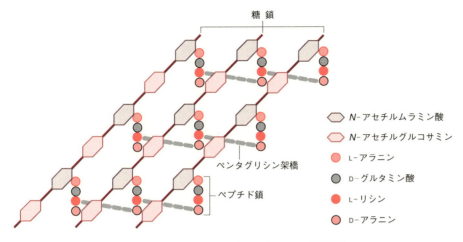

図 4・2 *S. aureus* のペプチドグリカンの網目構造

り薄く，ペプチドグリカン層の外側に**外膜**とよばれる生体膜がある．外膜と内膜の間をペリプラズムという．外膜には**リポ多糖**（LPS）という，脂質と糖から成る糖鎖が結合している．リポ多糖は，膜部分のリピド A，コアオリゴ糖，O 抗原多糖から成る．リポ多糖は，内毒素もしくはエンドトキシンとよばれるグラム陰性菌の耐熱性毒素の本体でもあり，その活性はリピド A 部分に由来する．グラム陰性菌は外膜があるため一般にタンパク質を菌体外に分泌しない．また，細胞外の物質を取込むために，外膜にはポーリンという透過孔があり，栄養物質や抗生物質などの透過に関与している．表 4・2 にグラム陽性菌とグラム陰性菌の表層構造や成分を比較してまとめた．

また，ペプチドグリカン構造は細菌に特異的であるため，その生合成阻害剤は優れた選択毒性を示す．そのため多くの抗生物質はペプチドグリカン合成系を標的としている*．

酵母やカビなどの真菌類は細菌と異なり，**β-グルカン**やキチンなどの多糖を主体とした細胞壁をつくっている．β-グルカンといっても植物は β-1,4-グルカンであるセルロースを主体とするが，真菌類は β-1,3-グルカン，β-1,6-グルカンなどを用いる．たとえば酵母の細胞壁は，マンノースが高度に修飾されたマン

LPS: lipopolysaccharide（リポ多糖）

O 抗原多糖: グラム陰性菌の耐熱性菌体抗原で，細菌の血清型分類に用いられる．たとえば，*Escherichia coli* O157 の O157 は O 抗原の一つである．

* §9・2参照.

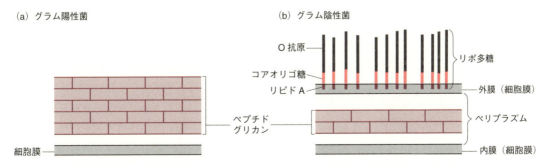

図 4・3 グラム陽性菌とグラム陰性菌の細胞壁の構造 (a) グラム陽性菌の細胞膜は一つで，厚いペプチドグリカンをもつ．(b) グラム陰性菌は薄いペプチドグリカンの外側に外膜と，さらにその外側にリポ多糖がある．

表4・2 グラム陽性菌とグラム陰性菌の細胞表層の構造や成分の比較

表層構造や成分	グラム陽性菌	グラム陰性菌
ペプチドグリカン	厚い	薄い
テイコ酸	あり	なし
外膜	なし	あり
ペリプラズム	なし	あり
リポ多糖	なし	あり
細胞外タンパク質分泌	あり	ほとんどなし
鞭毛†	あり,なし	一般にあり
線毛†	なし	一般にあり
莢膜†	あり,なし	あり

† §4・2・1参照.

ナンタンパク質から成る外層と,β-1,3-グルカン,β-1,6-グルカン,キチンなどから成る内層の二重構造をとっている(図4・4).抗真菌剤であるミカファンギンは,β-1,3-グルカン合成酵素を標的として細胞壁合成を阻害することで,抗真菌活性を示す*.

* §9・4参照.

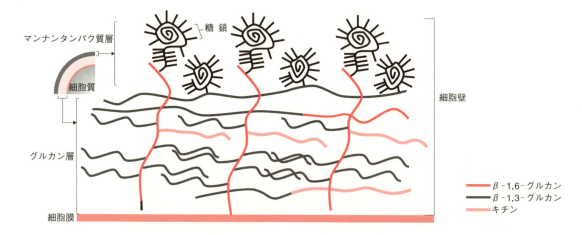

図4・4 酵母の細胞壁の構造 野田陽一,依田幸司,化学と生物,**51**(6),383〜388(2013)より改変.

4・1・2 細胞膜

細胞膜は細胞を取囲む生体膜で,細胞の内外を隔てている.また細胞膜はチャネルとよばれる特殊な出入口によりイオンなどの低分子を細胞の内外へ透過したり,アンテナのような受容体を介して細胞外からのシグナルを受取る機能や,細胞膜の一部を取込んで細胞内に栄養素などを輸送する機能などをもつ.また細胞同士や細胞外基質との接着も行う.

細胞膜はおもにリン脂質とタンパク質で構成されていて,リン脂質により膜が形成される.リン脂質の一方の端はコリン,エタノールアミン,イノシトール,

セリンなどのリン酸から成り，親水性の性質をもつ．一方，他方の端は炭化水素からできているため疎水性となる．そのため高極性の体液中や水中では，親水部を外側，つまり液体側に向け，疎水部同士を内側にするように2層のリン脂質が配列し，膜を形成する．これを**脂質二重層**とよぶ（図4・5）．

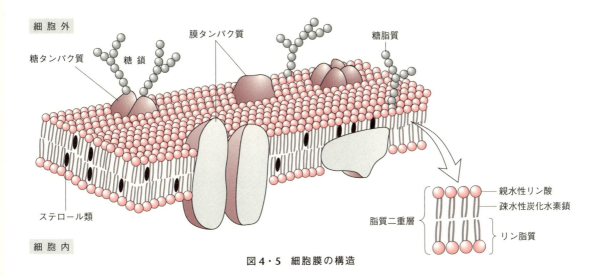

図4・5　細胞膜の構造

細胞膜には，膜輸送を行うタンパク質（膜タンパク質）が埋め込まれており，脂質自体に結合した状態で存在している．また，この脂質や膜タンパク質には多くの場合糖鎖が結合している．したがって細胞表層は全体として複雑な構造となっており，細胞の種類ごとに特徴的である．

また，膜の中にはステロール類（図4・6）が埋め込まれていて，膜の流動性や透過性の調節を担っている．動物の膜ではコレステロールが，植物の膜ではシ

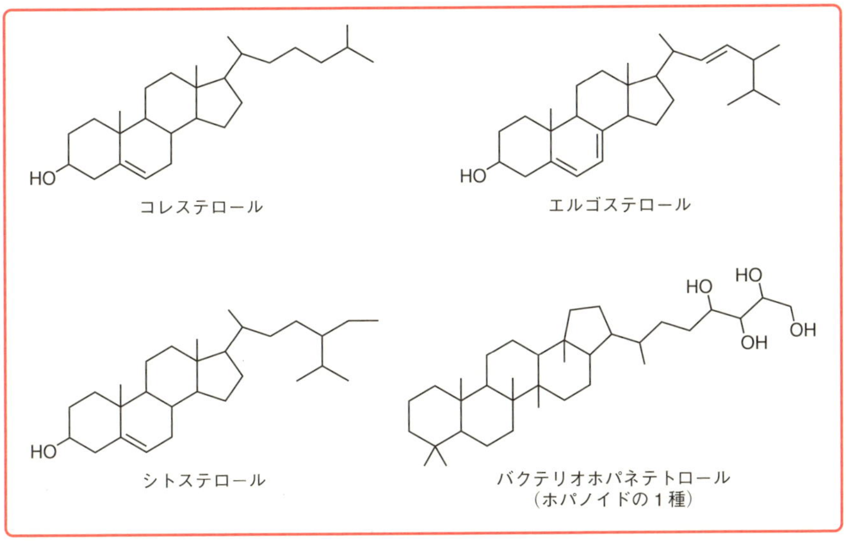

図4・6　ステロール類

トステロールやスチグマステロールがおもなものである．一方，カビや酵母などの菌類ではエルゴステロールがおもなものになる．細菌は，ホパノイドとよばれるステロールに相当する化合物をもっている．

4・1・3 リボソーム

リボソームは原核細胞では細胞質内に存在し，真核細胞では粗面小胞体に付着している．リボソームはmRNA（メッセンジャー RNA）がDNAから読取ってきた遺伝情報を解読して，タンパク質へと変換する機構である翻訳を行う．大小二つのサブユニットから構成され，リボソームタンパク質とrRNA（リボソーム RNA）の複合体である．真核生物と原核生物でその構造や大きさに違いがある．

mRNA: messenger RNA（メッセンジャー RNA）

rRNA: ribosomal RNA（リボソーム RNA）

＊ §9・3参照．

4・2 原核細胞

4・2・1 細　菌

細菌などの原核細胞はその構成成分が少なく，簡単なつくりとなっている（図4・7）．

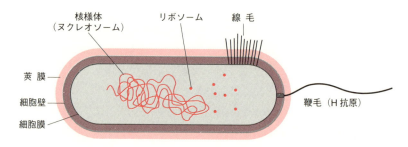

図4・7　細菌の構造

細菌は細胞の内外を隔てる細胞壁と細胞膜をもつが，核膜はもたない．DNAは一般的には環状で直接細胞質内にある．この部分を核様体（ヌクレオソーム）とよぶ．リボソームも細胞質内に含まれる．ミトコンドリアや小胞体，葉緑体，ゴルジ体などの細胞小器官は存在しない．

細胞壁の外側の構造物として，鞭毛，線毛，莢膜をもつものがある．

鞭毛は，細菌の細胞外に突起した繊維構造で，細菌の運動器官である．細菌はらせん状の鞭毛を回転させ運動する．鞭毛の付き方により，極鞭毛（極毛），周鞭毛（周毛）などに分けられる．球菌で鞭毛をもつものはほとんどみられない．桿菌では鞭毛をもつものともたないものがある．極鞭毛は *Vibrio* 属菌や *Pseudomonas* 属菌でよくみられる．大腸菌などの腸内細菌科の菌や *Clostridium* 属菌は，周鞭毛をもつ．鞭毛の長さは，細胞の1.5～2倍程度のものが多い．鞭毛は若く増殖が旺盛な時期によく認められる．鞭毛抗原のことをH抗原という．たとえば，*Escherichia coli* O157：H7のH7は，H抗原の一つであることを示している．

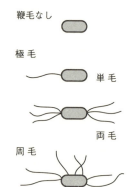

鞭毛の付き方

線毛は，鞭毛よりかなり短く，長さは0.3〜1 µm程度で，菌体表面に多数存在し，大部分のグラム陰性菌がもっている．線毛は非運動性の細菌にも認められ，運動器官としての機能はもっていない．機能的にみると，接合によるDNAの移動に関係する性線毛と付着に関与する線毛がある．

細菌によっては，細胞壁の周囲が粘性の高いゼリー状の層で覆われていることがある．この層を莢膜といっておもに多糖から成る．病原性などと関連する．

4・2・2 芽 胞

細菌には栄養状態が悪くなると細胞内に**芽胞**（胞子）を形成するものがある．芽胞は代謝的に休止した細胞で，熱，乾燥，放射線，酸，アルカリ，消毒剤などに対して耐性を示す．細菌にとり環境がよくなると発芽し，増殖を始める（図4・8）．芽胞の大きさは，幅は0.5〜1.0 µm，長さ1〜2 µm程度である．

*Bacillus*属や*Clostridium*属の細菌は芽胞を形成する．これらの耐熱性芽胞の殺菌は食品産業上重要な問題となる．たとえば，*Bacillus cereus*（セレウス菌）の栄養細胞の60℃におけるD値は0.13分，芽胞の100℃でのD値は0.8〜14分である．つまり60℃で1.3分加熱すれば，セレウス菌の栄養細胞は$1/10^{10}$になり，ほぼ滅菌できることになるが，芽胞に対して同程度の殺菌効果を得るためには，100℃で8〜140分殺菌しなければいけないことになる．

***D*値**：加熱などで殺菌したときに菌数を1/10にする時間．詳しくは，§8・2・1および巻末付録を参照．

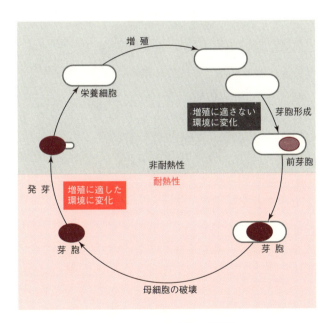

図4・8 芽胞形成菌の生活環

4・2・3 放 線 菌

放線菌は，分岐した長い菌糸をもつ点はカビに類似しているが，原核生物であり，形態分化の進んだグラム陽性菌の一種である．菌糸が放射状に伸びるため放線菌という．放線菌の菌糸の太さ（幅0.5〜2 µm）は，真核生物であるカビに比

気中菌糸: 放線菌の菌糸は培地上をはうか入り込んで増殖するが，培地の表面から空中に向かって立ち上がっている菌糸を気中菌糸とよぶ．

* 放線菌の胞子は形態的にカビの分生子に似ているため胞子とよぶが，§4・2・2で述べた耐熱性芽胞とは異なるもので，それほど耐熱性は強くない．

鞭毛: 精子や原生動物の運動器官で，微小管で構成される．細菌の鞭毛とは異なり，波動運動を行う．

繊毛: 原生動物などの細胞から伸びている繊維状の突起で，運動に関わる．鞭毛と基本構造は同じで，長くて太く数が少ないときに鞭毛とよび，短くて細く数が多いときに繊毛とよぶ．

べ著しく細い．栄養増殖を行う菌糸（基生菌糸）が分化し，気中菌糸が形成され，種々の胞子*や胞子嚢などの構造物がつくられて，さまざまな形態をとる．

4・3 真核細胞

　真核細胞は原核細胞に比べ種々の細胞小器官をもち，またその構造も複雑である．真核細胞には**核膜**で区切られた細胞核（**核**）があり，この中にDNAが入っている．またそれぞれの役目をもった多くの**細胞小器官**がある．細胞小器官には膜系細胞小器官と，非膜系細胞小器官がある．膜系細胞小器官には細胞膜，核，小胞体，ゴルジ体，エンドソーム，リソソーム，ミトコンドリア，葉緑体，液胞，ペルオキシソームなどがあり，細胞のエネルギー（ATP）生産や，物質の貯蔵，取込み（エンドサイトーシス）や放出（分泌）を行う．非膜系細胞小器官には細胞骨格，中心小体，鞭毛，繊毛といったタンパク質の複合体がある．

　酵母の細胞内構造を図4・9に示す．厚い細胞壁の内側に細胞膜がある．細胞質には，核，液胞，ミトコンドリア，小胞体，脂肪粒などのさまざまな構造体がある．細胞壁には，母細胞から分かれたときの誕生痕や娘細胞を出芽したときの出芽痕が残っている．酵母には運動器官はなく，運動しない．

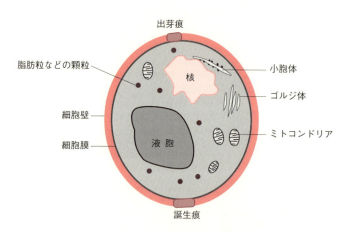

図4・9　酵母の細胞内構造

　a. 核と核膜　　細胞の中の遺伝物質であるDNAを含む構造体で，細胞には必ず一つ存在する．核は脂質の二重膜（核膜）に囲まれ，核膜には核膜孔とよばれる多数の穴がある．核内外の物質の輸送はこの核膜孔を通じて行われる．内部構造としては，rRNA合成とリボソームの組立てを行う核小体や，DNA分子とそれを取巻くヒストンなどのタンパク質から成る遺伝物質である染色体がある．

　b. 小胞体とリボソーム　　小胞体は一重の小胞体膜に包まれた扁平な袋状の構造で，真核細胞の細胞質内に網目状に広がっており核の外膜と連続している．小胞体はリボソームの付着状態により二つの形態をとる．膜の細胞質側表面に多数のリボソームが付着している状態を粗面小胞体，付着していない状態を滑面小胞体という．リボソームはrRNAとタンパク質から構成され，タンパク質合

成の場所である．リボソームで合成されたタンパク質の一部は小胞体内に取込まれさまざまな修飾を受け，さらにゴルジ体を経て輸送される．

c. ゴルジ体　ゴルジ体は生体膜でできた扁平な円盤状の小胞が重なったような構造をもち，粗面小胞体により修飾されたタンパク質を分類し，リソソームや細胞壁などへの輸送を振り分ける場所である．

d. リソソーム　リソソームは一重膜に包まれた細胞小器官で，細胞内分解系として働いている．リソソーム内は酸性で多種の酸性加水分解酵素を含む．これらの酵素は小胞体，ゴルジ体を経てリソソームに運ばれる．この状態のリソソームを一次リソソームとよび，ファゴソームなどと融合し，その内容物を加水分解する．この状態のものを二次リソソームという．

ファゴソーム：細胞の食作用により大型の顆粒や細菌などを細胞内に取込んだときにできる一重膜で包まれた細胞小器官．

e. 液胞　真菌類や植物に特有の細胞小器官で，液胞膜に囲まれた内腔に，無機塩，糖，酵素，各種二次代謝産物などを含む．成熟した細胞では最大の体積をもつ細胞小器官である．

f. ミトコンドリア　呼吸に関わる細胞小器官で，ほとんどの真核細胞の細胞質中にある．ミトコンドリアでは細胞の酸素呼吸が行われ，エネルギーであるATPが合成される．内膜と外膜の二重膜構造をもつ（図4・10）．内膜に囲ま

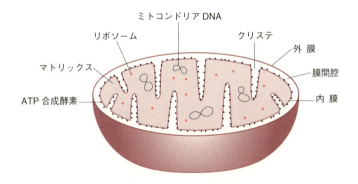

図4・10　ミトコンドリアの構造

れた内側の部分をマトリックス，内膜と外膜の間の空間を膜間腔という．内膜はマトリックス側に陥入しており，この特徴的な構造をクリステという．ミトコンドリアは，好気性細菌の細胞内共生に由来し，ミトコンドリアDNAとよばれる独自のDNAをもつ．

重要な用語

液胞
外膜
核
核膜
β-グルカン
原核細胞
原核生物
ゴルジ体
細胞小器官
細胞壁
細胞膜
小胞体
真核細胞
真核生物
ペプチドグリカン
鞭毛
胞子
ミトコンドリア
リソソーム
リボソーム
リポ多糖(LPS)

5 微生物の栄養と増殖

1. 細菌の増殖は分裂により行われ，その増殖は誘導期，対数（増殖）期，定常（静止）期および死滅期から成る．
2. 酵母は出芽により増殖する．有性生殖も行う．
3. カビは胞子と菌糸により増殖し，胞子には有性胞子と無性胞子がある．
4. 微生物の増殖には酸素，二酸化炭素，温度，水素イオン濃度（pH），水分活性，浸透圧と塩分，光線と放射線などが関与する．
5. 微生物は栄養要求の違いにより従属栄養細菌と独立栄養細菌に分けられる．
6. 微生物の栄養源は，炭素，窒素，無機塩類などである．

5・1 微生物の増殖

5・1・1 細菌の増殖

細菌の増殖は分裂によって行われる．単一な細胞が二つの細胞に分かれ，この細胞が再び分裂を行って増殖する（図5・1）．

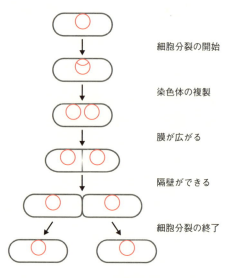

図5・1 細胞分裂

このように一つの細胞が分裂して2個になるまでを1世代といい，これにかかる時間を**世代時間**という．大腸菌の世代時間は約20分で，この時間で増殖が進

むと1時間には3回（2^3個），24時間では72回（2^{72}個）分裂する．このような細菌の増殖時間と菌数の関係を表したものを**増殖曲線**という（図5・2）．

細菌の増殖は誘導期，対数(増殖)期，定常期（静止期），および死滅期から成る．

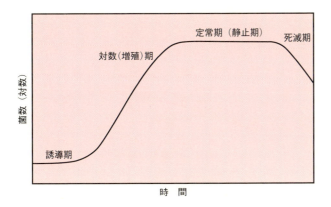

図5・2　細菌の増殖曲線

a. 誘 導 期　細菌は食品などに付着してもすぐには増殖せず，細菌数はほとんど変化しない．この期間を誘導期という．細胞の修復や栄養の蓄積など，新たな環境に適応した増殖の準備が行われている．

b. 対数(増殖)期　細菌が分裂し，増殖を始める期間を対数(増殖)期とよぶ．すべての細胞の世代時間が一定となり，細菌数が指数関数的に増える．

c. 定 常 期　静止期ともいう．対数期を過ぎると増殖に必要な栄養素が欠乏し，代謝産物が蓄積して細菌の増殖には不利な条件となり，増殖と死滅が定常状態に達して細菌数は一定となる．

d. 死 滅 期　定常期以降は栄養素が枯渇して増殖は停止し，代謝産物の蓄積などにより細胞の分解と死滅が進む．この時期が死滅期である．

5・1・2　酵母の増殖

酵母は**有性生殖**[*1]および**出芽**（図5・3）により増殖する．出芽とは酵母の細胞の一部が膨らんで娘細胞を生じる現象である．だいたいの酵母はこの出芽で増殖するが，なかには細菌のように細胞の中央に隔壁を生じて分裂するものや，細長い細胞が出芽しながら長く連結して，カビの菌糸に似た偽菌糸を形成し，分生子を生じるものもある．

*1　§7・3参照．

5・1・3　カビの増殖

カビは，胞子と菌糸により増殖する．胞子には**有性胞子**と**無性胞子**の2種類がある[*2]．有性胞子は有性生殖において2個の細胞核が合体することでつくられ，無性胞子は無性生殖において単一の細胞の内部，または外部にできる．有性胞子の増殖では，二つの異なる菌糸が接合した後，減数分裂し胞子（有性胞子）とな

*2　§3・4・1参照．

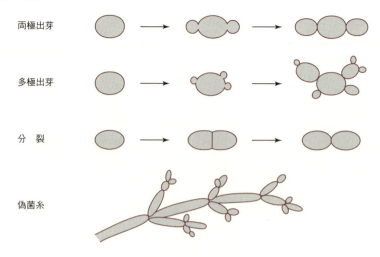

図5・3 酵母の増殖

る．この胞子が飛散し，培地や食品などの栄養素が豊富で増殖可能な条件になると発芽して菌糸を形成する（図5・4右）．無性胞子も同様に発芽し菌糸を形成する（図5・4左）．この菌糸が食品などの上をはうように伸びカビは増殖する．このとき栄養分は基中菌糸または栄養菌糸とよばれる菌糸により吸収される．また培地や食品から空気中に伸び，胞子や生殖細胞を形成する菌糸を気菌糸または生殖菌糸とよぶ．

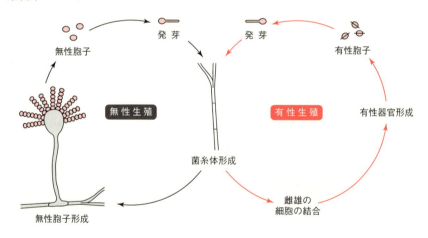

図5・4 カビの生活環

5・2 微生物の増殖因子

微生物の増殖や生理的性質は，微生物が生息している環境要因が関与する．微生物にもその生活に適した環境と適さない環境がある．

5・2・1 酸　素

微生物はその増殖に対する酸素の必要性によって三つに大別される（表5・1）．

表 5・1 微生物の酸素要求性†

種類	性質	微生物例
偏性好気性菌	酸素を必要とする菌	酢酸菌，*Pseudomonas* 属菌，納豆菌，カビなど
通性嫌気性菌	酸素があってもなくても増殖する菌	乳酸菌，大腸菌，黄色ブドウ球菌，プロピオン酸菌，酵母など
偏性嫌気性菌	酸素があっては増殖できない菌	酪酸菌，*Clostridium* 属菌，ビフィズス菌など

† 微好気性菌については，§5・2・2を参照.

a. 偏性好気性菌 酸素がないと増殖できない菌で，絶対好気性菌ともいう．好気性菌は酸素を利用して糖や脂質のような基質を酸化してエネルギーを得る．*Pseudomonas* 属，*Acetobacter* 属，*Gluconobacter* 属などは偏性好気性菌である．

b. 通性嫌気性菌 酸素があってもなくても増殖できる菌である．酸素が存在する場合には好気的呼吸によってエネルギーを生成し，酸素がない場合には発酵によりエネルギーを得られるように代謝を切替える．乳酸菌は，酸素があってもなくても発酵（乳酸発酵）を行う．このような菌を酸素耐性嫌気性菌として分ける場合もある．

c. 偏性嫌気性菌 酸素があると増殖できない菌で，絶対嫌気性菌ともいう．エネルギーは発酵などの嫌気呼吸により獲得する．*Clostridium* 属などは偏性嫌気性菌である．

酸素は微生物の細胞内で毒性を示すスーパーオキシドをつくる．好気性菌や通性嫌気性菌はこれを代謝するスーパーオキシドジスムターゼやカタラーゼを産生できるため，酸素存在下でもスーパーオキシドを分解し増殖が可能となる．偏性嫌気性菌ではこれらの能力がないため酸素の存在下では死滅する*.

* §6・3・3参照.

なお，図5・5に示すように，半固体もしくは液体培地で静置培養することで，微生物の酸素要求性の概略を判定することができる．偏性好気性菌は，培地の表面で増殖し，偏性嫌気性菌は培地の下部で増殖する．低酸素分圧を好む微好気性菌は，表面より少し下がったところでよく増殖する．通性嫌気性菌と酸素耐性菌は一面に増殖するが，通性嫌気性菌は表面付近のほうがよく増える．

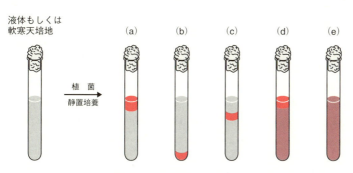

図 5・5 酸素要求性の違いによる微生物の増殖パターン 増殖帯には色をつけてある．(a) 偏性好気性菌，(b) 偏性嫌気性菌，(c) 微好気性菌，(d) 通性嫌気性菌，(e) 酸素耐性菌．

5・2・2 二酸化炭素

微生物の増殖に二酸化炭素（CO_2）を要求する，もしくは二酸化炭素の存在により増殖がよくなる菌がいる．これらは動物由来の菌が多い．二酸化炭素の要求量によりつぎの二つに分類される．

a. 微好気性菌　酸素分圧が 5〜15％ と大気より低く，5〜10％ の二酸化炭素混合気相でよく増殖する．病原菌に多く，*Campylobacter* 属菌や *Helicobacter pylori*（ピロリ菌）などがある．

b. 二酸化炭素要求菌　無酸素で二酸化炭素を飽和にした条件下で増殖する菌．動物由来の *Selenomonas* 属菌，*Ruminococcus* 属菌などがある．偏性嫌気性菌の1種である．

5・2・3 温　度

微生物の増殖は温度と密接な関係にあり，増殖の温度範囲は広く，菌種ごとに異なる．また，増殖に最適な温度，最低温度，最高温度があり，増殖の基本温度により大きく好冷（低温）菌，中温菌，好熱（高温）菌の三つに分類される[*1]（表 5・2）．

*1　もう少し詳しく，好冷菌（最適温度 15 ℃ 以下，増殖の上限 20 ℃），耐冷菌（5 ℃ 以下でも増殖可能，最適温度 20〜30 ℃），中温菌（増殖下限 6〜15 ℃，最適温度 30〜40 ℃），好熱菌（最適温度 45〜70 ℃），超好熱菌（最適温度 90〜100 ℃）に分ける分類もある．

表 5・2　微生物の増殖温度

種　類	最高温度〔℃〕	最適温度〔℃〕	最低温度〔℃〕
好冷菌	25〜30	10〜20	0〜10
中温菌	40〜45	20〜40	5〜10
好熱菌	70〜80	50〜60	30〜40

a. 好冷菌　0〜30 ℃ の範囲で増殖可能であるが，最適温度が 10〜20 ℃ の菌である．水性菌である *Pseudomonas* 属菌や *Vibrio* 属菌などがある．地球表面の 2/3 を占める海水表面の温度は約 5 ℃，深海では 1〜3 ℃ に保たれている．このような低温環境にも多くの微生物が生息している．低温菌の細胞膜には不飽和脂肪酸が多く含まれている．これは，不飽和脂肪酸は融点が低く，低温でも膜の流動性が保たれるためである．

b. 中温菌　5〜45 ℃ の範囲で増殖が可能で最適温度を 20〜40 ℃ にもつ菌である．動物由来の菌が多く，大腸菌や乳酸菌などがある．大腸菌は，最適温度が 37 ℃ 付近で冷蔵庫の温度ではほとんど増殖しないが，*Listeria monocytogenes* のように増殖最適温度は 30〜37 ℃ であっても，冷蔵庫の温度で増殖する菌もいる[*2]．

*2　§14・1・2参照．

c. 好熱菌　30〜80 ℃ の範囲で増殖可能で，最適温度が 50〜60 ℃ と高温で増殖する菌である．温泉などの高温地帯に生息する．好熱菌は細菌かアーキアで，真核生物で 60 ℃ 以上の高温で増殖できるものはほとんどいない．好熱菌である *Thermus aquaticus* から耐熱性の *Taq* ポリメラーゼが分離され，PCR の自動化が可能になった．80 ℃ 以上で増殖できる菌を超好熱菌とよび，ほとんどがアーキアに属する．

PCR：polymerase chain reaction（ポリメラーゼ連鎖反応）．§7・6・3参照．

5・2・4 水素イオン濃度（pH）

微生物の増殖は pH により影響される．自然環境の pH はほぼ 5〜9 の間にありほとんどの微生物はこの範囲に増殖の最適 pH をもつ（表 5・3）．

表 5・3 微生物の最適 pH

微生物	最適 pH
カ ビ	4.0〜6.0（微酸性）
酵 母	5.0〜7.0（中性〜微酸性）
細 菌	7.0〜8.0（中性〜微アルカリ性）

カビや酵母の多くは微酸性に最適 pH をもつが，なかには中性でもよく増殖するものもある．また，pH 2.0 の強酸性で増殖するものもあり，広い増殖可能範囲をもつ．細菌類の最適 pH は中性〜微アルカリ性であるが，乳酸菌や酪酸菌などは酸性でも増殖する*．

* 好酸性菌（pH 4 以下でも増殖可），好アルカリ性菌（pH 10 以上でも増殖可）という．好アルカリ性菌は耐アルカリ性の酵素を産生するため，アルカリ性プロテアーゼやアルカリ性リパーゼなどの工業用酵素が実用化されている．

5・2・5 水分と水分活性

食品中の水分は**結合水**と**自由水**に分類される．タンパク質や糖質（炭水化物）などと結合した水を結合水，他の食品成分とは結合していない水を自由水という．微生物は，この自由水を利用して増殖する．この食品中の自由水の割合は，**水分活性**（A_w）として表示される．

$$水分活性（A_w）= \frac{食品の示す蒸気圧}{その湿度の最大蒸気圧}$$

A_w: water activity（水分活性）

純粋な水の A_w は 1.0 で，食品中の水分が多くなれば A_w は 1.0 に近づき，少なくなれば 0 に近づく．腐敗を起こす微生物の増殖できる A_w は多くの場合 0.80 以上で，0.65 以下ではほとんど増殖しない．糖分の多い羊かんやジャムでは水分の多くは結合水なので，菌の増殖が困難で，腐敗することはほぼない．

また，天日乾燥，通気乾燥，凍結乾燥などの古くからの乾燥法では，乾燥食品の A_w は 0.2〜0.4 になることが多いので，腐敗することはほとんどない．

5・2・6 浸透圧と塩分

微生物は一般に高浸透圧の条件下では増殖が困難である．これは環境中の水分活性が低下すると，微生物の細胞内の水が細胞外へ流れ出てしまうからである．このように塩や糖を用いて食品の浸透圧を高め，保存性を向上させた食品が塩漬けや糖漬けである．しかし，海洋や塩湖などに生息している微生物は，グリシンベタイン，プロリン，グルタミン酸，グリセロールなどを細胞内につくり，細胞質の水分活性を調節することで，高浸透圧下でも増殖できる．このようにさまざまな浸透圧条件で増殖する菌は，好塩菌，耐塩菌，塩感受性菌，耐浸透圧菌の四つに分類される．

a. 好塩菌 増殖に NaCl（食塩）を必要とする微生物で海水（塩濃度約 3.5％）などに多く存在する．NaCl の必要濃度で三つに分類される．

低度好塩菌は，増殖にNaClを2〜5％必要とする．おもに海水などの水圏から分離される．*Pseudomonas*属菌，*Vibrio*属菌，*Alcaligenes*属菌などがある．

中度好塩菌は，増殖にNaClを5〜20％必要とする．肉や魚の塩漬けから分離される．

高度好塩菌は，増殖にNaClを20〜30％必要とする．アーキアに属する*Halobacterium*属菌などは，赤色の色素を産生するため塩漬けした食品を赤変させる．

b. 耐塩菌 NaClを含まない培地でも増殖可能であるが，7〜10％低度のNaClを含む培地でも増殖が阻害されない微生物をいう．ブドウ球菌，霊菌（*Serratia marcescens*）などがある．

c. 塩感受性菌 増殖に最適なNaClが0.5％程度で，4％以上では生存できない．連鎖球菌や大腸菌など，ヒトや動物由来の細菌に多くみられる．

d. 耐浸透圧菌 微生物のなかには増殖に高い浸透圧を必要とするものもあり，これらは耐浸透圧菌とよばれている．醤油酵母（*Zygosaccharomyces rouxii*）はNaCl濃度15％以上でも増殖可能であり，また，糖濃度60％以上の高濃度に耐える酵母（耐糖性酵母，耐浸透圧性酵母）も存在する．

5・2・7 光線と放射線

光合成細菌やクロレラなどは光をエネルギー源として利用するが，一般の微生物において光線は不必要であり，むしろ有害物質となる．特に太陽光中の紫外線は殺菌に有効で，DNAの最大吸収に一致する260 nm付近の波長は強い殺菌力をもつ．これはこの波長の紫外線が微生物のDNAに傷害を起こし，致死的な効果を与えるからである．したがって，紫外線は食品工場，製薬工場，微生物実験室などで殺菌を目的として広く用いられており，家庭などで日光に布団をさらして乾燥させるのも効果的である*．また，放射線のX線やγ線もその照射程度により微生物を変異させたり死滅させたりする．

* §2・1・3参照．

5・2・8 微生物の相互作用

自然界において微生物は単一で存在することはほとんどなく，多種多様の微生物が混在している．この場合，微生物同士がまったく無関係で別々に増殖することはほとんどない．微生物同士で助け合ったり，他の増殖を阻害したり，異なる種類の菌が共同してそれ以外の菌を圧倒したりする現象が起こる．

2種類以上の微生物が単独の場合より有利に増殖する現象を**共生**という．共生には**相利共生**と**偏利共生**がある．相利共生は共存する微生物が互いに利益を与え合ってともに増殖していく現象で，偏利共生は共存する他の一方だけが利益を得る増殖現象である．好気性菌と嫌気性菌が共存した場合，好気性菌の増殖により培地中などの酸素が利用され，その結果嫌気的な環境となるため，嫌気性菌の増殖が可能となる．共生とは反対に，2種類の微生物が互いに相手の増殖を阻害する現象を**拮抗**，または**抗生**といい，この現象を起こす物質がそれぞれ**拮抗物質**，**抗生物質**である．アオカビの産生するペニシリンや，乳酸菌の産生する乳酸など

がある．清酒やピクルス，または漬け物などは製造初期に乳酸菌が増殖して乳酸を産生し，もろみや漬け汁のpHを低下させるため雑菌に侵されにくくなる．またヨーグルトや乳飲料では，乳酸菌の添加により雑菌の増殖を阻止するとともに，乳酸により牛乳の成分を分解し，独特な味と香りをもつ発酵食品へと変化させる[*1]．

*1 第10章参照．

5・3 微生物の栄養

微生物の菌体は，70〜80％程度の水分と，糖質，タンパク質，脂質などの有機成分や，P，K，Ca，S，Clなどの無機成分で構成されている．微生物は菌体を維持し，増殖するために炭素，窒素，無機塩類などを栄養源として要求する．

炭素源として，菌体外から取入れる有機物に依存している細菌を**従属栄養細菌**とよぶ．一方，細菌のなかには有機炭素を含まない培地で，アンモニアや，硫黄化合物，2価の鉄イオンなどの無機物のみを栄養源として増殖できるものもある．この場合，炭素源には，大気中の二酸化炭素や水中の炭酸イオンを利用する．このような細菌を**独立栄養細菌**とよぶ．

さらに，従属栄養細菌，独立栄養細菌それぞれにエネルギー源として光のエネルギーを利用する光合成細菌や，硫黄や鉄などの酸化還元エネルギーを利用する化学合成細菌がある[*2]．

*2 §6・1参照．

5・3・1 炭素源

有機炭素源として，単糖類（グルコース，フルクトース），二糖類（スクロース，マルトース，ラクトース），オリゴ糖，多糖類（デンプン）などがある．一般細菌，カビ，酵母などは単糖類や二糖類を利用する．ラクトースは乳酸菌や腸内細菌が利用し，オリゴ糖は乳酸菌やビフィズス菌が優先的に利用する．ヒトがオリゴ糖を摂取することにより腸管内の乳酸菌数が増加し，産生する乳酸により他の菌を抑制し，腸管内が健康的になる[*3]．デンプンやペクチンなどの多糖類は，多糖を二糖や単糖に分解する酵素，アミラーゼやペクチナーゼを産生するカビ，放線菌，酪酸菌などが利用する．

グルコース：ブドウ糖
フルクトース：果糖
スクロース：ショ糖
マルトース：麦芽糖
ラクトース：乳糖

*3 第13章参照．

その他有機酸塩類やアルコール，グリセロールなどを利用する菌も存在する．一例として，酢酸菌はエタノールを酸化して酢酸を生産する．

5・3・2 窒素源

窒素源として無機窒素を利用する微生物と，有機窒素を利用する微生物がある．無機窒素源の硝酸塩や亜硝酸塩は，カビ，脱窒菌，硝酸還元菌などが利用する．脱窒とは硝酸体窒素が，亜硝酸を経て窒素にまで還元され大気中に放出される過程で，多くの従属栄養細菌が嫌気的条件下で行う[*4]．アンモニウム塩は大腸菌，枯草菌，カビ，酵母などが利用する．また根粒菌，空中窒素固定菌は大気中の窒素ガスも利用する．

*4 §12・1参照．

有機窒素源であるアミノ酸はカビ，酵母，細菌がよく利用する．タンパク質や

ペプトン: タンパク質をタンパク質分解酵素や酸, アルカリなどで加水分解させてつくる分解物. 培地成分としてよく用いられる.

ペプトンなどは, タンパク質分解酵素を分泌するカビや枯草菌が利用する.

5・3・3 無機塩類やビタミンなど

P, S, Mg などは呼吸や発酵の過程ならびに菌体成分として微生物に必要となる. Fe, Mn, Cu, K, Na, Ca などは微量元素として, 微生物の増殖に必要な因子である. また, これら炭素源, 窒素源, 無機塩類だけでは増殖できない微生物には, ビタミン, 塩基やヌクレオシドなども増殖因子となる. 乳酸菌は多くの増殖因子を必要とし, 乳酸菌の増殖因子として発見された水溶性ビタミンも多数ある.

表5・4 大腸菌用培地 (Davis の最少培地[†1]) と L. casei 用培地の例

大腸菌用培地 (100 mL 中)		L. casei 用培地 (100 mL 中)					
培地成分	量	培地成分	量	培地成分	量	培地成分	量
K_2HPO_4	0.7 g	カゼイン分解物	2.0 g	ウラシル	1.0 mg	葉酸	0.2 μg
KH_2PO_4	0.2 g	酢酸ナトリウム	2.0 g	アデニン硫酸塩	1.0 mg	ニコチン酸	50 μg
$MgSO_4 \cdot 7H_2O$	10 mg	K_2HPO_4	0.25 g	グアニン塩酸塩	1.0 mg	ピリドキシン塩酸塩	0.1 mg
$(NH_4)_2SO_4$	0.1 g	KH_2PO_4	0.25 g	パラアミノ安息香酸	1 μg	リボフラビン	50 μg
クエン酸ナトリウム・$2H_2O$	50 mg	グルコース	2.0 g	ビオチン	0.4 μg	チアミン塩酸塩	50 μg
グルコース	0.2 g	シスチン	10 mg	パントテン酸カルシウム	50 μg	塩類溶液[†2]	2 mL

[†1] 微生物や細胞などが増殖できる最も単純な組成の培地.
[†2] $MgSO_4 \cdot 7H_2O$ 10 g, NaCl 0.5 g, $FeSO_4 \cdot 7H_2O$ 0.5 g, $MnSO_4 \cdot 4H_2O$ 2 g, 水 250 mL.

表5・4に大腸菌と *Lactobacillus casei* (乳酸菌の1種) の培地の例を示す. 大腸菌が有機炭素源と無機窒素源があれば増殖できるのに対し, *L. casei* はさまざまな有機物を要求することがわかる.

重要な用語

好塩菌	従属栄養細菌	対数(増殖)期	独立栄養細菌	偏性好気性菌
好熱菌	出芽	中温菌	微好気性菌	無性胞子
好冷菌	水分活性(A_w)	通性嫌気性菌	分裂	有性胞子
死滅期	増殖曲線	定常期(静止期)	偏性嫌気性菌	誘導期

6 微生物の代謝

1. 代謝とエネルギー産生の関係を理解する.
2. さまざまな発酵経路を知る.
3. 呼吸について理解する.
4. 代謝調節の基本を理解する.

　生物の細胞内で行われる物質の化学変化を代謝という．外界から物質（栄養素）を取込み，そこからエネルギーを取出したり，生体に必要な物質を合成したりする過程である．物質側からみると異化（分解）と同化（合成）とに分けられる（図6・1）．

　細胞内では，異化と同化は同時に起こる．異化の過程でエネルギーが放出され，そのエネルギーを使い同化が行われる．この間を取持つ化合物がエネルギー化合物ATPである（図6・2）．ATPは生物に共通のエネルギー運搬物質で，ATPのことをエネルギー通貨とよぶこともある．ATPはリボースとα-リン酸基の間にリン酸エステル結合，αとβ，βとγの各リン酸基の間にリン酸無水物結合をもつ．このリン酸無水物結合が，それぞれ加水分解されると約7.3 kcal/molのエネルギーが放出される*．このエネルギーを利用して生体はさまざまな化学反応を秩序立って行っている．また逆にこのリン酸無水物結合を形成するにはエネルギーが必要となる．

ATP: adenosine 5′-triphosphate（アデノシン 5′-三リン酸）

* 1 cal = 4.18 J

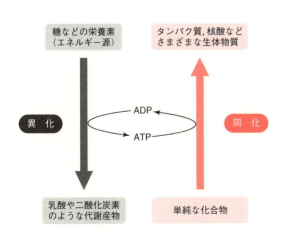

図6・1　異化と同化

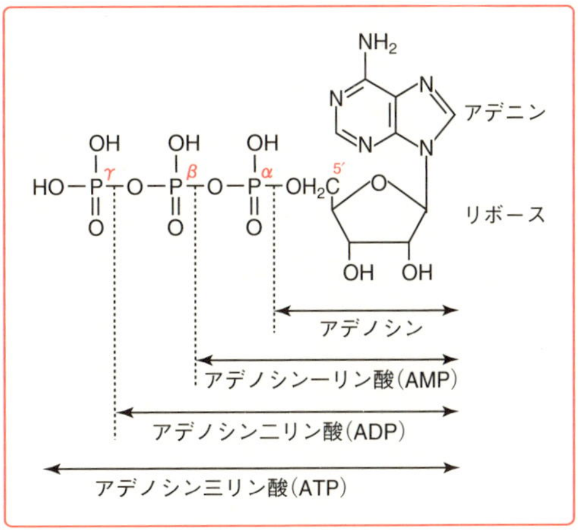

図6・2　ATPの構造

6・1 代謝と化学エネルギー

炭素源として糖など他の生物がつくった有機物を必要とする生物を**従属栄養生物**といい，植物のように炭素源として CO_2 を用い有機物を必要としない生物を**独立栄養生物**という．多くの場合，従属栄養生物（動物，菌類，大部分の細菌とアーキア）では，糖などのもつ化学的エネルギーを取出し，ATPとしているのに対し，独立栄養生物では光エネルギー（光合成型生物）や無機物の化学的エネルギー（化学合成型生物）を利用している．表6・1にエネルギーおよび炭素源の組合わせによる生物の分類を示す．多様な微生物が存在するため，微生物はどの分類にも存在するが，食に直接関わる微生物のほとんどは**化学合成従属栄養生物**になる．つまり炭素源として有機物を取込み，その分解により生命活動に必要なエネルギーを得ている．

表6・1 エネルギー源と炭素源に基づく生物の分類

栄養形式	エネルギー源	炭素源	生物の種類
化学合成独立栄養	無機物	CO_2	一部の細菌とアーキア
光合成独立栄養	光	CO_2	植物，シアノバクテリア，紅色硫黄細菌，緑色硫黄細菌
化学合成従属栄養	有機物	有機物（糖など）	動物，真菌類，大部分の細菌と，アーキア
光合成従属栄養	光	有機物（糖など）	紅色非硫黄細菌，緑色非硫黄細菌

NAD: nicotinamide adenine dinucleotide（ニコチンアミドアデニンジヌクレオチド）

NADP: nicotinamide adenine dinucleotide phosphate（ニコチンアミドアデニンジヌクレオチドリン酸）

生体は酸化還元反応によりエネルギーを獲得している．酸化とは電子供与体が電子を放出する過程で，還元とは電子受容体が電子を受取る過程である．この生体内の酸化還元反応で重要な役割を果たすのが **NAD** や **NADP** で，これらのヌクレオチドは容易に可逆的に酸化還元反応を行う．図6・3に示すように，NAD^+

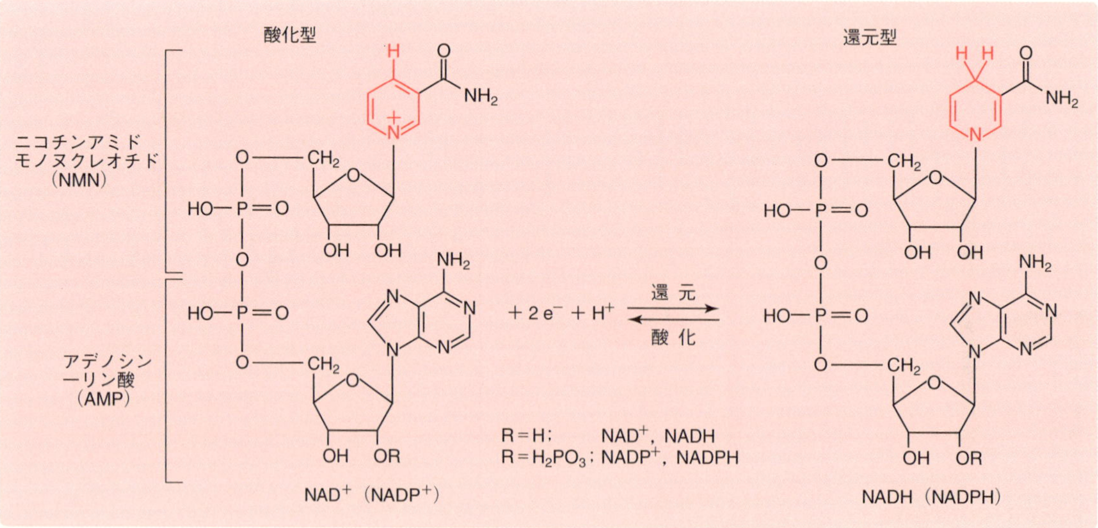

図6・3 NAD(P)の構造とその酸化還元反応

（酸化型）は 2 個の電子と 1 個のプロトンを受取り，NADH（還元型）になる．細胞内では多くの NAD は酸化型（NAD^+）で，NADP は還元型（NADPH）で存在する．

化学合成従属栄養生物（通常この型の生物のことを従属栄養生物という）では，糖などの有機化合物を取込みその物質が酸化される過程で放出されるエネルギーを利用して，ATP を合成している．従属栄養生物のエネルギー獲得の形態としては，**発酵**と**呼吸**に大別できる（図 6・4）*．発酵も呼吸も酸化還元反応で，取込まれた有機化合物（おもなものは糖）を酸化的に分解する際に放出されたエネルギーを ATP の形に蓄える過程である．発酵とは，電子供与体と電子受容体がともに有機化合物である ATP 生産の過程である．一方，呼吸とは，電子受容体が酸素もしくは無機化合物のものをいう．好気性微生物など多くの生物は酸素を電子受容体として用いるが，硝酸イオンや硫酸イオンなどの酸素以外の無機物を電子受容体とする微生物もいる．このような呼吸を**嫌気呼吸**とよぶ．

* ここでは発酵という用語を"発酵と呼吸"という微生物のエネルギー獲得形態の中で使用しているが，"発酵と腐敗"という場合の発酵は，人間に有用な，微生物の働きのことをいい，人間にとり悪い作用を及ぼす腐敗と対比させた意味で使う．§ 14・2・1 参照．

嫌気呼吸：酸素以外の NO_3^- や SO_4^{2-} などを最終電子受容体とする呼吸の形態．NO_3^- や SO_4^{2-} などが還元される．この還元を異化的還元とよぶ．脱窒（硝酸イオンが窒素にまで酸化される反応）は嫌気呼吸の一種である硝酸呼吸によりなされる反応である．脱窒は多くのプロテオバクテリア，グラム陽性菌など広い範囲でみられる．§ 12・1 参照．

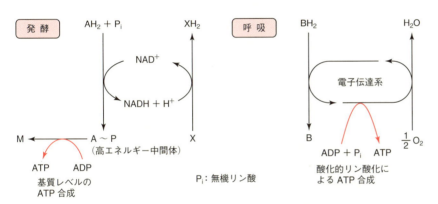

図 6・4 発酵と呼吸による ATP 生成 発酵も呼吸も酸化還元反応である．発酵では AH_2 を電子供与体，X を電子受容体として記している．いずれも有機化合物である．高エネルギー中間体 A〜P が分解するときのエネルギーを使って ATP が合成される．呼吸では，BH_2 を電子供与体として示している．O_2 が電子受容体である．BH_2 から放出された電子が酸素に渡される間に放出されるエネルギーを利用して ATP が合成される．

ATP 産生には，基質レベルでの ATP 合成と酸化的リン酸化の 2 種類がある．基質レベルの ATP 合成とは，高エネルギー中間体が分解されるときに放出されるエネルギーを用い ADP から ATP を合成する反応で，発酵での ATP 産生はこの形式で行われる．酸化的リン酸化とは，電子伝達系により形成されるプロトン勾配の自由エネルギーを使い，ADP から ATP を合成する反応で，呼吸での ATP 産生は酸化的リン酸化である．

6・2 発　　酵

多くの微生物は有機物を嫌気的に分解して ATP をつくることができる．この過程を発酵とよぶ．一般的には無酸素状態で微生物が増殖することといってもよい．発酵では有機化合物は完全には酸化されない．代表的な有機物は糖で，糖か

解糖系: エムデン・マイヤーホフ・パルナス（Embden-Meyerhof-Parnas; EMP）経路ともいう．

エントナー・ドゥドルフ: Entner-Doudoroff

ら発酵でエネルギーを取出す代表的経路には，**解糖系**，**ペントースリン酸経路**，**エントナー・ドゥドルフ経路**がある．発酵の一般的形式（図6・4）を考えると，発酵の過程で基質が酸化されるが，そのとき NAD^+ が還元される．このとき還元された NADH が何かを還元して NAD^+ に戻る必要がある．そのため還元する相手により発酵産物が変わってくる．

6・2・1 解糖系によるアルコール発酵と乳酸発酵

糖からアルコールを生じさせることを**アルコール発酵**とよび，乳酸を生じさせることを**乳酸発酵**とよぶ．解糖系では，グルコースから10段階の酵素反応を経て，ピルビン酸が生じる（図6・5）．この過程での ATP および NADH の産生をみると，解糖系の前半で1分子のグルコースから1分子のフルクトース1,6-ビスリン酸が生じるが，この過程で2分子の ATP を使う．フルクトース1,6-ビスリン酸1分子から2分子の三単糖が生じ，三単糖1分子から2分子の ATP と1分子の NADH が生じる．正味では1分子のグルコースから2分子の ATP と2分子の NADH が生じる．この NADH によりピルビン酸が還元されると乳酸が生成する（乳酸発酵）．つまり1分子のグルコースから2分子の乳酸と2分子の ATP が生じる．この型の乳酸発酵を**ホモ乳酸発酵**という．また，ピルビン酸がアセトアルデヒド経由で還元されるとエタノールが生じる（アルコール発酵）．この場合1分子のグルコースから2分子のエタノールと2分子の CO_2 および2分子の ATP が生じる．解糖系によるアルコール発酵は *Saccharomyces* 属酵母などで，ホモ乳酸発酵は，*Lactobacillus* 属や *Streptococcus* 属の乳酸菌などで行われる．

発酵産物である乳酸やエタノールは，化学的には糖から一部しか酸化されていないので，大部分の化学的エネルギーを残している．アルコール発酵は式（6・1）のように記載できる．糖がエタノールと CO_2 に分解されるときに放出される58 kcal のエネルギーを利用して ATP を合成している．一方，呼吸では糖が CO_2 と水に完全に酸化されて 688 kcal のエネルギーが放出される．エネルギー獲得という観点からは発酵に比べて呼吸の方がはるかに効率的である．

アルコール発酵　　　$C_6H_{12}O_6 \longrightarrow 2\,CO_2 + 2\,C_2H_5OH + 58\,\text{kcal}$　　　(6・1)

呼　吸　　　　　　　$C_6H_{12}O_6 + 6\,O_2 \longrightarrow 6\,CO_2 + 6\,H_2O + 688\,\text{kcal}$　　　(6・2)

計算問題1 10 g/100 mL のラクトースを含む溶液をホモ乳酸発酵させたとする．理論上は乳酸の濃度はいくらになるか．

解 ラクトースはグルコースとガラクトースから成る二糖なので，その分子式は $2\,C_6H_{12}O_6 - H_2O = C_{12}H_{22}O_{11}$（分子量342）となる．

グルコースもしくはガラクトース1分子から乳酸（分子式 $C_3H_6O_3$，分子量90）2分子が生成するので，このときの反応式は，

$$C_{12}H_{22}O_{11} + H_2O \longrightarrow 4\,C_3H_6O_3$$
分子量　　342　　　　18　　　　　4×90

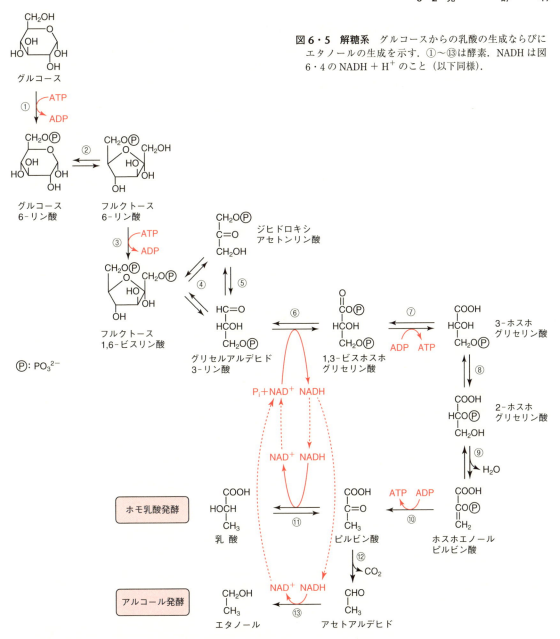

図 6・5 解糖系 グルコースからの乳酸の生成ならびにエタノールの生成を示す．①～⑬は酵素．NADH は図 6・4 の NADH + H⁺ のこと（以下同様）．

となる．求める乳酸の濃度を X g/100 mL とすると，
$$342(C_{12}H_{22}O_{11}) : 4 \times 90(4\ C_3H_6O_3) = 10 : X$$
よって，$X = 4 \times 90 \times 10/342 = 10.52\cdots \approx 10.5$

答え 10.5 g 乳酸 /100 mL

計算問題 2 グルコース濃度 16 g/100 mL のブドウ果汁 1 L からアルコール濃度 10 g/100 mL のワインをつくりたい．どれだけのスクロースを最初に加える（補糖する）必要があるか．ただし，スクロースの添加ならびに発酵による体積変化は無視する．

解 アルコール発酵の反応式は，

$$C_6H_{12}O_6 \longrightarrow 2\,CO_2 + 2\,C_2H_5OH$$

分子量　180　　　　2×44　　　2×46

なので，10 g/100 mL のワインをつくるために必要なグルコースの濃度を X g/100 mL とすると，$180(C_6H_{12}O_6) : 2 \times 46(2\,C_2H_5OH) = X : 10$ より，$X = 180 \times 10/(2 \times 46) = 19.56\cdots \approx 19.6$ となる．よって加える必要のあるグルコースは $19.6 - 16 = 3.6$ g/100 mL より，1 L では 36 g となる．スクロース（$C_{12}H_{22}O_{11}$）は同じ分子式のグルコースとフルクトースから成る二糖で，フルクトースからも式 (6・1) 同様にアルコール発酵が起こる．したがって必要なスクロース量は，

$$\frac{36}{2} \times \frac{C_{12}H_{22}O_{11}}{C_6H_{12}O_6} = 34.2$$

答え　34.2 g

6・2・2 解糖系による種々の発酵

ピルビン酸以降の反応はさまざまあり，多くの細菌は乳酸やエタノール以外の発酵代謝産物を生成する．図 6・6 にピルビン酸からの種々の発酵経路を示した．さまざまな化合物が生成することがわかる．嫌気性菌の *Clostridium* 属菌では，酪酸，酢酸，ブタノール，水素，CO_2 などを生じる．*Escherichia* 属や *Salmonella* 属などの腸内細菌群では，乳酸，酢酸，ギ酸，コハク酸，エタノール，水素，CO_2 などを生じる．また *Klebsiella* 属菌ではブタンジオール，エタノール，乳酸，酢酸，水素，CO_2 などを生じる．NADH で何を酸化するかにより，さまざまな代謝産物が生じる．細菌では複数の産物を生成することが多いが，酪酸をおもに産生すれば酪酸発酵，アセトンやブタノールをおもに産生すればアセトン・ブタノール発酵とよぶ．水素を生じる場合もあるが，これはヒドロゲナーゼ（$2\,H^+ + 2\,e \to H_2$）で還元力を消去していることになる．

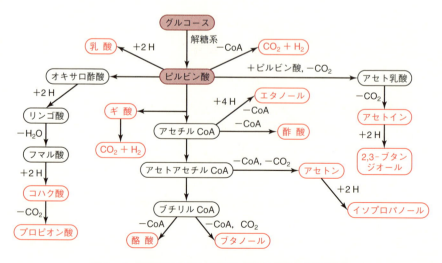

図 6・6 解糖系で生じるピルビン酸からの種々の発酵産物

6・2・3 エントナー・ドゥドルフ経路によるアルコール発酵

リュウゼツランからつくられるメキシコの酒プルケは，酵母によるアルコール発酵ではなく，*Zymomonas mobilis*（*Psedomonas lindneri* とも表記される）を用いたアルコール発酵により製造する．*Z. mobilis* はグラム陰性の通性嫌気性である．そのエタノール産生機構は，エントナー・ドゥドルフ経路による（図6・7）．グルコースが2-ケト-3-デオキシ-6-ホスホグルコン酸になり，それがピルビン酸とグリセルアルデヒド3-リン酸に開裂する．これらはそれぞれ解糖系でエタノールになる．グルコース1分子から2分子のエタノールと2分子の CO_2 が産生されるが，ATPは1分子しか産生されない．酵母に匹敵するエタノール産生能をもっており，工業的なエタノール産生に利用されている．なお，図6・5と図6・7を見てエタノールの炭素の由来を考えてみよう．解糖系ではグルコースの1，2位および5，6位の炭素がエタノールになっているのに対し，本経路では2，3位および5，6位の炭素がエタノールになっていることがわかる．

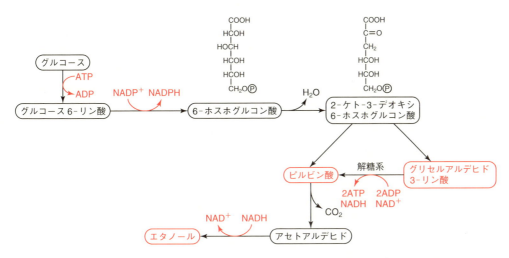

図6・7 エントナー・ドゥドルフ経路によるピルビン酸とグリセルアルデヒド3-リン酸の生成とアルコール発酵

6・2・4 ヘテロ乳酸発酵

1分子のグルコースから2分子の乳酸を生じる乳酸発酵をホモ乳酸発酵といったが，1分子のグルコースから1分子の乳酸と1分子のエタノールを生じる乳酸発酵を**ヘテロ乳酸発酵**という．図6・8に示したように，ヘテロ乳酸発酵では，グルコースからペントースリン酸経路で生じたキシロース5-リン酸を利用して，乳酸とエタノールを産生する．キシロース5-リン酸はホスホケトラーゼにより，グリセルアルデヒド3-リン酸とアセチルリン酸に開裂する．グリセルアルデヒド3-リン酸からは解糖系により乳酸を生じ，アセチルリン酸からはアセトアルデヒドを経由してエタノールを生じる．正味でみると，1分子のグルコースから各1分子のATP，乳酸，エタノールを生じる．乳酸菌の中では，*Leuconostoc* 属菌などがヘテロ乳酸発酵を行い，*Lactobacillus* 属や *Streptococcus* 属の細菌がホモ乳酸発酵を行う．

ペントースリン酸経路：多くの生物がもっている解糖系以外のグルコース代謝系で，グルコースから6-ホスホグルコン酸を生じ，その後さまざまな糖への変換反応を起こす．NADPHとリボース5-リン酸を供給するための重要な経路である．またペントース（五炭糖）を基質とする場合は本経路を経由して解糖系に入る．

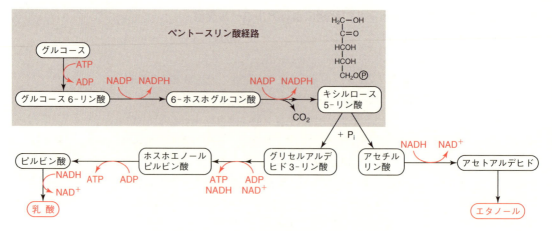

図6・8 ペントースリン酸経路によるヘテロ乳酸発酵

6・2・5 スティックランド反応

自然界における窒素化合物の嫌気的分解は *Clostridium* 属菌によるところが大きいが，*Clostridium* 属菌は糖が存在しなくてもタンパク質やアミノ酸があれば窒素化合物をエネルギー源として増殖できる．このときアンモニアや硫化水素などを生じるので，いわゆる腐敗をもたらすということになる．この細菌は2種類のアミノ酸があると，一方を酸化し，一方を還元する．この分解反応を**スティックランド反応**とよぶ．アラニンとグリシンの組合わせの例を図6・9に示した．この分解の過程でATPが生じる．

スティックランド：Stickland

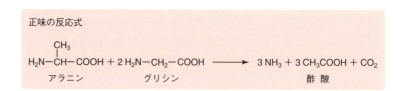

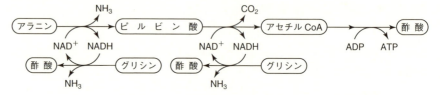

図6・9 スティックランド反応によるアラニンとグリシンの分解

6・3 呼 吸

呼吸（ここでは嫌気呼吸を除いた好気呼吸のこと）では，ピルビン酸からアセチル CoA が生じ，それが**クエン酸回路**で代謝され，最終産物は CO_2 と H_2O になる．呼吸では基質のグルコースは完全に酸化される．代謝の過程で生じた

NADHなどの還元性物質は電子伝達系に入り，電子を渡し，自身は酸化されNAD$^+$などに戻る．電子伝達の過程で放出されるエネルギーを用いATPを生成する．

6・3・1 クエン酸回路

図6・10にクエン酸回路を示す．クエン酸回路ではアセチルCoAとして入ってくる化学エネルギーを，NADHおよびFADH$_2$の還元力ならびにGTPに変換して取出している．1分子のアセチルCoAが回路を1周回ると，4分子のNADH，1分子のFADH$_2$，1分子のGTPが生成する．次に述べる電子伝達系で1分子のNADHからは2.5分子のATPが，1分子のFADH$_2$からは1.5分子のATPが生成するので，1分子のピルビン酸から計12.5分子のATPが生成することになる．解糖系とクエン酸回路を通して考えると，

解糖系　　　　グルコース　⟶　2ピルビン酸 + 2 NADH + 2 ATP
　　　　　　　2 NADH　⟶　5 ATP

クエン酸回路　　2ピルビン酸　⟶　25 ATP

なので，1分子のグルコースが好気的に完全に分解されると，2+5+25 = 32，計32分子のATPが生じることになる．

クエン酸回路: TCA（トリカルボン酸）回路，クレブス（Krebs）回路ともいう．

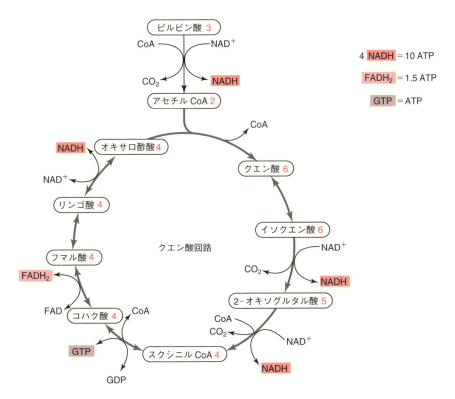

図6・10　クエン酸回路における炭素の流れとエネルギー生成　名称の後の数字は生成CoAを除いた炭素骨格数．

6・3・2 電子伝達系

クエン酸回路で生じた NADH と FADH$_2$ は，電子を**電子伝達系**に渡すことで酸化され，NAD$^+$ と FAD に戻る．この過程で分子状の酸素に電子が伝達されるが，そのとき放出されるエネルギーをプロトン駆動力に変換する．生じたプロトン駆動力を利用して，**ATP 合成酵素**により ATP を合成する．これを概念的に示すと図 6・11 のようになる．電子伝達系は，好気的原核生物では細胞膜に，真核生物ではミトコンドリアの内膜に存在する．

プロトン駆動力：プロトンの濃度勾配により生じるエネルギーのこと．プロトンの濃度勾配が ATP 生成のエネルギーのもとになるという考え方は，P. Mitchell により提唱されたもので，化学浸透圧説という．

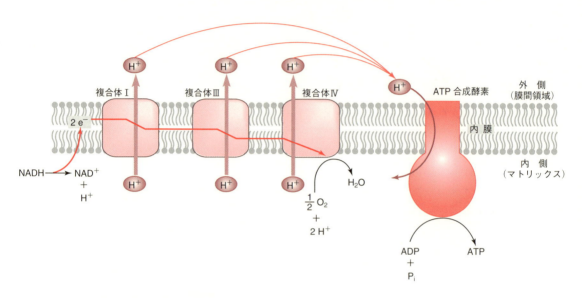

図 6・11 電子伝達系と ATP 合成 NADH から放出された電子が酸素に渡される間に H$^+$ が膜の外（ミトコンドリアの場合は膜間領域）に排出される．その結果プロトンの濃度勾配が生じる．ATP 合成酵素がこのエネルギーを利用し，H$^+$ の再流入と共役して，ATP を合成する．

6・3・3 抗酸化酵素

酸素を呼吸に用いることは，エネルギー産生の観点からは効率がよいが，呼吸の過程で**活性酸素種（ROS）**といってきわめて反応性の高い中間体を生じる．活性酸素種は細胞にとり有害であり，酸素呼吸を行う生物はこれらを分解するための防御酵素系をもつ．

活性酸素種としてはスーパーオキシドラジカル（O$_2^-$），過酸化水素（H$_2$O$_2$），ヒドロキシルラジカル（・OH）などがある．電子伝達系では，一部の酸素が O$_2^-$ となる．防御酵素としてはスーパーオキシドジスムターゼ（SOD）やカタラーゼなどがある．

ROS：reactive oxygen species（活性酸素種）

スーパーオキシドラジカル：スーパーオキシドアニオン（O$_2^-$）のこと．酸素分子 O$_2$ が 1 電子還元されることで生じる．

ヒドロキシルラジカル：酸素が 3 電子還元されたもので，反応性がきわめて高い．H$_2$O$_2$ から生じる．

SOD：superoxide dismutase（スーパーオキシドジスムターゼ）

スーパーオキシドジスムターゼ　　2 O$_2^-$ + 2 H$^+$ ⟶ H$_2$O$_2$ + O$_2$

カタラーゼ　　2 H$_2$O$_2$ ⟶ 2 H$_2$O + O$_2$

偏性嫌気性菌が空気にさらされると死滅するおもな理由は，スーパーオキシドジスムターゼとカタラーゼをもたないためである．

6・4 微生物の合成系

エネルギー獲得系で生成したATPや還元力を用い，微生物はさまざまな生体成分を合成する．細胞を構成するおもな高分子としては，タンパク質，核酸，糖質，脂質があるが，タンパク質や核酸の生合成系に原核生物と真核生物で大きな差異はない．糖質と脂質は化学組成が生物種により異なり，その合成も多様である．大腸菌などは，アンモニウムなどの無機窒素源があれば，タンパク質合成に必要なすべてのアミノ酸を合成できる．

アミノ酸ならびにヌクレオチドの生合成系の概略を図11・1と図11・9に示した．その他の各種生合成経路は他の生化学の教科書を参照していただきたい．

 6・5 代 謝 調 節

微生物細胞には多くの代謝経路が存在し，それらが生命活動のために秩序立って働いている．これらの代謝経路は多くの酵素反応から成り立っていて，これらの反応は適切に調節される必要がある．そのための機構が調節機構で，さまざまなものがある（表6・2）．

表6・2 代謝系に働く調節機構とその例

代謝系	調節機構	例
グルコース以外の炭素分解系	誘　導	ラクトースによるβ-ガラクトシダーゼ誘導
	カタボライト抑制	グルコースによるβ-ガラクトシダーゼ誘導阻害
窒素分解系	誘　導	アミンの分解酵素誘導
	窒素制御	アンモニウムイオンによる抗生物質の発酵抑制
生合成系	フィードバック阻害	アミノ酸の生合成
	抑　制	ヌクレオチドの生合成
	アテニュエーション	アミノ酸の生合成

6・5・1 フィードバック阻害

多くの生合成経路では，最終産物がその生合成経路の鍵となる酵素（生合成の初発酵素や枝分かれ直後の酵素）を阻害（**フィードバック阻害**）することで過剰の産生を防いでいる．アミノ酸発酵や核酸発酵における具体例は§11・1や§11・2に記されている．最終産物が上流の酵素を阻害することは単純フィードバック阻害というが，複数の成分による阻害もある（表6・3）．図11・4にトレオニンとリシンによる協奏的フィードバック阻害の例を示してある．

6・5・2 誘導や抑制

培地にある成分を加えて酵素などの合成が促進されることを**誘導**，逆に抑えられることを**抑制**という．誘導や抑制による酵素合成の**転写制御**は，代謝の最も重

表6・3 フィードバック阻害の型

阻害の種類	説明や例
単純フィードバック	一つの産物が酵素を阻害.
累積性フィードバック	複数の産物による阻害で，足し算的阻害.
協同的フィードバック	複数の産物による阻害で，残存活性が掛け算的になる.
協奏的フィードバック	それぞれ単独ではほとんど阻害しないが，複数の成分により阻害.

要な制御機構になる．

代表例として大腸菌のβ-ガラクトシダーゼ誘導をひき起こす**ラクトースオペロン**の制御機構について述べる．大腸菌を培養するときにラクトースとグルコースが共存した場合，まずグルコースが使われ，ついでラクトースが使われる．これはまずラクトースの資化を抑制する機構が働き，グルコースがなくなるとラクトースを利用できる系がオンになることを示している．図6・12に大腸菌のラクトースオペロンとその制御機構を示す．ラクトースを資化するには，β-ガラクトシダーゼ遺伝子（*lacZ*）が発現されなければならない（図6・12 a）．ラクトースのような誘導物質がないときは，リプレッサーがプロモーターの近傍のオペレーター領域に結合するため，RNAポリメラーゼはプロモーター領域に結合できず，転写はオフの状態になる（図6・12 b,c）．また，β-ガラクトシダーゼ遺伝子の発現のためには，正の制御因子がプロモーターの近傍に結合することも必要となる．この制御因子はカタボライト遺伝子活性化タンパク質（CAP）にcAMPが結合したものである．cAMPはグルコースが十分あり代謝されていると生成されず，グルコースが枯渇すると増加する．よって，グルコースが十分あるときはこの制御因子が結合せず転写はオフになる（図6・12 d）．つまり，誘導物質があり，かつグルコースが枯渇して初めて転写がオンになる（図6・12 e）．誘導物質がないときにはリプレッサーが結合し転写しないという負の制御と，制御因子が結合して初めて転写するという正の制御の二つが働いている[*1]．

6・5・3 アテニュエーター

細菌などの原核生物では，リボソームは転写されたmRNAを直ちに翻訳でき，翻訳が転写に影響を及ぼす場合がある．大腸菌などのアミノ酸生合成オペロンでは，構造遺伝子の前に，リーダーペプチドをコードする領域，つまりリーダーRNAに転写される領域がある．このリーダーRNAと構造遺伝子のRNAの継ぎ目にある部位を**アテニュエーター**（終結部位）とよび，この構造変化によりオペロンの発現が調節されているものがある．アミノ酸が十分に存在する場合は，リーダーペプチドが転写翻訳されていき，アテニュエーターで終結ヘアピンが形成され，RNA合成が終結する．そのため構造遺伝子のmRNAは転写されない．一方，アミノ酸が欠乏すると，翻訳が順調に進まなくなる．このことがmRNAの高次構造を変化させる．その結果RNAの終結ヘアピンが形成されず転写が進む．いくつかのアミノ酸の生合成はこの型の制御を受けている[*2]．

β-ガラクトシダーゼ：ラクトースをガラクトースとグルコースに加水分解する酵素．

オペロン：一つの転写単位として発現制御を受けている遺伝子群で，複数の関連する遺伝子を含む．

資化：微生物が増殖のために利用すること．おもに栄養源として利用することを意味する．たとえば糖の資化性試験では，培地に炭素源としてさまざまな糖を加え，どの糖を加えたときに増殖できるかを調べる．

カタボライト：異化代謝産物．異化の過程で生じるさまざまな中間体のこと．

CAP：catabolite gene activator protein（カタボライト遺伝子活性化タンパク質）

cAMP：cyclil AMP（サイクリック AMP）

*1 調節タンパク質がDNAに結合することにより転写を阻害する制御を負の制御といい，このような調節タンパク質をリプレッサーという．一方，調節タンパク質がDNAに結合することにより転写を促進する制御を正の制御といい，このような調節タンパク質をアクチベーターという．

*2 §7・1・3参照．

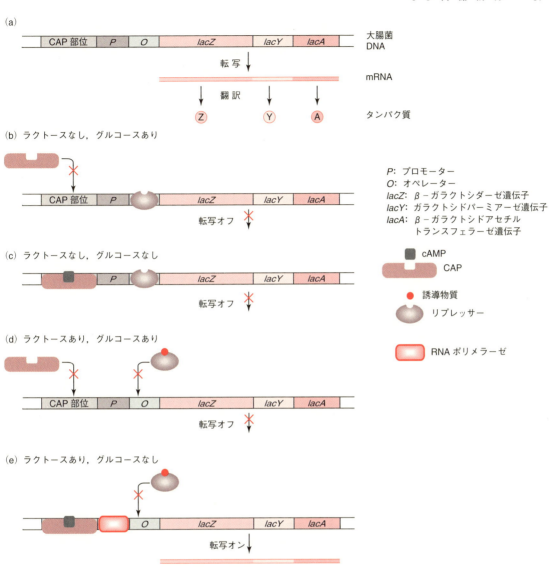

図 6・12 ラクトースオペロンの制御機構

6・5・4 クオラムセンシング

海洋性ビブリオ (*Vibrio fischeri*) は,ある程度の密度になると光を発する.このようにある量(定足数をクオラムという)を検知して初めて遺伝子が発現するようなシステムを**クオラムセンシング**という.菌の密度を検知するためのシグナル物質をオートインデューサー(自己誘導物質)とよび,これにより周りにどれぐらい仲間がいるかを感知する(図 6・13).同種微生物間のコミュニケーションともいえる.*V. fischeri* の場合は,アシル化したホモセリンラクトンを生産し,それがある濃度を越えると発光に関係する *lux* という遺伝子群が発現することで発光が起こる.多くのグラム陰性菌でもアシル化ホモセリンラクトンがクオラムセンシングに関与する.クオラムセンシングが関与する現象としては,発光のほ

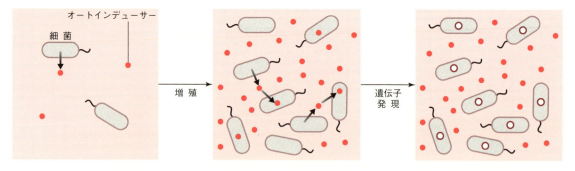

図6・13 クオラムセンシング　菌の密度が低いとき(左)はオートインデューサーの濃度は低い．菌の密度が高くなるとオートインデューサーの濃度が高まる(中)．濃度が高まったオートインデューサーを取込むことで遺伝子の発現がオンになり(右)，物質○が新たに生産されたりする．

バイオフィルム：固体表面にできる微生物集団がつくる構造体．§13・2コラム参照．

か，**バイオフィルム**形成，病原因子の産生，芽胞形成，抗生物質生産などが知られている．

6・5・5　二成分制御系

二成分制御系とは，センサーHisキナーゼという受容体(レセプター)とレスポンスレギュレーターという転写制御因子の二成分による発現制御系で，細菌の代表的な環境応答・細胞内情報伝達機構である．何らかの環境情報を受容体(センサーHisキナーゼ)により検知し，その情報をリン酸化によりレスポンスレギュレーターに伝える．その結果，レスポンスレギュレーターに対応する遺伝子の発現が制御される(図6・14)．センサーHisキナーゼはHis残基を自己リン酸化し，レスポンスレギュレーターのAsp残基にこのリン酸基を転移する．大腸菌では，浸透圧，窒素欠乏，リン酸欠乏などさまざまな環境シグナルに対するセンサーが同定されている．

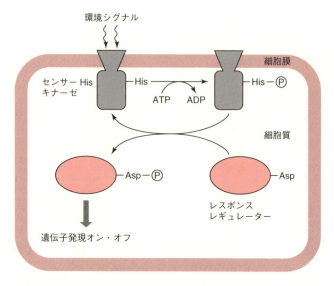

図6・14　細菌の二成分制御系

6・5・6 σ因子

σ因子とは細菌のRNAポリメラーゼの一部を構成するもので*，プロモーターを認識しRNA合成を開始させるために必要なタンパク質因子である．大腸菌では通常の増殖期に使われるσ因子以外にも複数のσ因子が知られている．細菌が遺伝子発現を大幅に変換する必要を迫られたときに，σ因子を変え，発現を変える場合がある．大腸菌の熱ショックタンパク質の発現はその例である．また，*Bacillus subtilis*（枯草菌）では芽胞形成時やファージ感染時に主要σ因子から別のσ因子に変わり，遺伝子発現の切換えが起こる．

* 細菌のRNAポリメラーゼは $\alpha_2\beta\beta'\sigma$ のサブユニット構造をとる．$\alpha_2\beta\beta'$ をコア酵素といい，σ因子が結合することで，転写活性を示す．

熱ショックタンパク質: ヒートショックタンパク質ともいう．細胞が平常の温度より5〜10℃高い温度に急激にさらされたとき誘導合成されるタンパク質．熱ショックだけでなく多くの化学物質によっても誘導されるストレス応答タンパク質である．

重要な用語

アテニュエーター	クオラムセンシング	乳酸発酵
アルコール発酵	呼 吸	フィードバック阻害
解糖系	電子伝達系	誘 導
クエン酸回路	二成分制御系	抑 制

7 微生物の遺伝現象とその応用

1. 微生物の代表的な遺伝現象の概略を学ぶ.
2. 遺伝子の役割を理解する.
3. 微生物の遺伝子改変技術（遺伝子工学）と応用例を学ぶ.

　現在遺伝子の本体は DNA であることがわかっている．遺伝子の構造，伝達，発現や制御機構，さらにはヒトの健康や病態と遺伝子の関係についても多くの情報が集まりつつある．歴史的には，遺伝現象の基本的な機構については細菌を中心とする微生物実験により解明されてきたところが多い．ここでは，遺伝現象の基本，ならびに微生物に特有の遺伝現象について述べるとともに，微生物の育種法や遺伝子工学技術による物質生産についても述べる．

7・1 遺伝情報物質とその働き

7・1・1 遺伝物質（DNA）の発見

　20 世紀初頭，ネズミの肺炎の原因菌である肺炎連鎖球菌（*Streptococcus pneumoniae*）の毒性（型）が遺伝することから，何らかの遺伝性因子が関与していると考えられていた．F. Griffith は 1928 年に肺炎連鎖球菌の R 型（非病原型）菌に S 型（病原型）の死菌を与えるだけで S 型（病原型）菌に転換（形質転換）できることを示した．

Griffith の実験

　肺炎連鎖球菌には，細胞壁の外側に莢膜をもち表面が滑らか（smooth）なコロニーをつくる S 型菌と，莢膜をもたず表面がざらざら（rough）なコロニーをつくる R 型菌がある．莢膜は宿主の免疫系に抵抗性を示すため，S 型菌は病原性をもつが，R 型菌に病原性はない．熱処理で死んだ S 型菌は病原性を示さないが，その S 型菌を R 型菌に混ぜてマウスに感染させたところ，マウスは肺炎を発症し死んでしまった．つまり，R 型菌が S 型菌の何かにより，病原性を示すようになったのである．

DNA: deoxyribonucleic acid （デオキシリボ核酸）

RNA: ribonucleic acid （リボ核酸）

　当時，生体に大量にあるタンパク質と核酸（DNA と RNA）が遺伝物質の候補として有力視されていたが，どちらが遺伝子を構成している物質であるかは判明していなかった．

その後，1944 年に O. T. Avery はすりつぶした S 型菌をタンパク質分解酵素または DNA 分解酵素で処理し，R 型菌と混ぜて培養した．その結果，タンパク質分解酵素処理では S 型菌が出現したが，DNA 分解酵素処理では出現せず，DNA が遺伝物質であることが強く示唆された．

続いて 1952 年に，A. D. Hershey と M. C. Chase は，大腸菌に感染するウイルスである T2 ファージの増殖の仕方を研究し，タンパク質を ^{35}S で DNA を ^{32}P で別々に標識し，それを追跡した結果，親ファージの核酸の多くが大腸菌内に認められたのに対し，タンパク質は認められず，遺伝物質が DNA であることを証明した．

ファージ: 細菌に感染するウイルスのこと，バクテリオファージともいう．

7・1・2 核酸の構造と複製

核酸（DNA と RNA）は，リン酸，糖（デオキシリボースとリボース）およびそれぞれ 4 種類の塩基から成る**ヌクレオチド**が，糖の 5′ 炭素と 3′ 炭素の間の**ホスホジエステル結合**でつながったポリヌクレオチド鎖である（図 7・1 a）．

1953 年に J. D. Watson と F. H. C. Crick により DNA の立体構造である二重らせんモデルが提唱され，DNA の遺伝子としての役割の解明が急速に進んだ．DNA 二重らせん構造においては，2 本のポリヌクレオチド鎖は互いに反対方向に並んでいる．つまり一方の鎖が 5′ → 3′ 方向に，もう一方の鎖が 3′ → 5′ 方向に伸びている．この二重らせん構造の重要な点は，一方の鎖についた塩基と他方の鎖に付いた塩基が厳密に決まった相手と向かい合って**水素結合**により対合していることである（図 7・1 b）．つまり，アデニン（A）はチミン（T）とだけ，シトシン（C）はグアニン（G）とだけ対合し，A：T および C：G の塩基対ができる．したがって，一方の鎖の配列が決まると，他方の配列は自動的に決まる．このような関係を相補的であるという．また，1958 年には M. Meselson と F. Stahl により DNA が親から子孫へと受け継がれる仕組み（**半保存的複製**）が解明された．半保存的複製とは，親の二本鎖 DNA から直接新たな二本鎖 DNA ができるのではなく，

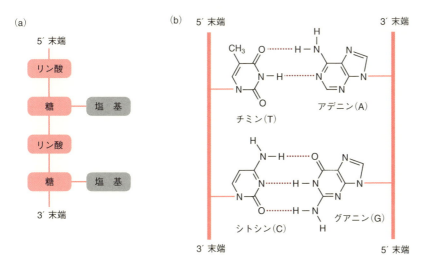

図 7・1　核酸の構造（a）と相補的な塩基の対合（b）

親の二本鎖DNAがまず一本鎖DNAに分離し，それぞれの一本鎖DNAを鋳型として相補鎖が合成されるという仕組みのことである*．DNAの複製はDNAポリメラーゼという酵素により触媒される．二重らせんの相補的構造は，それ自体に自分と同じものをつくる性質をもっていて，正確に複製され子に遺伝される．

* すべての生物は，二本鎖のDNAを遺伝物質として使っており，遺伝暗号（コドン）もほぼ微生物からヒトまで共通のものを使用している．ただし，ウイルスの中にはノロウイルスのようにRNAを遺伝物質として使用しているものもある．

7・1・3　DNAと遺伝子の関係ならびに遺伝子の転写と翻訳

遺伝子は遺伝情報を担う構造単位である．遺伝子（gene）の集合が**ゲノム**（genome）で，機能的に調和のとれた完全な生活を営むうえでの最小限の遺伝子群を含む．多くの真核生物などの二倍体生物の場合，1組の染色体（半数体）のことをいい，細菌などの一倍体生物では巨大なDNA分子から成る1本の染色体のことをいう．真核生物の染色体は，ヒストンなどのタンパク質と遺伝物質としてのDNAから構成されている．染色体中のDNAをゲノムDNAといい，プラスミドDNAやミトコンドリアDNA，葉緑体DNAと区別する．

遺伝子とは，高分子DNA（RNAウイルスではRNA）での一定領域の塩基配列により規定される遺伝の作用単位である．おもにタンパク質の発現単位を意味しているが，転移RNA（tRNA），リボソームRNA（rRNA）なども含まれる．

生体中では，遺伝子の情報はDNAから**メッセンジャーRNA（mRNA）**にまず移し替えられる（**転写**という）．次に，mRNAは暗号化（遺伝子）部分がタンパク質に**翻訳**され，遺伝暗号は最終目的であるタンパク質の形で表現される．つまり遺伝子の発現は，

tRNA：transfer RNA（転移RNA．運搬RNAともいう．）

rRNA：ribosomal RNA（リボソームRNA）

mRNA：messenger RNA（メッセンジャーRNA．伝令RNAともいう．）

$$\text{遺伝子（DNA）} \xrightarrow{\text{転写}} \text{mRNA} \xrightarrow{\text{翻訳}} \text{タンパク質}$$

という流れで起こる．mRNAはDNAを鋳型にして合成されるので，チミンがウラシルに変わっていることを除けば，mRNAの塩基配列と二本鎖DNAの片方の配列は同一になる．つまりDNAの配列が決まれば，mRNAの配列は決まる．DNAやmRNAの配列とタンパク質の配列は，3塩基が1アミノ酸に対応することで関係づけられる．この3塩基単位をアミノ酸に対する**コドン**という．塩基は4種類あるので，3塩基では$4^3=64$通りの組合わせがあり，これらのほとんどが20個のアミノ酸のどれかに対応している．ただし，DNAにおける三つのコドンTAA，TAG，TGA（mRNAではUAA，UAG，UGA）は対応するアミノ酸がなく，タンパク質合成を終了させる印として働き，**終止コドン**という．またATG（AUG）はMetをコードするが，ここからタンパク質合成が始まるという印となり，**開始コドン**という．

ORF：open reading frame（オープンリーディングフレーム）

図7・2に示すように，一つの遺伝子は，転写の開始に必要な領域（**プロモーター**），タンパク質の配列を示す領域（**オープンリーディングフレーム；ORF**），転写の終了に必要な領域（**ターミネーター**）から成る．ORFは開始コドンで始まり，終止コドンで終わる．プロモーター領域にRNAポリメラーゼが結合し，mRNAの合成が始まる．原核生物のmRNAはそのままタンパク質に翻訳される（図7・2a）が，真核生物では非翻訳領域を除いたあと翻訳される（図7・2b）．これは真核生物の遺伝子には**エキソン**と**イントロン**があるためである．エキソン

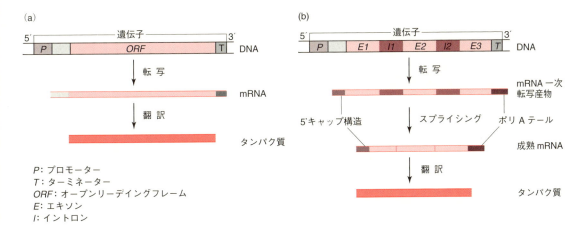

図7・2 原核生物（a）と真核生物（b）の転写と翻訳 真核生物の遺伝子にはエキソン（*E*）とイントロン（*I*）があり，イントロンに対応する部分はスプライシングにより除かれる．真核生物のmRNAは，原核生物のmRNAとは異なり，5′末端にキャップ構造を，3′末端にポリAテールをもつ．

はタンパク質になる部分で，イントロンはエキソンの間にありタンパク質に翻訳されない部分である．

　細菌などではDNA上に連続して並んだ複数の遺伝子が同時に1本のmRNAとして転写される場合がある．このように複数の遺伝子から成る一つの転写単位を**オペロン**とよぶ．オペロンは機能的に関連した一群の遺伝子を含むことが多い．遺伝子の発現調節は，転写の段階および翻訳の段階で行われているが，特に転写調節機構は多くの物質の合成や発酵生産に深く関わっており，さまざまな物質の生合成経路やその発現制御機構をよく理解しておくことが必要である．

　たとえば，大腸菌のトリプトファン（Trp）生合成に関わる五つの酵素遺伝子は，一つのオペロンになっていて，単一のプロモーターから1本の長いmRNAとして転写される（図7・3）．この転写のスイッチのオンオフの制御機構を説明する．プロモーター領域の隣に一部重なって**オペレーター**という発現調節タンパク質の結合部位がある．このオペレーターに発現調節タンパク質である**リプレッサー**が結合すると，プロモーターに**RNAポリメラーゼ**が結合できず，転写が進まない．つまりトリプトファン合成酵素の発現が抑制される．このリプレッサータンパク質にはトリプトファンが結合でき，トリプトファンと結合した状態でのみ，オペレーターに結合できる．一方，トリプトファンと結合していないときには，オペレーターに結合できない．つまり，トリプトファンが十分存在しているときは，トリプトファン合成酵素の発現はオフになり，トリプトファンが欠乏しているときには，発現がオンになる．このように調節タンパク質が結合することで転写が妨げられる様式を**負の制御**とよぶ．トリプトファンの場合はリプレッサーに結合することでリプレッサーがオペレーターに結合し，発現をオフにしたが，リプレッサーに化合物（**リガンド**とよぶ）が結合したときにオペレーターに結合できなくなり，リガンドがないときに結合して発現をオフにする負の制御機構もある．逆に，調節タンパク質が結合することで転写が促進されるタイプの制

RNAポリメラーゼ：遺伝子DNAをRNAに転写する酵素．

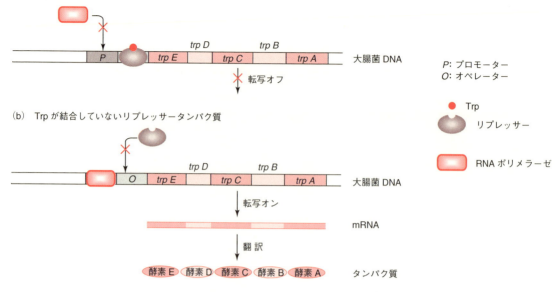

図 7・3 大腸菌のトリプトファンオペロンとその発現制御

御もあり，そのような場合を**正の制御**という．このときの調節タンパク質を**アクチベーター**とよぶ．正の制御でも，アクチベーターにリガンドに結合することで，結合部位に結合する場合と，逆に結合できなくなる場合の2通りがある．

大腸菌のトリプトファンオペロンの転写は，菌体内の Trp 濃度によるリプレッサーによる制御のほかに，アテニュエーターとよばれるオペレーター下流の配列によっても厳密に制御されている．トリプトファンアテニュエーターによる制御は，菌体内の tRNA によるもので，Trp-tRNA が多く存在すると RNA ポリメラーゼによる転写は減衰（attenuate）される．

7・2 細菌の遺伝現象

微生物では親から子への**垂直遺伝**のほか，**水平遺伝**（外部からの遺伝子の取込み）により，さまざまな性質（形質とよぶ）が伝達される．

プラスミドやファージによる遺伝子の伝達現象は水平遺伝となる．食品に関係する微生物（たとえば環境指標菌である大腸菌や発酵に用いられる納豆菌，乳酸菌，食中毒原因菌である緑膿菌，サルモネラなど）でも，次に述べるようにさまざまなプラスミドやファージにより遺伝子が伝達する現象が頻繁にみられる．ここでは大腸菌を中心に細菌の遺伝子の伝達について説明する．

7・2・1 F因子による遺伝子の伝達（接合）

プラスミドとは，細菌において宿主染色体とは物理的に独立して自律複製し，安定に遺伝することができる染色体外遺伝子のことで，大腸菌，乳酸菌，納豆菌，緑膿菌などさまざまな微生物から単離，同定されている．通常，1細胞当たり

1〜数十コピーで細胞内に存在している．真核生物でも類似の性質を示す遺伝因子をプラスミドとよぶが，ミトコンドリアや葉緑体のDNAのことはプラスミドとはよばない．

F因子は伝達性のプラスミドの1種で，接合によりF因子を保持した大腸菌あるいはその類縁菌から，F因子を保持していない大腸菌あるいはその類縁菌に水平に伝達されることがある．また，宿主のゲノムに挿入された状態になることもあり，このような菌株をHfr$^+$株という．このような株からはHfr$^-$株（F因子を保持しない株）へ，接合により高頻度にHfr$^+$株の染色体ゲノムが移行する現象が観察される．

また，Hfr$^+$株の染色体から，偶発的にF因子がプラスミド状態になることがある．このとき，F因子が挿入されていた近傍の染色体上の遺伝子が切出され，F因子上に乗った形で保持される場合がある．接合によりこのようなF因子上に乗った遺伝子が新たに別の菌株に移されるという現象も観察される．

このようなプラスミドを介した遺伝子の菌株間での水平伝達は，薬剤耐性遺伝子では頻繁に観察される現象で，病院内での抗生物質耐性菌（多剤耐性菌）の出現などが大きな問題となっている．

F因子：fertility factor（細菌の性因子）

接合：Hfr$^+$大腸菌はF線毛（性線毛の一つ）とよばれるひも状の構造体を出してHfr$^-$大腸菌と結び付く．このひも状のものを伝わり，F因子はHfr$^-$大腸菌に導入される．このように細菌の2細胞が接触し，一方の細胞から他の細胞にDNAの一部が移動する現象を接合とよぶ．

Hfr：high frequency of recombination（高頻度組換え）

7・2・2 バクテリオファージによる遺伝子の伝達（形質導入）

細菌に感染するウイルスを**バクテリオファージ**または単に**ファージ**とよぶが，これらによっても，微生物のもつ遺伝子は菌株間で移動する．バクテリオファージには，宿主を死滅させてしまうもの（強毒ファージあるいはビルレントファージとよぶ）のほか，宿主の染色体に組込まれ（**溶原化**とよぶ．またそのような状

ファージと大腸菌の数の関係

1個の大腸菌からは複数個のファージが生まれ，放出される．通常，1個の大腸菌から10^2個以上のファージが放出される．実験室の条件では，大腸菌などは1mL当たり10^8個程度に増殖するので，そこから生まれるファージは1mL当たり10^{10}個以上になる可能性がある．確率が1/10,000の事象でも，十分起こりうることが理解できる．

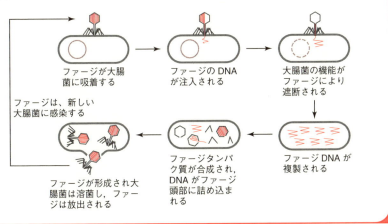

態の菌を溶原菌という），宿主と一緒に複製され，何らかの刺激のもとで，ウイルスの機能を発揮し，宿主を殺して増殖するタイプのもの（弱毒ファージあるいはテンペレートファージとよぶ）がある．

溶原化は宿主ゲノムのさまざまなところで起こることがある．このような溶原菌から生じたファージは，ごくまれに（たとえば 1/10,000 ぐらいの確率で）入り込んだ宿主染色体部位の近傍の宿主遺伝子をファージのゲノムの一部として切出し，保有しているものがある．このようなファージが他の菌に感染すると，もとの菌から持ち出した遺伝子がその菌に導入され定着することがある．この現象を**形質導入**とよぶ．

病原性大腸菌 O157 などは，赤痢菌の志賀毒素（ベロ毒素 1 型と同一）の遺伝子を赤痢菌に溶原化したファージが持ち出し，近縁の大腸菌がこのファージに感染して，大腸菌の染色体に志賀毒素の遺伝子が導入され，大腸菌が志賀毒素を生産するようになったと考えられている．

7・2・3 形 質 転 換

ファージにより大腸菌などに遺伝子が導入されることを述べたが，遺伝子操作技術ではファージを用いず，直接目的の遺伝子を細胞内に導入する技術も用いられている．このように遺伝子（DNA）そのもので微生物の性質（表現型という）を変えることを**形質転換**という*．

* §7・1・1参照．

7・2・4 外来遺伝子の宿主染色体への組込み様式

何らかの手段で外部から細胞内に入り込んだ DNA は，**相同組換え**という機構で染色体上に組込まれ，宿主染色体と一緒に複製され，子孫の細胞に受け継がれていく場合がある．組換えでは，DNA 鎖の切断と再結合が起こる．

相同組換え現象は，まったく同じ DNA の配列同士，あるいはほぼ同じ配列の間で遺伝子が組換わる現象である．図 7・4 に代表的な相同組換え現象の概略を示す．

7・2・5 トランスポゾン

ほとんど同一の配列をもつ DNA 間で起こる相同組換えに対し，相同配列を必要としない非相同組換えがある．

トランスポゾン：転移性遺伝因子あるいは動く遺伝子ともよばれる．

トランスポゾンが微生物を含め生物の多くの遺伝現象に関わっていることが知られている．トランスポゾンは，染色体やプラスミドの内部あるいは間で転移する特徴的な構造をもつ DNA 断片の遺伝単位で，一つの細胞の染色体やプラスミドから他の細胞の染色体やプラスミドに転移することによって，種々の遺伝的変化を生物に生じさせる．これは，トランスポゾンが単に挿入されるだけでも挿入された遺伝子の配列が変化するためである．このため，遺伝子の発現量が変化したり，その産物が活性を失ったりする．また，トランスポゾンの転移に伴い，染色体の一部が失われたり，遺伝子の欠失，逆位，転移などの変化が起こることもある．

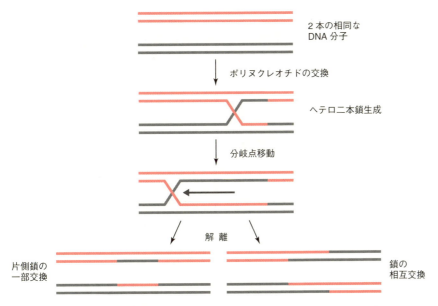

図 7・4 二本鎖 DNA の組換え 左側は DNA 鎖の一部が入れ代わるだけだが，右側では 2 本の DNA 鎖が交換される．右側のような相同組換えが 2 箇所で起こると，外来 DNA が染色体に入り込むことになる．

トランスポゾンの最も簡単な構造は IS（挿入配列）のみの構造で，両末端に短い逆方向反復配列（IR）があり，トランスポゾンの挿入や切出しはここで起こる．IR の間には，IR を認識し切断，転移することによってトランスポゾンの挿入を助ける酵素であるトランスポザーゼの遺伝子が存在する（図 7・5）．

ある構造遺伝子が両端を IS に挟まれると，一つの単位として転移することが

IS：insertion sequence（挿入配列）

IR：inverted repeat（逆方向反復配列）

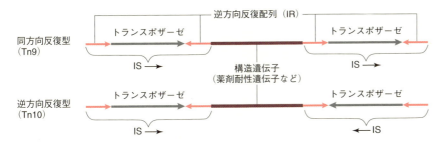

図 7・5 複合トランスポゾンの構造

トランスポゾン

トランスポゾンは，B. McClintock によってトウモロコシで発見された．トウモロコシの実に見られる斑（まだらになった粒）に着目し，"動く遺伝子" という概念を発表した．長い間，この研究は注目されていなかったが，その後，類似の遺伝因子が発見されたためその功績が認められ，1983 年にノーベル生理学医学賞を受賞している．真核生物では，ゲノム解析により，ゲノムの多くの部分にトランスポゾン（の痕跡）が存在していることが判明している．

Tn：transposable elment

できる．これが複合トランスポゾンで，Tn の後に番号を付けてよぶ．細菌の複合トランスポゾンには，薬剤耐性遺伝子や毒素などの病原性遺伝子などをもつものがあり，薬剤耐性遺伝子は，多剤耐性プラスミドを構成して，§7・2・1で述べた多剤耐性菌などの出現に関係する．Tn3（アンピシリン耐性），Tn5（カナマイシン耐性），Tn10（テトラサイクリン耐性）などが知られている．

7・3 酵母の遺伝現象

真核生物は，一般に両親からくる2組のゲノムをもつ二倍体（$2n$）である．生殖器官で減数分裂が起こり，一倍体（n）の生殖細胞（接合子）ができる．酵母などの菌類では，減数分裂は環境に耐性の強い胞子の形成と連動している．酵母は単細胞であり最も単純な真核生物であることから，醸造のような応用分野ばかりでなく，多くの研究の基礎分野でも用いられてきた．

出芽酵母（*Saccharomyces cerevisiae*）の通常細胞は二倍体であるが，**子嚢胞子**を形成し，胞子は一倍体となる．胞子から培養をした酵母は，一倍体のまま増殖することが知られている．また，子嚢胞子は，**接合**により二倍体となる．この酵母を培養すると二倍体のまま培養できるが，培養条件を胞子形成条件にすると，また一倍体の胞子となる．酵母の遺伝子の詳細は，一倍体を接合させ二倍体を形成させ，胞子を作成して一倍体に戻すという方法で調べられる．減数分裂の機構は真核生物で共通で，相同染色体間で組換えが起こり，一倍体の核が四つ形成される．

接合：二つの個体や生殖細胞が接触，融合する場面で使われる．ここでは，子嚢胞子が合体，融合することで，藻類などの配偶子や菌類の菌糸などが，合体，融合することも接合という．また，2個の細菌が互いに接合管で連なり，遺伝物質を授受する現象（§7・2・1参照）もいう．

S. cerevisiae は接合型に関係する a と α という対立遺伝子をもつ．a あるいは α の一倍体が接合するとヘテロ二倍体の a/α，またはホモ二倍体の a/a，α/α の株となる（図7・6）．通常，酵母は二倍体の状態で存在するため，変異原などを使用して突然変異株を取得するのは困難である（片方の遺伝子に変異が導入されても，もう一つの遺伝子により変異を補ってしまうため）．そこで一倍体の胞子を形成する株では，胞子あるいは胞子から生じた一倍体株を用い，変異原で処理することにより，さまざまな栄養要求などの変異株を取得できる．

変異株を交雑することにより，遺伝子の染色体上の相対的な位置が解析できる．交雑法には，

① 胞子対胞子接合法（二つの胞子を顕微鏡下で接合させヘテロ二倍体を得る），
② 細胞対細胞接合法（a 型の一倍体栄養細胞と α 型の一倍体栄養細胞とを顕微鏡下で接合させヘテロ二倍体を得る），
③ 集団接合法（α 型の細胞を含む培養液と a 型の細胞を含む培養液を混合する．接合によってできた a/α 型のヘテロ二倍体はある種の条件で胞子をつくるので，胞子をつくった細胞を接合細胞として分析する），

などの方法がある．

これらの方法にて，遺伝形質の出現頻度から，該当遺伝子の染色体上の相対位置を測定し，遺伝子地図を作成できる．現在では，多くの酵母で全ゲノム配列（DNA配列）の解析により遺伝子の詳細が解明されている．

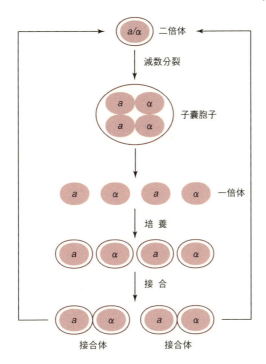

図 7・6　酵母のヘテロ二倍体株の生活環

7・4　分子生物学の進歩と発酵生産

　人類は，自然界に存在する微生物を利用し発酵，醸造を行い，おもに食品として利用してきた．現在，私たちの食べている発酵食品は，先祖代々受け継がれたものである．

　一方，ワトソン・クリックの DNA 二重らせんモデルの発表以後，急速に分子生物学が進歩し，遺伝子の実体（DNA）からの，さまざまな物質の発酵生産に関与する酵素の遺伝子群やその発現制御機序が解明されるようになった．現在ではこれら情報に基づいた，天然の微生物を用いた場合よりもはるかに効率のよい

食品以外の発酵技術

　バイオエタノールは石油代替エネルギーの一つとして脚光を浴びている．とりわけ廃材などのセルロースを原料に，より発酵生産能力を高めた微生物を利用したものが開発されている．

　これまでにセルロースの分解に関与するエンドグルカナーゼ（*Trichoderma reesei* 由来），セロビオヒドロラーゼ（*T. reesei* 由来），グルコシダーゼ（*Aspergillus aculeatus* 由来）などの遺伝子を *S. cerevisiae* の染色体ゲノムに組込んだ菌株にて，セルロースよりエタノールを製造する技術が開発，報告されている．将来，石油代替燃料として利用される可能性がある．

　その他に，アセトンやブタノールにも発酵製造法が開発され，再生可能燃料として利用が期待される．

発酵生産法（アルコール，クエン酸，アミノ酸などの発酵法）が開発されている．

食品関連の応用例として，グルタミン酸ナトリウム（調味料）やリシン，トリプトファンなどは，自然界から取得した生産菌の遺伝子に人為的に変異を導入し，より生産を高めるようにした改良菌株を用い，発酵生産されている．

7・5 有用物質の発酵生産株の選抜と育種

一般にアミノ酸，抗生物質，酵素など有用産物の発酵の生産菌株は，従来，次のような方法で樹立されてきた．

まず，目的物質生産の潜在能力の高い微生物を土壌などの自然界から探し出す．通常の土壌1gには約1億個の微生物が存在している．その中から有用な微生物を探し出す．この過程を**スクリーニング**という．スクリーニングによって発酵法に適した微生物を選び，保持している生産能力を最大限に生かすため，以下の点に留意して改良を行う．この改良のことを**育種**という．

① 一般の微生物は，アミノ酸などの物質を余分な量生産しても無駄になるため，必要な量だけしか生産しない．そのための生産および代謝に関係する酵素の量と質を調節する機構をもっていて，必要量の物質しかつくらないよう制御されている．よって，目的の物質だけを大量につくるには，この調節機構を破壊する必要がある．

② 生産される目的物質の量は，その生合成に関与する酵素の量と質によって変化する．目的とする物質の生合成に関与する酵素が働ける状態でより多く存在すれば，生産される目的物質量は増え，逆に，少なければその物質量は減少することになる．

③ 微生物が，

という代謝経路をもつとき，Cという物質だけを大量につくる（蓄積する）ためには，酵素1，酵素2の働きを強め，酵素3の働きをなくせばよい．

④ これを可能にするために，さまざまな手法を使い微生物のゲノムに変異を導入し，微生物を遺伝子から改良する（生産に適した変異株を人為的に作製し取得する）．

変異株は，紫外線や放射線，ニトロソグアニジン（変異原物質）などで自然界から選択した微生物を処理して，人為的に遺伝子に変異を導入し作製する．このように作製したたくさんの変異株の中から，求める最も性能のよい菌株を根気よく選択，単離して，発酵法による目的物質の大量生産可能な菌株を樹立する．

7・6 遺伝子工学による物質生産

酵素などを用い試験官の中で，異種の遺伝子（DNA）を組合わせた組換えDNAをつくり出し，それを大腸菌などの生細胞に導入し増殖させる実験を**遺伝**

子組換え（組換えDNA）実験という．この技術を用いて，遺伝子を単離する，解析する，発現させる，人為的につくり変えるなど，遺伝子を人為的に取扱うことを遺伝子操作という．遺伝子操作技術により有用なタンパク質や産物を大量につくるなど応用面を強調する場合には**遺伝子工学**という．移入される細胞（大腸菌，酵母など）を**宿主細胞**，異種DNAを宿主に運ぶもの（プラスミドやファージのDNA）を**ベクター**とよぶ．

遺伝子工学的手法により，真核生物でしか生産できなかった酵素やペプチドが微生物で生産できるようになった．また，微生物の物質生産という点でも，従来のランダムな変異による育種法に比べ，遺伝子工学的な育種法ははるかに効率がよい．

7・6・1　遺伝子工学に使用される酵素

組換えDNA実験や遺伝子工学では，特異的な酵素の活用が必須である．用いられるおもな酵素は以下のとおりである．

a．制限酵素　特定のDNA配列を認識して分解する**エンドヌクレアーゼ**で，本来は細胞に侵入してくる異種DNAを切断排除するための自己防衛のための酵素である．制限酵素には大きく分けてⅠ～Ⅳの四つの型があるが，遺伝子工学で用いられるのはおもにⅡP型であり，認識塩基配列内もしくは近傍でDNAを切断して，リン酸残基が5′末端に残る．また，認識部位は，**二回対称構造（回文構造**．相補鎖の右から読んでも左から読んでも同じになる）をとるものが多い．特定の配列を切断するために目的遺伝子を切出すためには必須の酵素であり，遺伝子を切出すときの"はさみ"の役割を果たす．

エンドヌクレアーゼ：ヌクレオチド鎖の内部を切断する核酸分解酵素．

図7・7に代表的制限酵素の例を示す．各制限酵素は特定の配列を認識し，一定の切断断片を生じる．*Eco*RIのような制限酵素名の最初の大文字は起源微生物の属名の頭文字，次の2文字は種名のはじめ2文字（小文字），その次が株名か血清型，最後はその菌株の何番目の酵素かをローマ数字で示してある．つまり，*Eco*RIは*Escherichia coli*のR株の1番目の酵素という意味である．制限酵素の切断には二つのパターンがあり，切断面の5′末端もしくは3′末端が突出するもの（付着末端型）と，突出を生じないもの（平滑末端型）とがある．後で述べるようにDNA断片を結合させるときに，この違いを考える必要が出てくる．

b．DNAリガーゼ　二つのDNA断片を**ホスホジエステル結合**で連結させる酵素で，遺伝子断片同士をくっつける"のり"に相当する．同じ**付着末端**をもったDNA断片同士は相補的な結合を生じ，DNAリガーゼにより結合できる．図7・7で示した矢印の反対方向の反応を触媒する．つまり，*Eco*RIで切断して生じた2種類の遺伝子断片同士は結合できるが，*Eco*RIで切断した遺伝子断片と*Bam*HIで切断した遺伝子断片の末端は相補的でないので結合できない．また，この結合のためには付着末端が同じであればよく，認識部位が同じである必要はない．たとえば，*Bam*HIと*Sau*3AIは認識部位が異なるが付着末端は同じになるため，それらで切断された遺伝子断片は互いに結合できる．**平滑末端**は相補的である必要がないため，付着末端と比べ効率は劣るが，互いに結合できる．

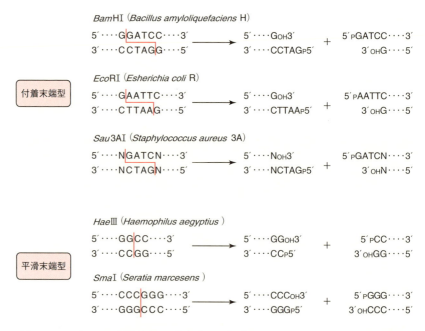

図7・7　いくつかの制限酵素の認識部位と切断パターン　BamHI や EcoRI などの制限酵素では，切断後は5′側もしくは3′側が突出した末端（付着末端）を生じるが，HaeⅢや SmaI などでは塩基が突出しない末端（平滑末端）を生じる．BamHI と Sau3AI は同じ付着末端を生じるが，認識部位は異なる．N は A, C, G, T いずれのヌクレオチドでもよい．

cDNA: complementary DNA（相補的 DNA）

プライマー: DNA ポリメラーゼや逆転写酵素が働き，鋳型の DNA や RNA の配列に基づき新たなヌクレオチドを結合させる（鎖長を延長する）．結合は3′-OH 基にヌクレオチドを結合させる形で進む．そのために反応の開始にはオリゴヌクレオチドの3′-OH 基が必要となる．このオリゴヌクレオチドをプライマーという．

c. 逆転写酵素　RNA を鋳型にして5′→3′方向に相補的 DNA（cDNA）を合成する酵素である（図7・8）．mRNA から cDNA をつくるのに用いられる．真核生物の mRNA は3′末端にポリ A テール（アデニンのポリヌクレオチド）があるため，オリゴ T（チミジンのポリヌクレオチド）プライマーを用いて，逆転写酵素により cDNA を合成できる．

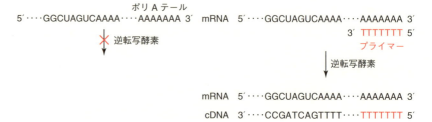

図7・8　逆転写酵素による相補的 DNA（cDNA）の合成　真核生物の mRNA の3′末端にはポリ A テールがついている．オリゴ T をプライマーとして用いると逆転写酵素が働き，cDNA が合成される．

PCR: polymerase chain reaction（ポリメラーゼ連鎖反応）

*　§7・6・3c 参照．

d. DNA ポリメラーゼ　DNA を鋳型にして5′→3′方向に相補的な DNA を合成する酵素である．耐熱性の DNA ポリメラーゼが発見され，**ポリメラーゼ連鎖反応（PCR）***が確立した．

7・6・2 宿主・ベクター系

試験官内で新たにつくったDNA断片を微生物（宿主）に導入して，遺伝子機能を発現させたり，大量に増やしたりするためには，宿主・ベクター系が必要となる．ここでは最も一般的な大腸菌の宿主・ベクター系について述べる．大腸菌は，古くから遺伝学的研究に用いられてきたK株およびB株を法律に基づき用いる．宿主株の性質としては，制限系が欠如している（外来遺伝子を分解しない），組換え系が欠如している（遺伝子が細胞内で構造変化しない），タンパク質分解系が欠如している（発現させたタンパク質が分解されない）などの性質をもつことが望ましい．大腸菌のベクターには，プラスミド，ファージ，および両者の混合ベクターの3種がある．

プラスミドベクターの基本構造として，大腸菌内で自律的に複製するためのDNA複製開始点（ori），ベクターが導入されたことを識別するための選択マーカー，外来DNAを導入するための制限酵素認識部位があげられる．図7・9にプラスミドの模式図と遺伝子組換え体の選択法を示す．このプラスミド（図7・9aのプラスミドA）ではアンピシリン耐性遺伝子が選択マーカーとして導入されているため，プラスミドが導入された遺伝子組換え体は，アンピシリンを含む培地で選択できる．また，β-ガラクトシダーゼ遺伝子のN末端断片遺伝子が挿入されていて，このプラスミドをβ-ガラクトシダーゼ遺伝子のC末端領域を生産できる宿主に導入すると，相補的にβ-ガラクトシダーゼ活性が現れるようになっている．β-ガラクトシダーゼ遺伝子のN末端断片遺伝子の中にマルチクローニングサイト（さまざまな制限酵素の認識部位）をもつので，そこに外来遺伝子を導入すると，β-ガラクトシダーゼが形成されなくなる（図7・9bのプラスミドBの状態）．β-ガラクトシダーゼの基質であるX-Gal（酵素が働くと青く

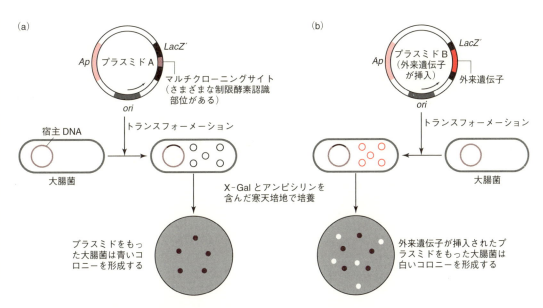

図7・9 大腸菌のプラスミドの例と遺伝子組換え体の選択 Ap：アンピシリン耐性遺伝子，ori：複製開始点，$LacZ'$：β-ガラクトシダーゼ遺伝子の断片．

発色する）とラクトースオペロンの誘導物質を加えた寒天培地上で培養すると，外来遺伝子を導入されたプラスミドをもつ遺伝子組換え体は，青くならず白いコロニーを形成する．一方，外来遺伝子が挿入されなかったプラスミドをもつコロニーは青いコロニーを形成する．このことを利用して，目的遺伝子をもった遺伝子組換え体を選択（この選択法を**ブルー・ホワイト選択**という）できる．

ファージベクターは，大腸菌に感染して増殖するバクテリオファージをもとに開発されたベクターである．ファージの感染増殖に直接関係のない部位に外来遺伝子を導入できる．10～20 kb という大きな DNA を挿入できる．

> kb: kilobase〔核酸の長さを塩基対 (base pair; bp) の数で示す．1 kb = 1000 bp〕

外来遺伝子を取込ませる最も一般的な方法は，宿主にプラスミドを導入（**形質転換もしくはトランスフォーメーション**という）する方法である．微生物はそのままでは外来遺伝子を取込むことはほとんどないので，取込みやすくした状態（コンピテントという）にして形質転換する．大腸菌をカルシウム溶液で処理すると細胞膜が緩んだ状態になり，DNA を取込みやすくなる．培養した大腸菌を氷冷した後，$CaCl_2$ で処理し，DNA を混ぜ，42℃で熱ショック処理する方法がよく用いられ，10^5～10^9 細胞/μg DNA という高い形質転換効率で遺伝子組換え体が得られる．また，細胞に一時的に高電圧を与えることで細胞膜に小さな穴をあけ，外来 DNA を取込ませる方法（エレクトロポレーション法）もある．

ファージベクターでは，大腸菌にファージ粒子を感染させることで外来遺伝子を導入できる．ファージを介して遺伝子を導入することを**遺伝子導入（トランスダクション）**という．

7・6・3　遺伝子を解析するための基本的方法

a. ブロット法　電気泳動により分離した核酸やタンパク質を，ニトロセルロースやナイロンの膜に転写し，目的の分子種を検出する方法である．目的物質が DNA，RNA，タンパク質の場合，それぞれ，**サザンブロット，ノーザンブロット，ウェスタンブロット**という．DNA や RNA を検出する場合には，目的遺伝子に相補的な核酸断片（プローブという）を標識化して用いる．標識には，放射性同位体，蛍光色素などを用いる．電気泳動で分離した DNA や RNA を膜に転写した後，膜とプローブを反応させる．目的核酸とプローブが相補的に結合（**ハイブリダイゼーション**）するので，標識プローブを検出することで目的 DNA や RNA を検出，定量できる．タンパク質の場合は，そのタンパク質に特異的な抗体を用いる．電気泳動により分離したタンパク質を膜に転写し，その膜を特異抗体と反応させる．目的タンパク質と抗体（一次抗体）が結合した後，あらかじめ酵素で標識しておいた，一次抗体に特異的な二次抗体とを反応させる．標識酵素の反応を利用して生成物を検出することで，目的タンパク質を検出，定量できる．

> ジデオキシ法: ジデオキシチェーンターミネーション法，サンガー法ともいう．

b. DNA 塩基配列決定法　DNA 塩基配列の決定法には原理的に異なるジデオキシ法と化学的修飾法（マクサム・ギルバート法）がある．ジデオキシ法が一般的である．図 7・10 にその原理を示す．プライマーと 4 種のデオキシヌクレオチド三リン酸を加え，DNA ポリメラーゼにより DNA 断片を増幅する．このと

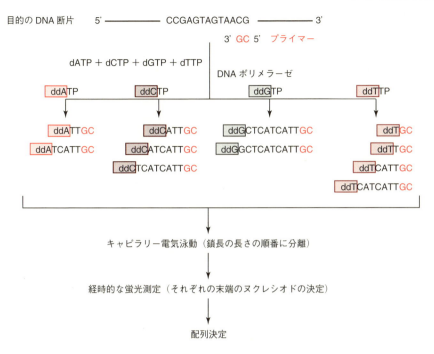

図 7・10 ジデオキシ法による DNA 配列決定の原理 DNA ポリメラーゼは dNTP（デオキシヌクレオシド三リン酸）を取込んでプライマーを伸長させていくが，ddNTP（ジデオキシヌクレオシド三リン酸）を取込んだところで反応が停止する．ddNTP はそれぞれ異なる蛍光特性を示す修飾基で標識してある．鎖長の長さの順に 1 塩基単位で分離して，それらを標識した蛍光により検出すると塩基配列が決定される．

き 2,3-ジデオキシヌクレオチド三リン酸を共存させると，2,3-ジデオキシヌクレオチドはそれぞれのデオキシヌクレオチドに対応した場所でランダムに取込まれる．ジデオキシヌクレオチドはホスホジエステル結合を形成するためのヒドロキシ基（3′-OH 基）がないため，そこで伸長反応が止まる．合成された産物の鎖長をキャピラリー電気泳動などで分析することで塩基配列を決定する．4 種の 2,3-ジデオキシヌクレオチド三リン酸は，それぞれ異なる蛍光特性をもつ化合物で修飾してあるため，各ヌクレオチドは異なる蛍光波長で検出できる．

c. PCR PCR は遺伝子断片の特異的増幅反応であり，遺伝子配列の情報があれば，本法により微量の DNA を 10^6 倍程度に増幅できる（図 7・11）．まず，遺伝子配列情報に基づき増幅させたい部分の両側の遺伝子配列に相補的なプライマーを合成する．二本鎖 DNA を加熱変性し，それぞれの DNA 鎖に解離させた後，プライマーと結合（アニーリングという）させる．ついで DNA ポリメラーゼ反応により鎖を伸長する．この変性，アニーリング，伸長の操作を繰返していくと，プライマーで挟まれた領域が指数関数的に増幅する．耐熱性の DNA ポリメラーゼが発見され，この反応が自動化した装置が開発された．

PCR は 2000 bp 程度までの DNA 断片を容易に調製できるため，利用範囲は広い．最初の反応に逆転写酵素を用いると，RNA から DNA も増幅できる（RT-PCR）．PCR のプライマーには既知の遺伝子に特異的な塩基配列をもつオリゴヌクレオチドを用いることが一般的であるが，任意の塩基配列をもとに未知の遺伝

RT-PCR: reverse transcriptase PCR（逆転写 PCR）

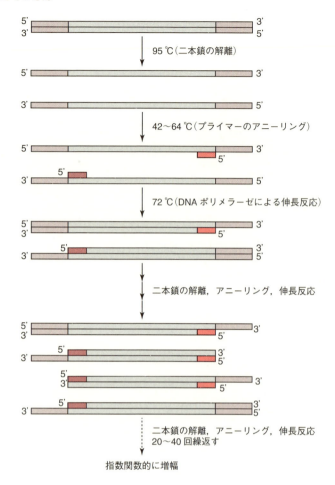

図 7・11　PCR による DNA 断片の増幅

子を増幅することも可能である．また，プライマーに意図的に変異を入れると，変異させた DNA 断片を容易に作製できる．開始コドンを付けた PCR 産物をつくれば，発現ベクターの作製も容易にできる．次に述べるが，末端に制限酵素の付着末端ができるようにプライマーを設計すれば，PCR 産物のベクター DNA へのクローニングが容易にできる．

d. 遺伝子のクローニング　遺伝子や DNA を含む断片をベクターに連結し，これを宿主の細菌などに導入し，コロニーやファージなどを形成させ，それから目的の DNA 断片を含むクローン（単一の細胞に由来する細胞集団）を得て，特定の DNA を単離することを遺伝子の**クローニング**という．遺伝子の機能を調べる，タンパク質を高発現させるなどのためには，その遺伝子がクローニングされていることが必要である．従来は，遺伝子ライブラリーを構築後，遺伝子の機能，ならびに遺伝子や DNA の相同性を利用して遺伝子をクローニングしてきたが，PCR の普及と遺伝情報の蓄積に伴い，目的遺伝子を PCR により試験官内で増幅させクローニングすることが多くなった．目的遺伝子に関する情報から PCR プライマーを設計する．このときプライマーの末端に制限酵素部位をもつ

遺伝子ライブラリー：対象生物の遺伝子を断片化し，ゲノムまたは遺伝子全体をカバーするようにベクターにクローニングした集団．遺伝子を制限酵素で断片化後，ファージベクターなどに挿入する．ゲノム全体を用いたゲノムライブラリーや mRNA をもとに作成した cDNA ライブラリーなどがある．

ようにすれば，プラスミドと連結でき，クローニングが容易になる．また，*Taq* ポリメラーゼを用いた PCR では末端にアデニンが付加されるので，5′ 末端にチミンをもつプラスミドベクターを用いれば，クローニングできる（TA クローニングという）．図 7・12 に一般的なクローニングの流れを示した．cDNA やゲノム DNA を鋳型に PCR を行う．PCR 産物をベクターと連結させ，大腸菌に導入する．寒天培地で培養し形成したコロニーから目的の遺伝子断片を含むものを選択し，そこから DNA を精製することでクローニングできる．

Taq ポリメラーゼ：好熱菌 *Thermus aquaticus* 由来の最初に実用化した耐熱性 DNA ポリメラーゼ．校正活性をもたないので複製ミスを起こしやすいことが欠点である．*Pyrococcus furiosus*（超好熱性のアーキア）由来の *Pfu* ポリメラーゼなどは校正活性があり正確度が高い．増幅断片の 3′ 末端にアデニンは付加されない．

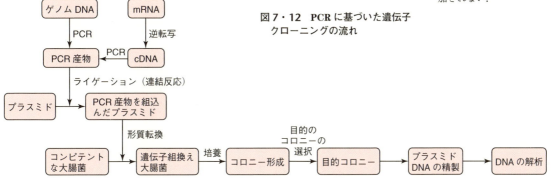

図 7・12　PCR に基づいた遺伝子クローニングの流れ

e. mRNA の発現量解析　発現された mRNA の定量は，ノーザンブロットにより行われていたが，近年は定量リアルタイム PCR（RT-PCR もしくは qRT-PCR）法で行うことが多くなった．リアルタイムとは即時にとか同時にという意味で，PCR 産物の増加を経時的に観測し，鋳型とした DNA を定量する方法である．PCR 産物の検出には蛍光物質が用いられる．段階希釈した既知量の DNA を用いて PCR を行い，一定の蛍光強度（検出量）になるまでの PCR のサイクル数を決める．これを検量線として，未知試料を用いたとき何サイクルで同じ蛍光強度になるかを測定し，定量する．逆転写反応を利用することで目的遺伝子の mRNA 量を定量できる．専用装置が必要であるが，ノーザンブロットに比べ，電気泳動を行う必要がない，迅速に行える，感度が高いなどの利点がある．

f. メタゲノミクスによる微生物解析　近年メタゲノミクス（メタゲノム解析）という解析方法（研究分野）を用い，環境微生物や腸内細菌などの解析が行われるようになりつつある．メタゲノミクスは，さまざまな試料から直接にゲノム DNA を回収し，遺伝子解析を行う研究分野である．従来の微生物のゲノム解析は，単一に分離された微生物を何らかの方法で培養し，ゲノム DNA を調製していた．一方，メタゲノミクスでは微生物の分離や培養を経ずに，試料中の微生物の集団から直接ゲノム DNA を調製し，多種類のゲノム DNA をそのまま配列解析する．従来の方法では単離，培養が困難であった難培養性微生物のゲノム情報がこのメタゲノミクスにより入手可能となった．地球上に存在する微生物の多くは単独で培養できない菌種であると考えられており，メタゲノミクスは発酵食品中や腸内などに存在するであろうと推測される未知の微生物の遺伝子を解明する新たな手法として期待されている．

7・7 新しい発酵生産株樹立へのゲノム解析技術の応用

アミノ酸を含むいろいろな物質の発酵生産に適した菌株は，従来，変異原を用いて選択，樹立されてきた．この方法では，目的の微生物の染色体にランダムに変異が導入される．このため，ゲノム上への不要または有害な変異を変異原処理時に導入されることを防ぐのは難しい．よって，選択，分離された生産株のゲノムは傷だらけとなり，さまざまなストレスに弱く増殖が難しい菌株となることが避けられないという欠点があった．

近年，ゲノム解析技術（ゲノムの全塩基配列解析法）の急速な進展により，野生株と人為的に作製した変異株の遺伝情報を比較し，遺伝子の変異内容を容易に解析できるようになった．このゲノム上の変異点とそれぞれの目的物質の生合成，代謝経路とを照合して有効な遺伝子変異のみを抽出する．この抽出した変異を野生株に再度特異的に導入することで，無駄な変異のない，より野生株に近い高生産菌株を作成することに成功している．この方法でのアミノ酸生産菌の再樹立について概略を図7・13 に示す．

アミノ酸生産菌による例では，図7・14 のように有効変異を野生株に一つずつ

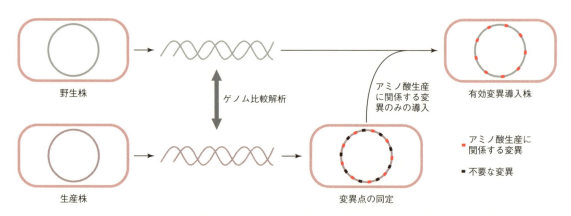

図7・13　変異株と野生株のゲノム比較によるアミノ酸生産菌の改良

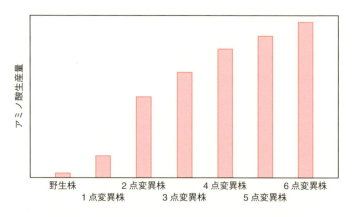

図7・14　複数の有効変異の導入に伴うアミノ酸生産量の改良

導入するごとに目的のアミノ酸の生産性が上昇する．また，従来の方法で変異を重ね取得した菌（従来型）に比べ，有効変異のみを導入した菌は増殖能力も優れている．

7・8　微生物での有用遺伝子を用いた遺伝子組換えタンパク質生産

　遺伝子組換え技術の中で最も一般的に用いられているものに，通常微量しか取得できないタンパク質を微生物により大量に生産する技術がある．タンパク質性医薬品などの微量で高価なものの生産に応用されているが，食品ではチーズ発酵に用いるレンネットの主要酵素である**レンニン（キモシン）**の遺伝子工学技術による微生物での生産がある*．

*§11・4参照．

　遺伝子工学により微生物にて目的のタンパク質を生合成する場合，発現用の遺伝子断片の構築が必要となる．つまり，発現用遺伝子断片上には，目的タンパク質の遺伝子のほか，転写調節領域（プロモーター，オペレーターなど），リボソーム結合配列（多くの原核生物ではSD配列とよぶ），転写終結領域（無駄なmRNAの伸長を防ぐ）が必要となる（図7・2a参照）．

　目的タンパク質の遺伝子の翻訳領域は，必ず開始コドンから始まり，終止コドンで終わるようにする必要がある．リボソーム結合配列は，16S rRNAの一部とほぼ相補的な配列になっており，開始コドンから15～20塩基ほど5′末端側に配置される必要がある．また，一般的には，リボソーム結合配列から開始コドン周辺の塩基配列は，ATに富む配列であることが目的タンパク質をより多く合成するために必要となる．これは，GCに富む配列はATに富む配列に比べmRNAがより安定な高次構造を形成するため，リボソームが開始コドンに接近しにくくなることによる．

SD配列：シャイン・ダルガーノ配列．発見者のShineとDalgarnoの名前に由来する．

開始コドン：一般にAUG（メチオニンコドン）が用いられるが，細菌ではまれにGUG（バリンコドン）やUUG（ロイシンコドン）も使われる．

16S rRNA：原核生物のリボソーム30Sサブユニット（図9・4参照）中に存在するrRNA.

　原核生物のタンパク質の遺伝子は，DNAから直接mRNAに転写され翻訳されるので，発現用遺伝子としてそのまま使用できる．一方，真核生物のタンパク質（キモシンなど）の場合では，ゲノム上のタンパク質の遺伝子はイントロンにより分断されているため（図7・2b参照），ゲノムDNAはそのまま発現（生産）に利用できない．よって，微生物で真核生物のタンパク質を生産するためには，図7・15のキモシンの例に示すように目的のタンパク質を発現している組織よりmRNA（mRNA一次転写産物から成熟mRNAになる過程で，スプライシングによりイントロンは除かれている）を調製し，それをもとに逆転写酵素により

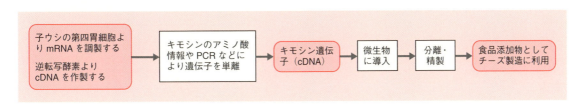

図7・15　遺伝子組換え微生物によるキモシンの生産

cDNAを人工的に合成し，目的タンパク質の遺伝子として利用する．

近年はゲノム配列情報およびタンパク質の解析結果のデータベースが公開されており，多くのタンパク質のアミノ酸配列情報は容易に入手できる．これらの情報に基づき，発現用の遺伝子は化学合成にて作製できる（"**人工遺伝子**"などともよぶ）ため，組織の採取やmRNA抽出，cDNA合成など手間のかかる操作を行うことなく，目的のタンパク質遺伝子を組換え生産用発現ベクターに導入し生産株を樹立することができる．

目的タンパク質の生産は，生産菌に負担がかかる場合が多く，生産株の目的タンパク質遺伝子の転写は，誘導物質によりオン・オフの制御ができるものを用いる．増殖時にはオフにしておき，生産時のみオンにし，大量の目的タンパク質を作製できるように発現のための遺伝子を設計する．工業的に用いられている大腸菌の発現ベクターでは，アルカリホスファターゼAのプロモーターなどが使用されている．このプロモーターは，培地のリン酸濃度が低くなると転写がオンになるもので，生産菌が増殖しリン酸が枯渇すると目的タンパク質の遺伝子の転写がオンになる．発現遺伝子をこのプロモーターの転写制御下に配置する．また，酵母の発現ベクターでは，アルコールオキシダーゼなどのプロモーターがよく用いられる．この場合は，アルコールを炭素源として培地に加えることで，目的遺伝子の転写がオンとなる．

このようにして作製した発現用の遺伝子は，エレクトロポレーション法などで目的の宿主に導入する．発現用遺伝子上には，遺伝子導入株が容易に選別できるような遺伝子を組込んでおき，それにより遺伝子の入った菌株を選別する．

これらの方法で作製した組換え生産株を培養し，目的タンパク質を大量生産して，さまざまな用途に用いる．

重要な用語

遺伝子組換え
遺伝子工学
逆転写酵素
形質転換
形質導入
酵　母
cDNA
制限酵素
大腸菌
DNAリガーゼ
トランスポゾン
PCR
プラスミド
ファージ
ベクター

8　微生物の増殖制御と殺菌

　微生物の増殖の制御は，食品分野では腐敗を防止するために，昔からさまざまな方法が行われている．
　食品に用いられている，微生物の増殖を阻害する保存料や静菌剤について概観する．

　食品の変質*に関与する微生物は，細菌，酵母，カビである．ウイルスやマイコプラズマなどは増殖するために生きた生物あるいは細胞を必要とするが，それらとは違い，細菌，酵母，カビなどの微生物は生死に関係なくさまざまな個体や物質より栄養分を吸収して自らの能力で増殖する．そのため，栄養分を吸収された個体や物質は変質する．増殖には，栄養分のほか，温度，水素イオン（酸性，アルカリ性）や塩分濃度，酸素の有無などの因子が関係していることを第 5 章で学んだが，これらの因子が微生物にとって適正でない場合に増殖が抑制されることになる．

* §14・2 参照.

　8・1　低温と微生物の増殖の関係

　第 5 章に記載したように，微生物は増殖可能な温度域と最適温度がそれぞれ決まっている．一般の食品に繁殖する微生物の場合，0 ℃未満の温度ではほとんど増殖しない．また，多くの食中毒原因菌の増殖は，4 ℃以下で阻止される．しかし，例外もあり，カビなどの真菌類では，まれに 0 ℃以下の温度でも増殖できるものがいる．しかし，これらも−10 ℃以下ではほぼ増殖できない．低温に耐性な菌（**好冷菌**）においても，0 ℃以下になると，微小な温度低下で増殖速度は著しく低下し，徐々に死滅する場合がある．

　8・2　加熱処理と微生物の増殖の関係

　通常の生肉，魚介類などは**加熱殺菌**して食べることで食中毒を防いでいる．同様に，加工食品も腐敗を避け，日持ちを良くするために，加熱殺菌を行う場合が多い．
　食材の加熱処理は品質の劣化（風味，栄養分などの劣化や分解）を最小限に抑えた状態で行うために，すべての微生物が殺菌されるような条件，つまり滅菌条

件は通常取らない．流通や保存の間に増殖する可能性のある微生物をなくすために行われるものであり，このような加熱殺菌処理では食品の腐敗はしばらく抑制されるが，長期間経過すると微生物が増殖し腐敗に至る．このような加熱殺菌の例として，牛乳や果汁の**低温殺菌**がある．

8・2・1 微生物の耐熱性[*1]

*1 付録2参照．

微生物は，増殖温度の上限から10～15℃以上の高温になると死にはじめ，煮沸（約100℃）によりほぼ完全に死滅する．通常，60℃で約30分加熱するとほとんどの病原微生物が死滅する．

しかし，**芽胞**（胞子）を形成する微生物では芽胞（胞子）が耐熱性の場合があり，30分程度の煮沸で十分に殺菌することはできない．特に毒素を生産するボツリヌス菌芽胞には，**高圧蒸気滅菌**（120℃，15～20分）のような条件の処理が必要となる[*2]．

*2 §2・1・3参照．

食品の加熱殺菌の条件を検討する指標に D 値，Z 値，F 値がある．ある温度で加熱した細菌の生存数（対数）（縦軸）と加熱時間（横軸）との関係をグラフにする（図8・1）．これを熱死滅時間曲線とよぶ．生菌数を1/10に減少させるのに必要な時間（分）が **D 値**である[*3]．D 値が小さい微生物ほど熱死滅時間曲線は右肩下がりの急勾配となり，同じ温度では D 値が大きい微生物に比べ，加熱殺菌効果が高いということがわかる．

*3 D 値の例：大腸菌 60℃，0.27 分．黄色ブドウ球菌 60℃，0.79 分．枯草菌栄養細胞 50℃，1.92 分．枯草菌芽胞 121℃，0.44～0.54 分．

また，細菌の死滅に必要な加熱時間と加熱温度との関係は，図8・2のグラフ（縦軸は加熱致死時間の対数，横軸は加熱温度）のようになる．実際の加熱致死時間と加熱温度をプロットした点を結んだ線が**加熱致死時間（TDT）曲線**である．図8・2中の **Z 値**は，加熱致死時間を1/10にするために必要な加熱増加温度である[*4]．Z 値が小さい微生物ほど勾配は急になり，加熱温度増加による殺菌効果は高い．ある温度で一定濃度の微生物を死滅させるのに必要な最小加熱時間（分）を **F 値**とよぶ．

TDT: thermal death time（加熱致死時間）

*4 Z 値の例：大腸菌 5.35℃，枯草菌芽胞 6.1～6.6℃．

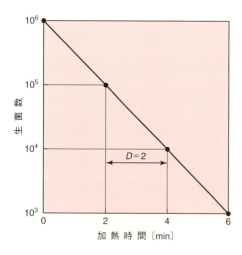

図8・1 熱死滅時間曲線

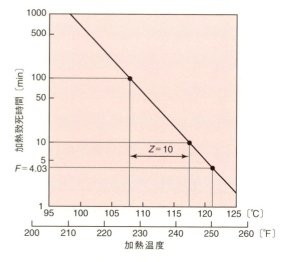

図8・2 加熱致死時間曲線（ボツリヌス菌芽胞）

たとえば，230 °F（Fは華氏．110 ℃）*¹ の加熱で，15分間が死滅に必要な最小加熱時間の微生物の場合，$F_{230}=15$ と表す．通常は，250 °F（121 ℃）における最小加熱時間 F_{250}（F_0 とも表す）を F 値としている．

それぞれの食品に対する殺菌の温度と時間は，その食品における腐敗菌の加熱致死時間曲線を作成し，それらの F 値をもとに決定する*²．

表8・1に食品関連微生物の耐熱性を示した．微生物は，加熱温度が高いほど殺菌効果が高くなり，短時間で死滅する．一方，食品の成分変化は，殺菌よりも加熱の影響を受けやすいので，高温で短時間の殺菌方法が食品には適している．

°F：Fahrenheit（華氏）
℃：Celsius（摂氏）

*1 換算は，$F = \frac{9}{5}C+32$
250 °F = 121 ℃

*2 耐熱性の指標菌として，Geobacilus stereothermophilus（旧 Bacillus stereothermophilus），Clostridium butulinum などの耐熱性芽胞形成菌が用いられている．

表8・1　食品に関連するさまざまな微生物の耐熱性

菌の種類	加熱温度〔℃〕	死滅に必要な時間〔min〕
大腸菌	57	20〜30
酵母栄養細胞	55〜65	3
酵母胞子	60	15〜18
サルモネラ菌	60	30
ブドウ球菌	60	20
腸炎ビブリオ	60	30
カビ胞子	65〜70	10
枯草菌芽胞	100	175〜185
	120	5
ボツリヌス菌芽胞	100	360
	110	35
	120	3

8・2・2　微生物の耐熱性と pH の関係

微生物の芽胞の耐熱性は，一般に pH の影響を受ける．耐熱性は，中性付近で最大であり，pH 4.5以下では著しく低下する（図8・3）．肉類は，pH が中性付

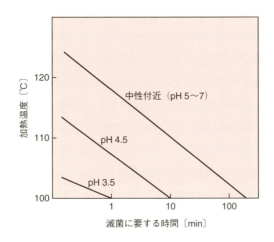

図8・3　芽胞の耐熱性と pH の傾向

近のため殺菌は110〜120℃で行われるが，加工食品を作製する場合，酸性の果実などの缶詰では100℃の殺菌で十分である．

8・3 塩濃度と微生物の増殖の関係

古くから食品の保存方法として**塩蔵**（塩漬け）がある．肉や魚，野菜などに食塩を添加すると，組織に存在する水分に塩分が溶け込み，この増殖環境の浸透圧上昇により微生物は脱水状態となり，細胞内のさまざまな機構が阻害され，増殖の抑制あるいは死滅が起こる．塩濃度に対する耐性は微生物により異なる（図8・4）．

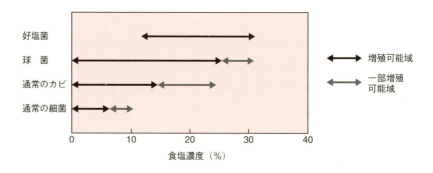

図8・4 微生物の増殖と食塩濃度

塩蔵発酵食品では腐敗菌の増殖は抑えられ，それぞれの塩濃度に応じた微生物のみが増殖し，その発酵作用により食品のさまざまな風味などの特徴をつくり出す．また食品成分も変化する．

キュウリやハクサイなどの野菜には乳酸菌がもともと付着しており，漬け込み日数とともにその乳酸菌による発酵が進み，おもに乳酸が生じる*．植物に付着した乳酸菌はその他雑菌に比べ塩分や酸に耐性が強く，塩漬けの状態でも徐々に増殖が可能である．増殖に伴い乳酸が生成され，漬け物は酸性（pH 4〜5）になる．酸性になることで，腐敗菌の増殖はさらに困難となり，日持ちが良くなる．なお，市販のキムチなどは，店頭で酸味が増加しないよう火入れ殺菌し，乳酸菌を殺してから出荷しているものも多い．

* §10・3・4参照．

一例として，漬け日数に伴う微生物数の変化では，原材料1g当たり微生物数が約10^3個だったものが，3日後には約10^5個，6日後約10^6個，8日後約10^8個で，8日後以降はほぼ増えず，確認される微生物はほとんど乳酸菌である．

スクロース: ショ糖，砂糖（二糖；グルコース＋フルクトース）

マルトース: 麦芽糖（二糖；グルコース＋グルコース）

グルコース: ブドウ糖（単糖）

フルクトース: 果糖（単糖）

8・4 糖類による微生物の増殖抑制

糖類（スクロース，マルトース，グルコース，フルクトースなど）の水溶液でも食塩水などと同じように浸透圧が高くなる．よって，**高糖濃度**の溶液中では微生物の増殖は抑制される．

浸透圧はモル濃度により決まるため，同じ濃度（重量％）では分子量の小さい単糖類（グルコースやフルクトース）の方が二糖類（スクロースやマルトース）より浸透圧が高くなり，微生物の増殖を抑制する作用が強い．

通常の微生物は，45％程度のフルクトース濃度が増殖の限度であるが，カビや酵母はさらに80％付近まで増殖可能なものもある（図8・5）．

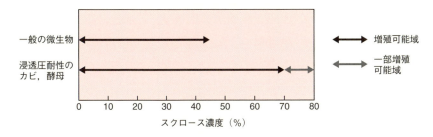

図8・5　微生物の増殖とスクロース濃度

8・5　酸性条件と微生物の増殖阻害

微生物の最適pHは表5・3にまとめてあるが，概要を示す図は図8・6のようになる．図で示すように，酸性状態では一般の微生物の増殖は阻害される場合が多いため，食品の保存に酢が用いられてきた．ラッキョウ漬けや野菜のピクルス，酢漬けの魚介類などの保存食品はその例である．一般に，酸に対する耐性は，カビ＞酵母＞細菌となる．

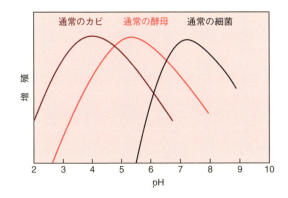

図8・6　微生物の増殖とpH

また，有機酸の種類ごとに増殖を阻害するpHの値は異なり，大腸菌の場合，酢酸ではpH 5，乳酸ではpH 4.5，クエン酸ではpH 4付近で増殖が阻害される．酢酸は，比較的pHが高い領域で大腸菌などの微生物の増殖を抑制できる．酢は酸味をあまり強くすることなく抗菌作用が期待でき，効果的な防腐剤といえる．

たとえば，おにぎりでは2％程度の酢の添加で，十数時間，雑菌の増殖は抑えられると考えられる．中に入れる具により状態は変化するので保存はできるだけ低温が望ましい．

以上述べてきたように，微生物の増殖は，低温貯蔵，食塩の添加，スクロースの添加，pH 調整，加熱などにより抑制，制御される．

8・6　食品の水分と微生物の増殖の関係

微生物の増殖と水分の関係は，§5・2・5 に記載のとおりである．保存中に食品が腐敗し品質劣化する原因は腐敗菌の増殖であり，これは食品に含まれる水分が関係している．食品中の微生物の場合，水分として利用できるのは，食品成分とは結び付くことなく自由に食品中を移動できる**自由水**であり，食品成分と結び付いている水分は利用できない．食品中の自由水の割合は**水分活性**（A_w）で示され，食品保存性の指標になる．全体の水分含量が多くても，水分活性が低い場合は，微生物の増殖は抑制される．

よって，乾燥させることにより食品中の自由水を減少させ，水分活性を下げ，食品の保存性を増加させることができる．なお，水分が比較的多くても，砂糖や塩の添加により水分活性を下げることも可能であり，それらの添加により保存性を増加させることが可能となる．天日乾燥（干魚）や塩（塩漬魚，塩辛），醤油（つくだ煮），砂糖（ジャム）を加えるなどは，経験的に水分活性を下げ，保存性を増加させる古くからの方法である．

8・7　食品保存料

食品の変質，腐敗を防ぐための食品添加物が食品保存料である．おもに食肉製品，魚介製品，菓子類，漬け物などの加工食品に使われる．生鮮食品には使用されない．微生物の増殖は，乾燥，食塩の添加，ショ糖（スクロース）の添加，pH 調整，加温などにより抑制，制御されるが，微生物の増殖抑制や制御の目的のために添加される**食品保存料**は，**静菌剤**もしくは静菌的抗菌剤ともよばれる．食品の保存に用いられる静菌剤とその作用を表 8・2 に示す．

香辛料類，ペクチン分解物，キトサン，プロタミン，ポリリジン，グリシン，リゾチーム，ナイシンは，生物由来の物質であり，以下これらについて概説する．

a. 香辛料類　唐辛子などの果実からエタノールにより抽出した成分で，酵母に有効とされ有機酸類と合わせて漬け物，佃煮，ソースなどに使用される．

b. ペクチン分解物　果物の皮より調製したペクチンの酵素（ペクチナーゼ）分解物（ガラクツロン酸と中性糖で構成されたオリゴ糖）である．静菌作用はおもに種々の重合度のオリゴガラクツロン酸とガラクツロン酸の非解離のカルボキシ基およびオリゴガラクツロン酸に由来する増殖阻害効果によるものと考えられる．グラム陽性菌，グラム陰性菌，特に乳酸菌の増殖抑制に効果があり，ソース，畜肉加工品，生珍味などに利用される．

c. キトサン　カニやエビなどの殻より精製して用いられる．グルコサミンを含む数種類のオリゴ糖より構成される高分子物質である．グラム陽性菌，グ

表 8・2　食品の保存に用いられている静菌剤とその作用

静菌剤	微生物に対する作用
乾燥剤類	乾燥による各種細胞機能の障害.
塩類	脱水による各種細胞機能の障害.
糖類	脱水による各種細胞機能の障害.
アルコール類	タンパク質変性，細胞膜破壊による細胞機能の障害.
香辛料類	細胞の呼吸機能の阻害.
アルカリ剤類	タンパク質変性と可溶化による細胞機能の障害.
有機酸類	pH 低下，酸による殺菌作用，キレート作用などによる細胞機能の障害.
アジピン酸	芽胞の耐熱性を下げることによる殺菌促進.
ソルビン酸類	脂肪酸分解に関与する酵素の阻害による殺菌.
ペクチン分解物	ガラクツロン酸の殺菌作用，増殖抑制効果.
ショ糖脂肪酸エステル	酵素の阻害，芽胞の発芽阻害，加熱損傷修復の阻害.
キトサン	高分子形成により細胞表層に作用，細胞の透過性に影響し増殖を阻害.
チアミンラウリル硫酸塩	界面活性作用により細胞膜を破壊し，増殖を阻害.
プロタミン	ポリカチオンとして，細胞膜の損傷部位と結合して膜機能を阻害することにより増殖を抑制.
ポリリジン	細胞壁に吸着して細胞増殖を抑制.
グリシン	細胞壁の合成阻害や細胞膜の損傷により増殖を抑制.
リゾチーム	ペプチドグリカン細胞壁を分解することにより，増殖を抑制.
ナイシン	細胞膜に孔を開けることにより，増殖を阻害.

ラム陰性菌，酵母，カビの増殖抑制に効果がある．有機酸と組合わせると，グラム陰性菌に対して増殖抑制効果が増加する．静菌効果は，微生物の細胞膜の負電荷とキトサンの正電荷の作用により，微生物がキトサンに捕捉され，細胞膜透過性が低下することにより生じる．

d．プロタミン　魚類の精巣（しらこ）から抽出されるタンパク質（ペプチド）である．耐熱性胞子などを含む種々の微生物に対して幅広く抗菌活性が認められている．塩基性タンパク質で水溶性であり，pH が中性ないしアルカリ性の食品においても静菌作用が認められ，天然物由来の食品保存料として広く利用されている．食品保存料としての利用は1980 年代前半からで，熱安定性が高く120 ℃，30 分の加熱でも抗菌活性は低下しないことも特徴である．また，タンパク質であるため，消化管で消化される．

e．ポリリジン　25〜30 残基のL−リシンが ε−アミノ基でつながったポリペプチドである．カチオン性で，水溶液中では正に荷電する．細菌の細胞表面（負に荷電）に静電的に吸着され，細菌の膜を剥離させ増殖を抑制する．酵母，カビ，グラム陽性菌およびグラム陰性菌に対し抗菌効果効果を示す．放線菌による発酵法にて生産される．

f. グリシン　アミノ酸であるが，抗菌作用もある．しかし，抗菌力はそれほど強いものではなく，一般細菌に対する増殖阻止濃度は1％以上である．他の静菌剤（プロタミン，ポリリジン，エタノール，塩化ナトリウム，卵白リゾチームなど）との併用効果が見いだされている．

g. リゾチーム　1922年にA. Flemingが，唾液，涙などの分泌液中に細菌感染を防ぐタンパク質性高分子を発見し，リゾチームと命名した．

グラム陽性菌の細胞壁はN-アセチルグルコサミンとN-アセチルムラミン酸とが交互に$\beta1\to4$結合した平行な多糖類にペプチド側鎖が架橋した網目構造をとったペプチドグリカン層より成る*．リゾチームはN-アセチルムラミン酸とN-アセチルグルコサミンの間の$\beta1\to4$結合を特異的に加水分解する細胞壁分解酵素である（図8・7）．一方グラム陰性菌では，ペプチドグリカン層の外側にリポタンパク質と脂質膜で構成される外膜が存在するため，リゾチームの作用が不完全で，ペプチドグリカン層は部分分解されるが，細胞壁成分は完全には分解されない．

> リゾチーム: lysozyme. 細菌を溶解（lysis）する酵素（enzyme）．
>
> * §4・1・1参照．

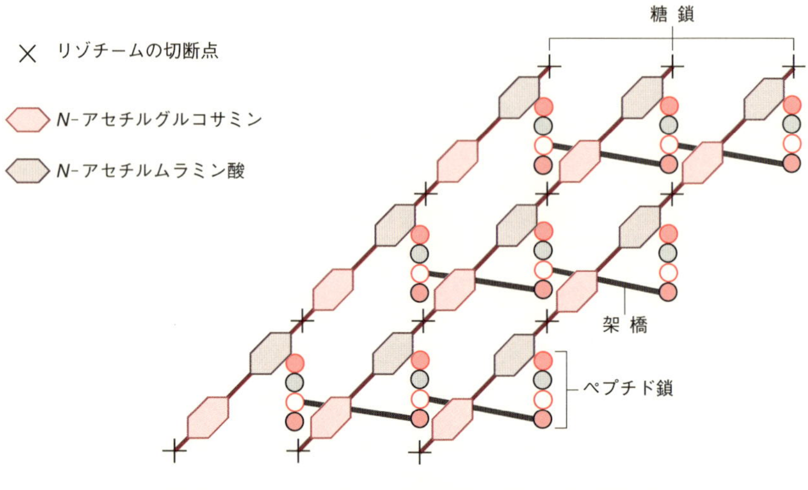

図8・7　ペプチドグリカンの構造とリゾチームの切断点

食品の日持ちを向上させるために卵白から抽出した卵白リゾチームが食品添加物として用いられている．有機酸によりpHを調整し，グリシンと併用すると効果が高まることから，リゾチーム単独では作用が弱いグラム陰性菌やカビに対して，卵白リゾチーム−グリシン−有機酸を組合わせて利用している．

h. バクテリオシン　バクテリオシンは細菌が生産する抗菌性タンパク質の総称で，生産菌と近縁の菌に対して抗菌作用を示す．さまざまな細菌から多種類のバクテリオシンが分離され，*Pseudomonas aeruginosa*（緑膿菌）が生産する，T4ファージの尾部に似た構造をもつピオシン，*Escherichia coli*およびその近縁菌が生産し，特に*E. coli*を殺すコリシンが知られている．生産菌は自己耐性をもつため自身が生産したバクテリオシンで死ぬことはない．

バクテリオシンはタンパク質なので，ヒトの腸内で分解される．抗生物質と比べて抗菌活性が高く，耐性菌が出現する可能性は低い．なかでも乳酸菌が生産す

るバクテリオシンは，乳酸菌自身の安全性が高いことから，食品分野への応用が検討されてきた．

ナイシンは Lactococcus lactis が生産する 34 アミノ酸残基から成る環状ペプチドで，ランチオニンなどの特異な修飾アミノ酸を含む．アミノ酸配列が異なる，A，Z，Q の類縁体がある．ナイシン A は世界 50 カ国以上で食品保存料として用いられ，日本でも 2009 年に食品添加物として指定された（表 8・3）．

表 8・3　ナイシン A の使用基準[a]

使用できる食品	使用量の最大限[†] 〔g/kg〕
食肉製品，チーズ（プロセスチーズを除く），ホイップクリーム類（乳脂肪分を主成分とする食品を主要原料として泡立てたもの）	0.0125
ソース類，ドレッシング，マヨネーズ	0.010
プロセスチーズ，洋菓子	0.00625
卵加工品，味噌	0.0050
洋生菓子（穀類およびデンプンを主原料としたもの）	0.0030

a) 厚生労働省行政情報 添加物使用基準リスト 1（2013）より改変．
† ナイシン A を含むポリペプチドとして．特別用途表示の許可または承認を受けた場合はこの限りではない．

ナイシンは食中毒原因菌である Bacillus 属，Clostridium 属，Listeria 属を含むグラム陽性菌に対して高い効果を示す．これは，ナイシンが細胞壁を構成する脂質に特異的に結合し，膜に孔を形成して破壊するためで，外膜をもつグラム陰性菌には効果がない．また，ナイシンが結合する脂質は細胞壁の基本的な構成要素であるため，細菌が耐性を獲得するのは難しいと考えられている．

近年，Lactoccus lactis QU 株より，修飾されていないアミノ酸で構成されるラクティシン Q が分離され，ナイシン A と同様な抗菌作用が認められた．今後の食品分野などへの応用が期待される．

重要な用語

F 値
塩蔵
加熱致死時間
　（TDT）曲線
高糖濃度
食品保存料
静菌剤
Z 値
D 値

9 抗生物質の作用機作

1 抗生物質とは何か.
2 抗生物質の種類,分類を知る.
3 抗生物質の作用機作を学ぶことで,微生物の構造や特徴の理解を深める.

　抗生物質は,特定の微生物が生産し,他種の微生物(あるいは生物)の増殖を抑制する物質である.多くの場合,選択毒性(ヒトに対する毒性は低く,対象の微生物の増殖を抑制する)を示すため,抗生物質の作用機作をみると,微生物(おもに細菌)とヒト(動物細胞)の機能や構造の違いを理解するのに役立つ.ここでは,微生物の構造や機能を理解する手掛かりとして抗生物質(および合成抗菌薬)の作用機作を概説する.

9・1　抗生物質の種類と作用機作

　抗生物質は,その作用機作と構造により分類できる.表 9・1 (p.93) に作用機作別の代表的な抗生物質を示す.ここでは,原核生物である細菌に作用するいわゆる抗生物質以外にも,真核生物に作用するもの(抗真菌性抗生物質,抗がん抗生物質,研究試薬など)も記載した.

　抗生物質をその作用機作で分類すると,細胞壁の生合成を阻害するもの,タンパク質の合成系を阻害するもの,膜に作用するもの,核酸系に作用するもの,エネルギー産生系に作用するものなどに大別できる.構造的には,**β-ラクタム系**(ペニシリン系やセファロスポリン系など),**アミノグリコシド系**〔ストレプトマイシン,カナマイシン,カスガマイシン(農薬)など〕,**マクロライド系**(エリスロマイシンやロイコマイシンなど),**テトラサイクリン系**,**グルタルイミド系**(シクロヘキシミドなど),**ペプチド系**(コリスチン,バシトラシンなど),**ポリエン系**(ナイスタチン,アンホテリシンなど),**アンサマイシン系**(リファマイシンなど),**ポリエーテル系**〔モネンシン(飼料添加物)など〕,**ヌクレオシド系**〔ピューロマイシン(試薬),ブラストサイジンS(農薬)など〕,**アントラサイクリン系**〔アドリアマイシン(抗がん抗生物質)など〕,**クロラムフェニコール**などに分けられる(図9・1).

ブラストサイジンS: わが国で開発された世界で初めての農業用抗生物質. *Streptomyces griseochromogenes* が産生し,イネのいもち病菌 (*Pyricularia oryzae*) に対する防除剤として使用された.

9・1 抗生物質の種類と作用機作

β-ラクタム系

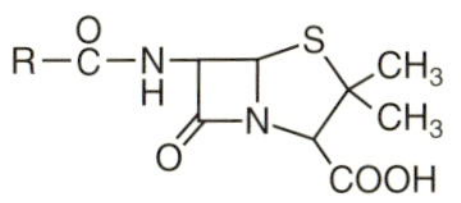

ペニシリン系 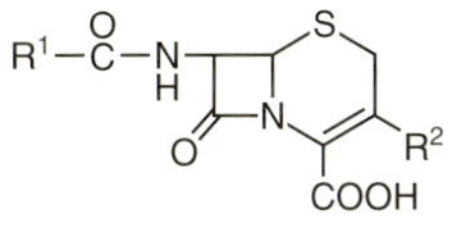　　セファロスポリン系

アミノグリコシド系

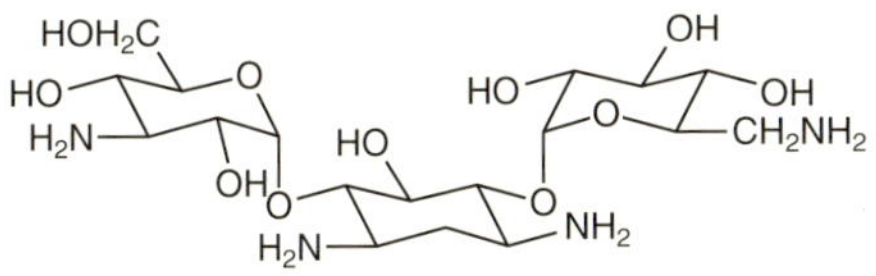

カナマイシン A

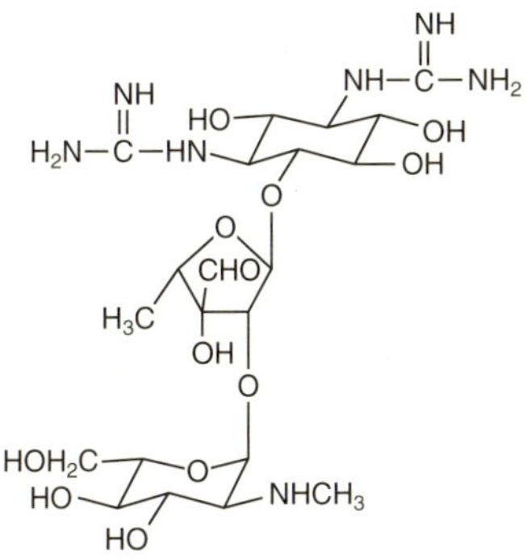

ストレプトマイシン

マクロライド系

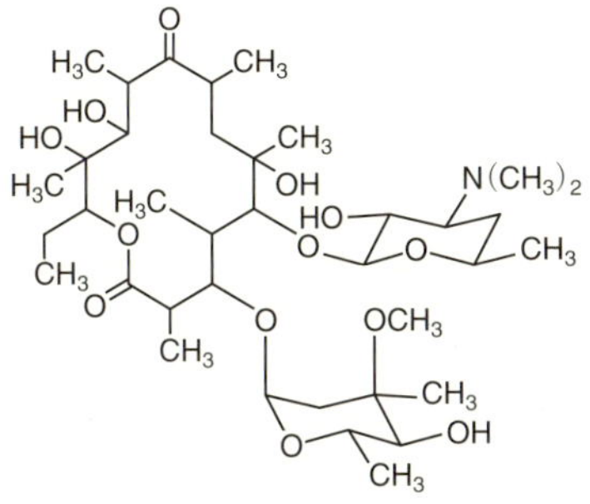

エリスロマイシン 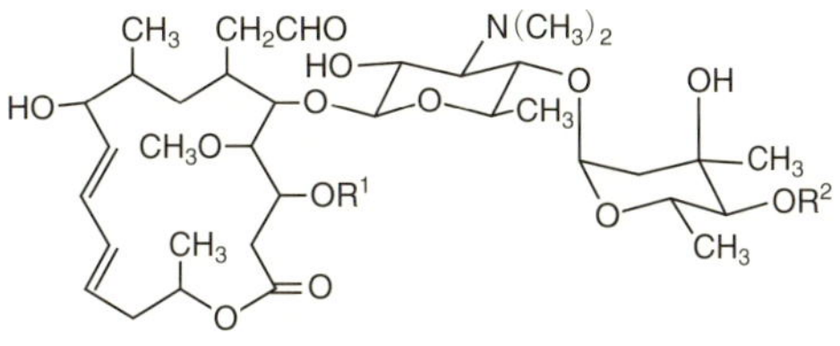　　ロイコマイシン

テトラサイクリン系

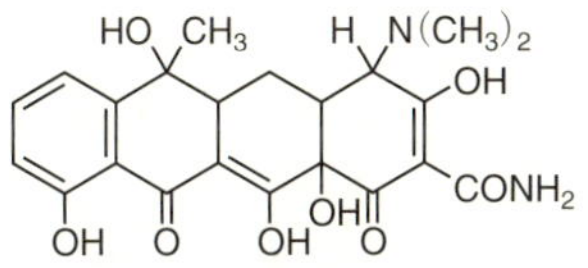

テトラサイクリン

グルタルイミド系

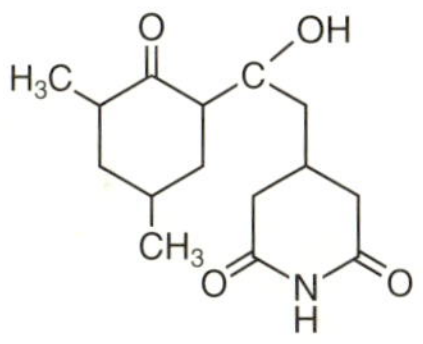

シクロヘキシミド

ペプチド系

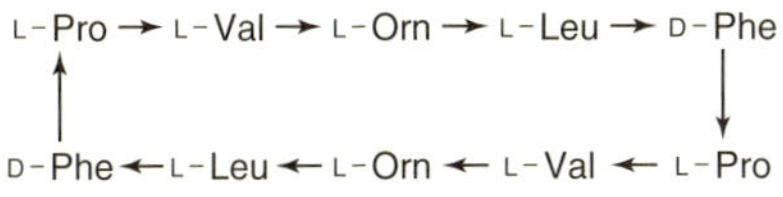

L-Pro → L-Val → L-Orn → L-Leu → D-Phe
　↑　　　　　　　　　　　　　　　　　↓
D-Phe ← L-Leu ← L-Orn ← L-Val ← L-Pro

グラミシジン S

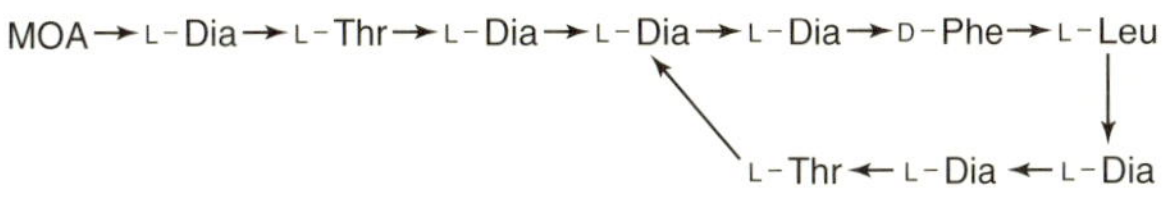

MOA → L-Dia → L-Thr → L-Dia → L-Dia → L-Dia → D-Phe → L-Leu
　　　　　　　　　　　　　　　　　　↑　　　　　　　　　　　　↓
　　　　　　　　　　　　　　L-Thr ← L-Dia ← L-Dia

MOA：6-メチルオクタン酸
Dia：α,γ-ジアミノ酪酸

ポリミキシン B$_1$

図 9・1　代表的な抗生物質の化学構造（次ページにつづく）

ポリエン系

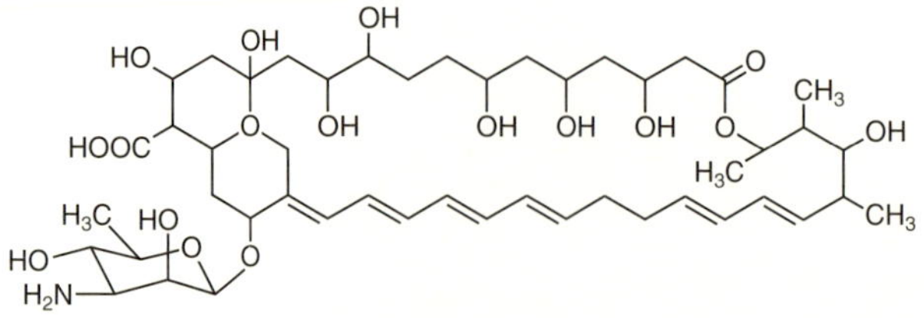

ナイスタチン

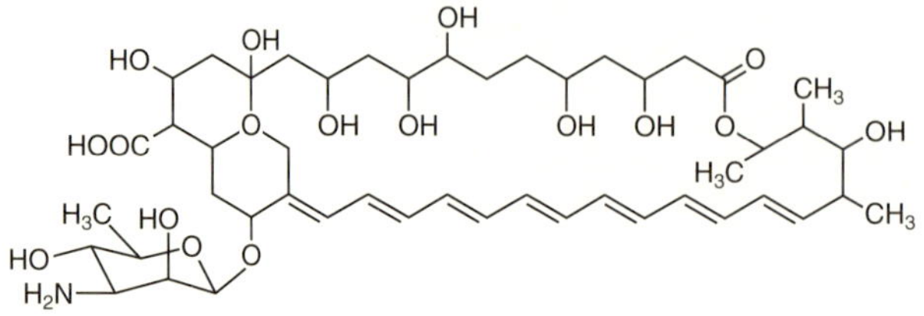

アンホテリシン B

アンサマイシン系

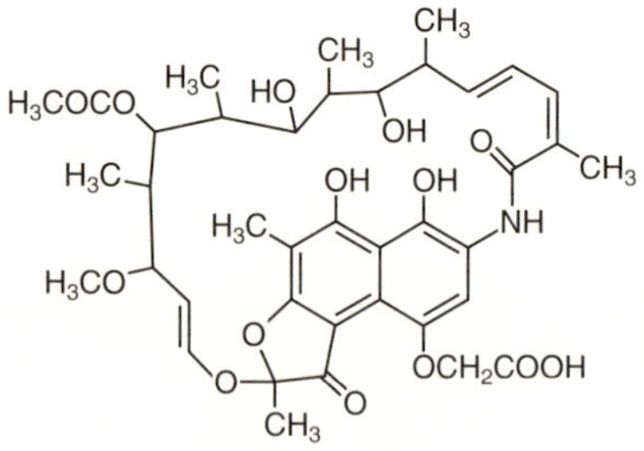

リファマイシン B

ポリエーテル系

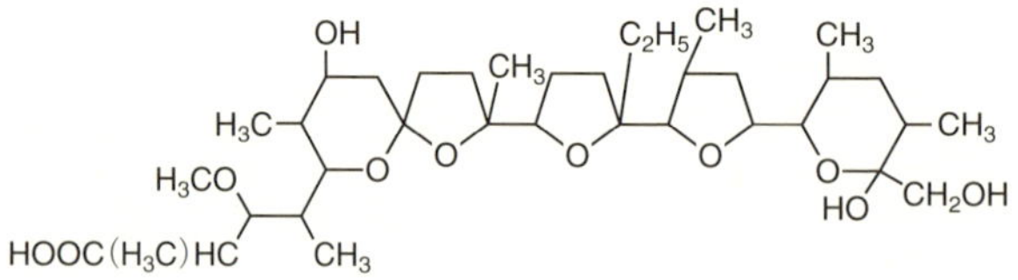

モネンシン

ヌクレオシド系

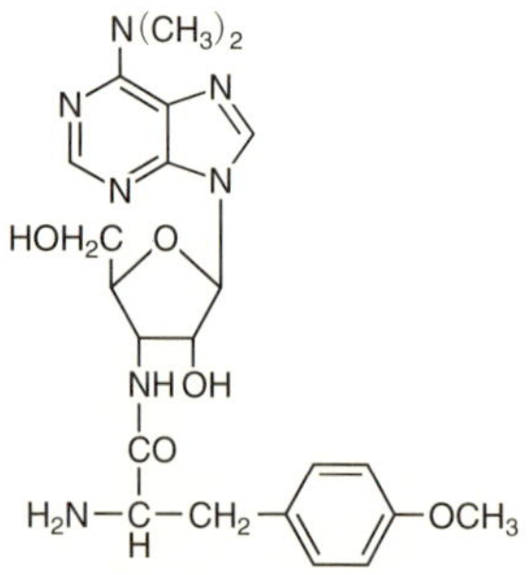

ピューロマイシン

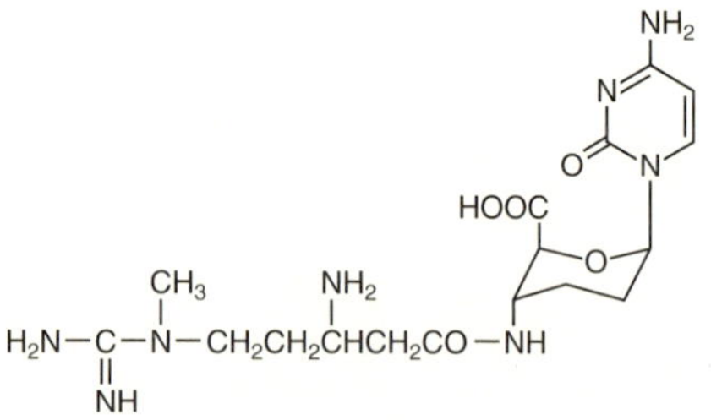

ブラストサイジン S

アントラサイクリン系

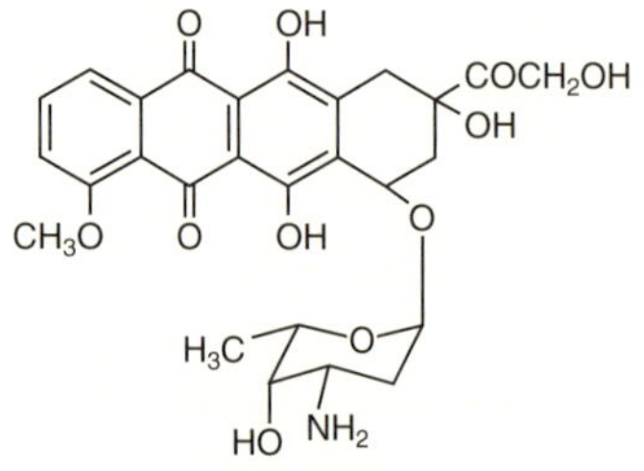

アドリアマイシン

クロラムフェニコール

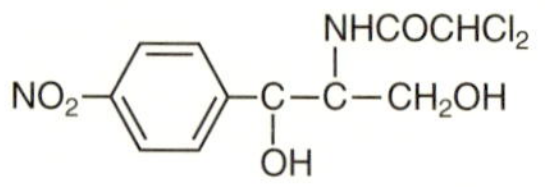

クロラムフェニコール

図 9・1 （つづき）

表 9・1　おもな抗生物質の作用機作

作用部位	抗生物質の例
細菌の細胞壁の生合成系	
ペンタペプチドの架橋	β-ラクタム系 (ペニシリン系, セファロスポリン系)
細胞膜でのリピドサイクル	バンコマイシン, バシトラシン
タンパク質合成系	
原核生物のタンパク質合成系	テトラサイクリン, クロラムフェニコール, アミノグリコシド系 (ストレプトマイシン, カナマイシンなど), マクロライド系 (エリスロマイシン, ロイコマイシンなど)
真核生物のタンパク質合成系	シクロヘキシミド
両方のタンパク質合成系	ピューロマイシン (試薬), ブラストサイジン S (農薬)
細胞膜	
イオノホア[†1]	ポリエーテル系 (モネンシンなど)
グラム陽性菌に作用	グラミシジン S
グラム陰性菌に作用	ポリミキシン, コリスチン
核酸と核酸合成系	
ヌクレオチド合成系	アザセリン (抗がん作用), DON[†2] (抗がん作用)
原核生物の RNA ポリメラーゼ	アンサマイシン系 (リファマイシン, リファンピシン[†3]など)
DNA に作用	アドリアマイシン (抗がん作用), マイトマイシン C (抗がん作用), ブレオマイシン (抗がん作用)
DNA ジャイレースに作用	ナリジクス酸 (合成抗菌薬)
エネルギー産生系	
呼吸鎖	アンチマイシン A
高エネルギー中間体	グラミシジン S
酸化的リン酸化	オリゴマイシン

[†1] イオンの透過性を変える. p.97 欄外参照.
[†2] 6-ジアゾ-5-オキソノルロイシン.
[†3] *Streptomyces mediterranei* が生産するリファマイシンを化学修飾して合成される抗結核薬. 細菌の RNA ポリメラーゼを特異的に阻害する.

9・2　細胞壁の生合成に作用する抗生物質

　一般に, 細菌, 酵母, カビなどの微生物は, 動物細胞と表面構造が異なり, 細胞膜の外側に細胞壁をもつ. 細胞壁は細胞の形態を保ち, 外部に対して防壁となるほか, 物質透過や代謝調節などの機能も示す. 細菌の細胞壁は, 多糖鎖にペプチド側鎖が架橋して網目構造をとった**ペプチドグリカン**で構成される*.　　＊ §4・1・1参照.

　図9・2にペプチドグリカンの生合成系と抗生物質の作用点を示す. 汎用的に用いられている β-ラクタム系抗生物質は, ペプチドグリカン合成の最終段階である, ペプチドグリカン鎖がペプチドを通じて架橋する過程 (**トランスペプチダーゼ反応**や **D-アラニンカルボキシペプチダーゼ反応**) を特異的に阻害して, 優れた選択毒性を示す. β-ラクタム系抗生物質の化学構造は, ペプチドグリカン前駆体末端の D-Ala-D-Ala に類似している. その結果, 直鎖状のペプチドグリカンの架橋が起こらず, 網目構造をもった細胞壁ペプチドグリカンが完成しない (図9・3). 細胞壁をもたないマイコプラズマには β-ラクタム系抗生物質は無効である.

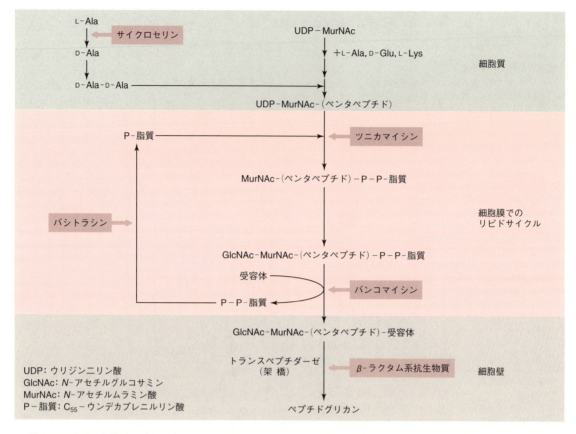

図9・2 細菌の細胞壁ペプチドグリカンの生合成系と抗生物質の作用点　➡は作用(阻害)点を示す．§4・1・1参照．

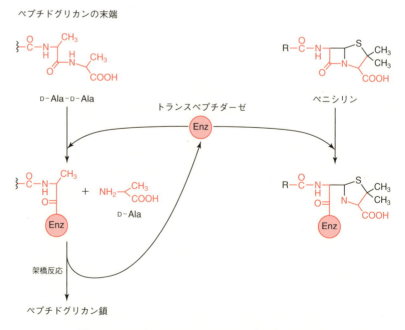

図9・3　ペニシリンによるトランスペプチダーゼの阻害

9・3 タンパク質合成系に作用する抗生物質

アミノグリコシド系，テトラサイクリン系，マクロライド系，リンコマイシン，クロラムフェニコールなどの多くの抗生物質は，**タンパク質合成系**に作用点をもつ．タンパク質合成は，タンパク質とRNAから構成される**リボソーム**上で行われる．このリボソームは原核生物と真核生物で大きさや構造が異なり，細菌のリボソームには作用するが，真核生物のリボソームでは作用しないものが細菌に対して選択毒性を示す．原核生物のリボソームは，沈降係数70S（分子量約2.7×10^6）で，30Sと50Sのサブユニットから成る．一方，真核生物のリボソームは，沈降係数80S（分子量約4.5×10^6）で，40Sと60Sのサブユニットから成る（図9・4）．テトラサイクリンやストレプトマイシンは30Sリボソームに，クロラムフェニコール，リンコマイシン，マクロライド系抗生物質は50Sリボソームに，カナマイシン，ネオマイシンは70Sリボソームに作用するため，真核生物には影響を与えない．シクロヘキシミドは，真核細胞の80Sリボソームに作用してタンパク質合成を選択的に阻害するため，真菌（酵母やカビ）や原虫の増殖を阻害するが，動物細胞への毒性も強い．

沈降係数：遠心機を用いて溶液を遠心すると溶質に遠心力が働き，移動する．このときの単位遠心加速度当たりの移動速度を沈降係数といい，Sで示す．

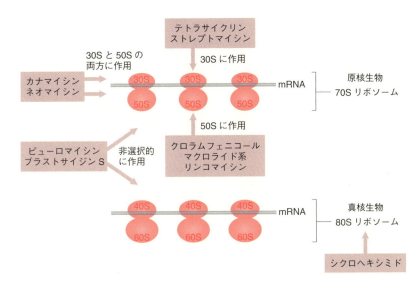

図9・4 原核生物と真核生物のリボソームの違いと抗生物質の作用点 ➡ は作用(阻害)点を示す．

タンパク質合成は，開始，ペプチド鎖伸長，終了の3段階に分けられるが，特定の段階を阻害するものや，複数の段階を阻害するものがある．カスガマイシンは，開始反応を特異的に阻害する．多くの抗生物質は，ペプチド鎖の伸長反応（図9・5）を阻害する．伸長反応は，アミノアシルtRNAがリボソームのA部位に結合する反応，新たなペプチド鎖をつくるペプチド転移反応（P部位のペプチジルtRNAのペプチド鎖部分はA部位のアミノアシルtRNAに転移し結合する），A部位のペプチジルtRNAがA部位からP部位に移るトランスロケーションの

A部位：アミノアシルtRNA結合部位．

P部位：ペプチジルtRNA結合部位．

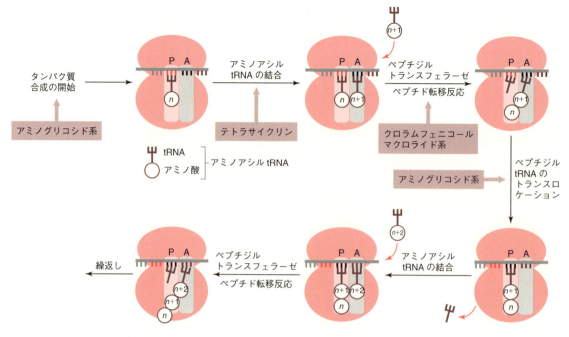

図 9・5 タンパク質合成におけるペプチド鎖伸長反応と抗生物質の作用点 ➡ は作用(阻害)点を示す．

三つの反応により行われる．この反応を繰返すことで，アミノ酸残基が 1 個ずつ伸長していく．ペプチド鎖をつくる反応は 50S サブユニットにある**ペプチジルトランスフェラーゼ**により行われる．テトラサイクリンは，アミノアシル tRNA のリボソームの A 部位への結合を阻害する．クロラムフェニコール，マクロライド系は，ペプチジルトランスフェラーゼ反応を阻害する．アミノグリコシド系は，さまざまな段階を阻害する．

原核細胞，真核細胞いずれのタンパク質合成も阻害するピューロマイシンの構造は，タンパク質合成の中間体であるアミノアシル tRNA のアミノ酸末端と似ており（図 9・6），アミノアシル tRNA の代わりにピューロマイシンが反応しペプチジルピューロマイシンが形成され（ピューロマイシン反応），結果としてタン

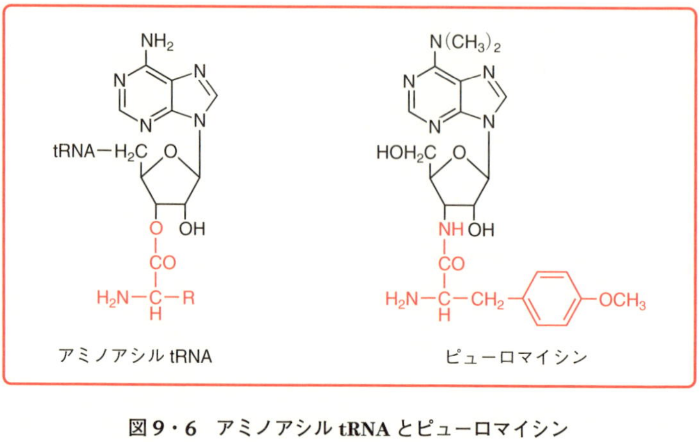

図 9・6 アミノアシル tRNA とピューロマイシン

パク質合成が阻害される。ピューロマイシンは細菌と動物細胞の両方の伸長反応を阻害するため、選択毒性が低く、生化学試薬、研究用試薬として用いられている。

9・4 細胞膜に作用する抗生物質

グラミシジン、ポリミキシンなどの環状ペプチド系抗生物質や、ナイスタチン、アンホテリシンなどのポリエン系抗生物質は、細胞膜の構造や機能を阻害することで抗微生物作用を示す。前者は細菌の、後者は真菌や原虫の細胞膜により強く作用するが、ヒトや哺乳動物の膜にも作用し、選択性はそれほど高くない。

真菌は、細胞壁成分にエルゴステロールを含み、細胞壁は多糖である β-グルカンやキチンを主成分としている*。ヒトや動物の細胞は細胞壁をもたず、細胞膜にはコレステロールを含んでいる。ポリエン系抗生物質であるアンホテリシンBは、真菌細胞膜中のエルゴステロールに結合し、細胞膜を変化させ、膜透過性に障害をひき起こすことで、抗真菌作用を示す。動物の膜成分であるコレステロールよりエルゴステロールに強く作用するため、選択毒性を示すが、その選択性はあまり高くない。ミコナゾールやフルコナゾールなどアゾール系合成抗真菌薬は、エルゴステロールの生合成酵素を特異的に阻害する。ミカファンギンは、ポリペプチド系抗生物質で、β-1,3-グルカン細胞壁の生合成阻害剤であり、*Candida* 属や *Aspergillus* 属の真菌に対して有効である。選択性は高い。

グラミシジンSはおもにグラム陽性菌に有効で、細胞膜に働くほか、真核生物のミトコンドリアに作用し、**脱共役剤**としても働く。ポリミキシンやコリスチンはグラム陰性菌に働く。ポリミキシンはグラム陰性菌の外膜のリポ多糖および内膜の酸性リン脂質と結合し、ホスホリパーゼを活性化し、脂質の分解をひき起こす。

ポリエーテル系抗生物質であるモネンシンなどは、金属イオンをキレートして分子の中に取込む**イオノホア**で、イオンの透過性を変えることで作用を発揮する。薬剤によりキレートしやすいイオンは異なる。たとえば、モネンシンは Na^+ とキレートをつくりやすく、バリノマイシンは K^+ とキレートしやすい。モネンシンは抗コクシジウム活性が強く、成長促進を目的とした飼料添加物として使用されている。

* §4・1・1参照.

脱共役剤: アンカップラーともいう。電子伝達系と酸化的リン酸化の共役を失わせる化合物。

イオノホア: 膜に作用して、そのイオン透過性を高める働きをする抗生物質。イオンと疎水性の複合体を形成し、イオンの透過性を高める。

コクシジウム: 消化管などの細胞内に寄生する原生生物（原虫）。人間、家畜、家禽に対して重大な疾患をひき起こすものが多く含まれている。*Eimeriidae* 科 *Eimeria* 属の原虫を指すことが多い。

9・5 核酸と核酸合成系に作用する抗生物質

ヌクレオチドの生合成およびその重合を阻害する抗生物質（図9・7）は、抗がん作用を示すものが多いが、リファンピシン（リファマイシンの誘導体）のように優れた抗菌活性を示すものもある。

ヌクレオチドの生合成系はすべての生物に共通であるため、アザセリンやDON（6-ジアゾ-5-オキソノルロイシン）などの抗生物質は、抗がん作用を示す。フォルマイシンは、生体でリン酸化されてフォルマイシン 5′-三リン酸（ATP類似体）となりRNA合成を阻害する。5-FU（5-フロオロウラシル；合成抗がん剤）

DON: 6-diazo-5-oxo-norleucine（6-ジアゾ-5-オキソノルロイシン）

5-FU: 5-fluorouracil（5-フルオロウラシル）

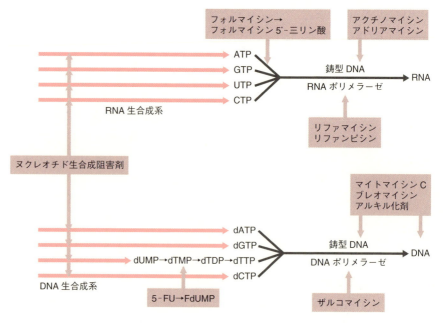

図9・7 RNAおよびDNA生合成系と抗生物質の作用点　➡は作用（阻害）点を示す．

は，生体内でFdUMP（5-フルオロデオキシウリジン一リン酸）となり，チミジル酸シンターゼを阻害することによりデオキシチミジン（dTMP）が不足してDNA合成を阻害する．

　RNAはDNAを鋳型としてDNA依存性RNAポリメラーゼにより合成される．**RNAポリメラーゼ**は，細菌では1種類のことが多いが，動物などの真核生物では，I（核小体に存在），II（核質に存在．mRNAを合成），III（核質に存在．低分子RNAを合成）の3種類がある．細菌と動物のRNAポリメラーゼは，分子の大きさ，薬剤感受性などが異なる．リファンピシンやリファマイシンなどのアンサマイシン系抗生物質は，細菌のRNAポリメラーゼを阻害するが，動物のRNAポリメラーゼにはほとんど作用しない．アクチノマイシンは，鋳型DNAと結合してRNAポリメラーゼの作用を阻害するため，細菌および動物細胞のRNA合成を阻害し，抗菌作用および抗がん作用を示す．

　DNAの新鎖はDNAを鋳型として**DNAポリメラーゼ**により合成される．細菌では，DNAポリメラーゼは3種類（I, II, III）存在し，DNAポリメラーゼIIIがDNA複製の主要酵素である．DNAポリメラーゼIは，DNA修復に重要である．DNAポリメラーゼは動物細胞でも3種類（α, β, γ）存在し，αが複製の主要酵素，βが修復酵素，γがミトコンドリアの酵素である．アドリアマイシンやダウノルビシンなどのアントラサイクリン系抗生物質は，二本鎖DNAとインターカレート（二本鎖の塩基対間にはまり込む）してDNAポリメラーゼやRNAポリメラーゼの作用を阻害して，抗がん活性を示す．DNAの複製には，**DNAジャイレース**（細菌のII型**DNAトポイソメラーゼ**のこと）により二本鎖DNAをときほぐす必要がある．ナリジクス酸系（キノロン系）の合成抗菌薬は，細菌の

DNAトポイソメラーゼ：二本鎖DNAの一方または両方を切断し再結合する酵素の総称．二本鎖DNAの一方だけを切断するものをI型トポイソメラーゼ，2本とも切断するものをII型トポイソメラーゼという．

DNA ジャイレースに特異的に作用して，抗菌作用を示す．真核生物の II 型トポイソメラーゼには作用しない．

9・6 エネルギー産生系に作用する抗生物質

エネルギー代謝系に作用する抗生物質で選択性の高いものは知られていない．図 9・8 に高等動物のミトコンドリアの電子伝達系と酸化的リン酸化ならびにその阻害剤の作用点を示す．

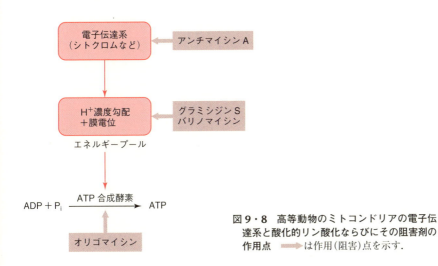

図 9・8 高等動物のミトコンドリアの電子伝達系と酸化的リン酸化ならびにその阻害剤の作用点　⟹ は作用(阻害)点を示す．

酸化的リン酸化に作用する抗生物質としては，呼吸鎖の電子伝達を阻害するもの（アンチマイシン A など），脱共役剤（グラミシジン S やバリノマイシンなど），H^+ 輸送性 ATP 合成を阻害するもの（オリゴマイシンなど）などがある．アンチマイシン A は，シトクロム b とシトクロム c_1 の間の電子伝達を阻害する．抗真菌作用を示すが，毒性も強い．グラミシジン S やバリノマイシンなどの脱共役剤が存在すると，呼吸は起こるが，ATP は生成しない．オリゴマイシンは真菌のエネルギー代謝を阻害する．**ATP 合成酵素**の F_o 部分と結合して ATP 生成を阻害することで電子伝達系を阻害する．このとき脱共役剤を添加すると，ATP 生成は阻害されたままであるが電子伝達系の阻害は解除される．

重要な用語

アミノグリコシド
エネルギー産生系
核酸と核酸合成
抗生物質
細胞壁
細胞膜
タンパク質合成
ペプチドグリカン
マクロライド
β-ラクタム

10 醸造食品

1. 醸造食品の製造における微生物の役割を理解する.
2. 日本酒, 焼酎, 味噌, 醤油など日本の伝統食品では, コウジカビ (*Aspergillus oryzae*) がデンプンやタンパク質を分解するという重要な役割を果たしてきた.
3. *Saccharomyces cerevisiae* を代表とする酵母が, アルコール発酵を行う.
4. 乳酸菌は古来から全世界で醸造食品に使われてきた.

　微生物による発酵作用を利用してつくる食品を醸造食品という. 代表的醸造食品には, 日本酒, ビール, ワインなどの酒類, 味噌, 醤油, 醸造酢などの調味料, ヨーグルトやチーズなどの発酵乳製品, 漬け物や納豆などの農産発酵食品, なれずしなどの水産発酵食品などがあり, 人間が微生物を科学的に認識するはるか昔から人類は微生物を利用し, さまざまな食品をつくり食生活に利用してきた.

10・1 酒　類

　酒類*は, アルコールを含む飲料で, 酵母が糖類からアルコールを発酵したものである (**醸造酒**). 醸造酒を主原料からみると, 米から日本酒, 大麦からビール, ブドウからワインがつくられる. さらに醸造酒を蒸留しアルコール濃度を高めた**蒸留酒**, 蒸留酒や醸造酒に植物エキスなどを加えた**リキュール**やみりんなどの混成酒がある. 各民族がその風土, 伝統に応じ, それぞれの酒をつくり, また酒は各民族の文化, 儀式, コミュニケーションに大きな影響を与えてきた.

* 日本の酒税法では酒類とは, アルコール分1度以上の飲料と定義されている. アルコール含量は容積百分率 (%) で表される.

10・1・1　日本酒 (清酒)

　日本酒 (清酒) は, 米を原料とする日本の伝統的酒で, 醸造段階では 20% を超えるアルコール度数に達し, 世界で最高のアルコール度数を示す醸造酒である. 日本酒の製造に使用する米を**酒米** (醸造用玄米) というが, たとえば, 炊飯したとき食味の良いコシヒカリなどは蒸し米が粘るなどの理由で醸造用の米としては好まれない. 醸造に適した米は**酒造好適米**といい, 山田錦に代表される大粒の米で, 中心部が白く不透明になった心白をもつ. 心白をもつと, コウジカビが内部まで生えやすくなり, **もろみ** (醪, 諸味; 後述) でよく溶解糖化される. 酒米は, 精米工程で砕けない, 蒸し米が粘らず扱いやすい, コウジカビが内部まで生える, もろみで溶解しやすいなどの性質をもつことが望まれる.

酒造好適米: 五百万石, 山田錦のほか, 美山錦, 八反錦, 雄町などがある.

　図 10・1 に日本酒の製造法を示す. 日本酒の製造ではまず玄米を**精米**とうせい(搗精,

精白ともいう）する．精米歩合（玄米を100％とする）は40〜70％で，通常の精米（精米歩合90〜92％）よりはるかに多くの部分を削る．これは発酵や香味に悪影響を与える脂質やタンパク質の含量を減らすためである．日本酒製造の歴史の中で，香りがよく，すっきりした品質が求められてきた*．そのため通常の精米よりもはるかに米を多く研ぎ，精米する．玄米の果皮や胚芽などのぬか成分は米の溶解糖化の障害になると同時に麹（こうじ）や酵母を必要以上に増殖させ，適正な発酵管理ができないなどの問題をひき起こす．また，脂質，タンパク質，鉄などは酒の香味や色に悪影響を及ぼしやすい．通常の精米では，脂質や灰分は玄米の1/3程度になり，タンパク質は10％程度減るが，精米歩合70％では，玄米に比べ灰分は1/5程度，脂質は1/10以下，タンパク質は30％程度減少する．

精白米を蒸し，糊化させる．糊化させるのは，デンプンに対して麹のアミラーゼを働きやすくさせるためである．蒸し米に**種麹**（黄コウジカビ *Aspergillus oryzae* の胞子）を接種，2日ほど培養して**麹**をつくる（この過程を**製麹**（せいきく）という）．清酒用のコウジカビに求められる性質としては，蒸し米によく繁殖し増殖速度が速いこと，α-アミラーゼ，グルコアミラーゼ，酸性プロテアーゼなどの活性が強いこと，胞子の着生が良いこと，製麹作業を容易にするため胞子柄が短

* 一般的な日本酒は，アルコール度数15〜17％，日本酒度+3〜-10，酸度1.1〜2.4，アミノ酸度1.0〜2.2，糖分2〜5％である．日本酒度とは，日本酒の比重（15℃）から求める酒の甘辛の指標で，ボーメ度（液体の比重を表す尺度で，水を0，15％ NaCl 水を15として，その間を15等分する）1度の1/10を日本酒度1度とする．つまり比重1（15℃の日本酒の重さ／4℃の水の重さ=1）が日本酒度0となり，水よりも軽いものは日本酒度が+に，重いものは-になる．アルコールが多いと比重は小さくなり，糖分が多いと比重が大きくなるので，日本酒度の+が大きくなるとより辛口に，-になるとより甘口になる傾向がある．

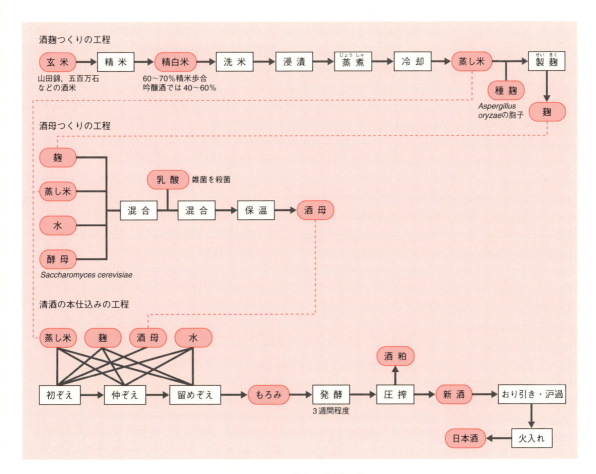

図10・1 日本酒の製造工程

コウジカビ

麹菌ともいう．*Aspergillus oryzae*（黄コウジカビ）が代表的コウジカビで，日本酒，味噌，醤油など日本の多くの醸造食品で使用されている．

日本の国花は桜，国鳥はキジのように，その国を代表する象徴がさまざまな分野にある．コウジカビは，古来よりわが国のさまざまな醸造食品をはじめ伝統食品に多大な貢献をしてきている国菌である．

黄コウジカビのほかに，*A. sojae*（黄コウジカビのグループ，醤油の製造に使用），*A. luchuensis*（黒コウジカビは泡盛の製造に使用．白コウジカビは焼酎の製造に使用）がある．黒コウジカビは*A. awamori*，白コウジカビは*A. kawachii*などともよばれていたが，分子系統学手法により同種であることが判明し，*A. luchuensis*に統一された．コウジカビは菌体外に多くの酵素を分泌するので，これらの醸造食品ではコウジカビの酵素がデンプンをグルコースに，タンパク質をペプチド，アミノ酸に分解することを利用している．アミラーゼ活性の強い株は，日本酒用，プロテアーゼ活性の強い株は味噌や醤油用に使われる．

なお，*Aspergillus*属には200以上の菌種があり，そのなかには日和見真菌感染症であるアスペルギルス症をひき起こす*A. fumigatus*，カビ毒アフラトキシンを生産する*A. flavus*を含む．

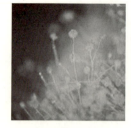
Aspergillus oryzae

優良酵母：現在日本酒製造で一般的に利用される選抜，育種された酵母で，低温で発酵する，香味の調和が良い，発酵力が強い，特徴的な香りがある，吟醸酒に向く，泡なしである，アルコール耐性が強いなど，日本酒製造に適した特徴的な性質をもっている．泡なし酵母とは，もろみで高い泡をつくらない酵母のことであり，高い泡をつくらないため，同じ発酵槽で仕込む量を大きくできる．

いこと，色素を産生しないことなどの性質が求められる．

麹に水と乳酸と優良酵母（*Saccharomyces cerevisiae*）を加えた後，発酵させ酒母〔（速醸）酛〕をつくる．乳酸を添加するのは，pHを酸性にすることで雑菌の増殖を防ぐためである．生酛や山廃酛など伝統的な酒母つくりでは，自然に存在する乳酸菌を利用して，pHを低下させていた（図10・2）．ついで，酒母に麹と蒸米（掛米）を加えもろみとする．もろみを発酵させ，再び麹と蒸し米を加える．このように順次麹と蒸し米を加えていく（**段仕込み**）．通常3回仕込むので3段仕込みという．このようにすることで微生物の濃度が減少することなく，安定な発酵が確保されると同時に，高濃度のアルコール発酵が可能となる．一般に

火落菌とメバロン酸，そしてスタチン

日本酒がときとして，異臭を発生する，酸っぱくなる，混濁するという品質劣化を起こすことがある．この現象を火落ちというが，火落ちはアルコール耐性を示す乳酸菌である火落菌（*Lactobacillus homohiochii*など）が増殖することにより起こる．火落菌の増殖因子の研究から田村学造により火落酸（コウジカビの代謝産物）が発見されたが，これはK. Folkersらにより*L. acidophilus*の増殖因子としてほぼ同時期に発見されたメバロン酸と同一のものであった．その後，メバロン酸経路によるイソプレノイドの生合成が明らかとなり，ステロイドやスクワレンの生合成経路も解明されていった．

遠藤章がコレステロール生合成阻害物質を微生物代謝産物中からスクリーニングし，*Penicillium citrinum*の培養液からHMG-CoA還元酵素〔HMG-CoA（ヒドロキシメチルグルタリルCoA）からメバロン酸をつくる酵素〕の特異的阻害物質コンパクチンを発見した．その後さまざまな類縁体が見いだされ，高脂血症薬であるスタチンが開発されていった．動物細胞の重要な生合成中間体であるメバロン酸が，コウジカビの代謝産物として，そして乳酸菌の増殖因子として発見され，またメバロン酸生合成の阻害物質がカビの代謝産物として発見されたことは，興味深い．

メバロン酸（火落酸）

HMG-CoA

コンパクチン

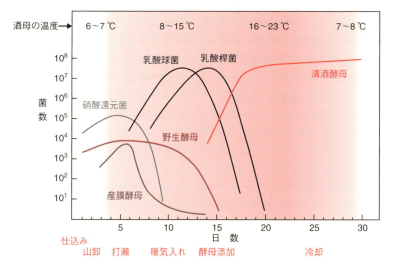

図 10・2 生酛系酒母における微生物の遷移 原料に由来する *Pseudomonas* 属などの硝酸還元菌が水に含まれる硝酸塩を分解して亜硝酸を産生する．コウジカビが生産したグルコースを利用して乳酸菌が増殖してきて乳酸を産生して酸性になる．硝酸還元菌は酸性で死滅していき，硝酸と乳酸により産膜酵母と野生酵母が死滅していく．乳酸が多量になると，乳酸により乳酸菌も死滅していく．ここに酵母を添加すれば，高純度の酒母ができる．酒類総合研究所ホームページより改変．

産膜酵母：液体の表面に皮膜を形成する酵母．*Pichia* 属，*Hansenula* 属酵母などは皮膜を形成しやすい．酒類の製造において産膜酵母の増殖は香味の点で望ましくない場合が多いが，シェリーの醸造では，産膜性を示すシェリー酵母（*Saccharomyces bayanus* など）を活用している．

アルコール発酵は 15 % のアルコールが上限といわれているが，清酒の醸造では 20〜22 % に及ぶ高アルコール濃度に達する．日本酒の発酵形式は，コウジカビの酵素（α-アミラーゼとグルコアミラーゼ）を使い米のデンプンをグルコースに糖化すると同時に，酵母が糖をアルコールに発酵する**並行複発酵**である．発酵終了後，圧搾機で沪過し，新酒と酒粕に分ける．新酒は，酒質に会うように調合し，アルコール度数や日本酒度，酸度などを合わせる．この生酒を 60〜70 ℃ で低温殺菌を行う．この低温殺菌のことを伝統的に"**火入れ**"とよぶ．火入れにより貯蔵性が増す．

10・1・2 ビール

ビールは，大麦を発芽させた**麦芽**を原料とし，麦芽の酵素によりデンプンを糖化し，酵母でアルコール発酵させた酒である．表 10・1 にビールの分類を示す．

表 10・1 ビールの分類

発酵形式	色	ビールの例
下面発酵	淡色	ピルスナー（チェコ），ドイツ，米国，日本などの通常のビール
下面発酵	中間色	ウィーンビール（オーストリア）
下面発酵	濃色	ミュンヘンビール（独）
上面発酵	淡色	ペールエール（英），白ビール[†]
上面発酵	濃色	スタウト（英），ポーター（英），ランビック（ベルギー）

[†] ヴァイス（白のドイツ語）ビール，ヴァイツェン（小麦のドイツ語）ビールともいう．原料に小麦麦芽や小麦を加えるのが特徴である．白ビールが濁っているのは小麦のタンパク質などのためである．独特の風味がある．

発酵形式で分類すると，後述するようにドイツタイプの**下面発酵**と，英国タイプの**上面発酵**に分かれる．また，淡黄色から褐色，黒とさまざまな色調のビールがある．これらは原料麦芽の種類などが異なっている．日本では酒税法の関係で，発泡酒や第三のビールといった新しい**ビール類似酒類**も製造されている．

図10・3にビールの製造工程を示す．日本酒の並行複発酵と異なり，ビールの場合は，糖化とアルコール発酵の二つの過程が分かれていて，それらが順に行われるので，ビールの発酵過程は**単行複発酵**である．ビールの製造では，まず大麦（ビール麦）から麦芽をつくる．麦芽が酵素源となり，原料を糖化する．大麦を発芽させたものを**緑麦芽**という．発芽中に α-アミラーゼ，ペプチダーゼ，β-グルカナーゼなどが新たに生合成される．大麦中の β-アミラーゼ（結合型）は発

ビール麦：ビールの原料となる大麦のこと．大麦には，穀皮がついている，ついていないで皮麦と裸麦があり，穂の形から二条と六条に分けられるが，ビール麦はおもに，皮麦の二条種である．粒が大きく，均一で，デンプン含量は多く，麦芽にしたときに酵素活性が強いものが良い．

発泡酒と第三のビール

近年さまざまなビール類似酒類が開発，販売されているが，その背景にはわが国の酒税法における酒税の違いがある．

ビールは，酒税法上麦芽の重量が水とホップ以外の原料の重量の2/3以上でなければならない．発泡酒ではビールと比べ原料中の麦芽の割合を減らして，副原料を増やしている．第三のビール（その他の発泡性酒類に相当）とは，ビールや発泡酒とは異なる原料を使ってつくられたビール風味の発泡性アルコール飲料のことで，原料にエンドウ，大豆など麦芽以外のものを使う．麦芽を使わない場合はその他の醸造酒になり，発泡酒に焼酎などの別のアルコール飲料を加えてつくる場合はリキュールになる．

酒税法上（平成18年改正）ビールの酒税は1kL当たり220,000円であるが，原料中麦芽の重量が50％未満25％以上の発泡酒では178,125円，25％未満の発泡酒では134,250円，その他のホップを含む発泡性酒類では80,000円となっている．ちなみに清酒では120,000円，果実酒では80,000円である．

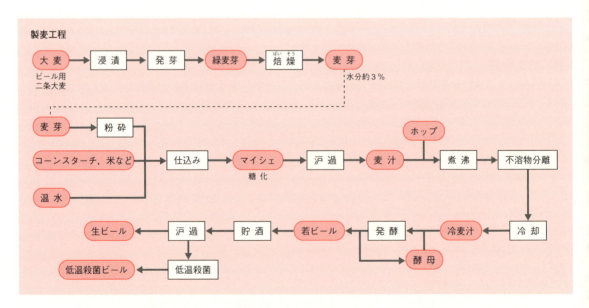

図10・3 ビールの製造工程 マイシェ：Maische（独），糖化もろみ

芽中に活性化する．酵素合成は，植物ホルモンであるジベレリンに依存している．胚芽で合成されたジベレリンが**アリューロン層**に移動し，アリューロン層で酵素が合成される．緑麦芽は貯蔵性が悪いため，乾燥し焙煎（焙燥）する．焙燥の過程で，**メイラード反応**が起こり，メラノイジン（褐変色素）や香気成分が形成される．焙燥の程度により，色（淡黄色から赤茶色，黒）や香味の異なった麦芽（モルト）ができる．

麦芽を粉砕した後，副原料（コーンスターチ，コーングリッツ，米など）と温水を加え，適当な温度管理を行うことで，麦芽の酵素（α-アミラーゼ，β-アミラーゼ，ペプチダーゼなど）を働かせ，麦や副原料のデンプンをマルトースに糖化し，またタンパク質も可溶化する．穀皮などの不溶物を除いた後，ホップを添加し，煮沸する．煮沸により微生物は殺菌され，酵素活性も完全になくなる．メイラード反応が進行し，麦汁の色も濃くなる．

ホップ（*Humulus lupulus*）は，つる性で雌雄異花のクワ科の多年性植物である．ビール製造には雌花（毬花という）を使用する．毬花の基部にルプリンとよばれる顆粒があり，その中の成分が香味をもたらす．煮沸の過程で，α-酸（フムロン）などのホップ成分が熱水抽出されると同時にα-酸の異性化が起きる（図10・4）．異性化したα-酸〔イソα-酸（イソフムロン）という〕は，苦味を呈し，水溶性が増し，ビールの苦味となる．独特の香りもホップによりビールに付与される．またイソα-酸はビールの泡持ちにも不可欠の成分である．ホップ成分は抗菌活性をもち，ビールの貯蔵性を向上させる．煮沸後沪過し，麦汁を得た後，冷却して酵母を添加し，アルコール発酵させる．

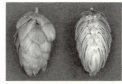

ホップの毬花．サッポロビール株式会社提供．

アリューロン層：糊粉層ともいう．胚乳の最外層にある細胞層で，種皮の内側にある．胚乳の大部分を占めるデンプン貯蔵組織に比べ，タンパク質や脂質の量が高く，各種酵素が含まれる．発芽により酵素が合成，活性化され，胚乳中のデンプンやタンパク質などを可溶化して胚に供給する．精米ではぬかとして取除かれる．

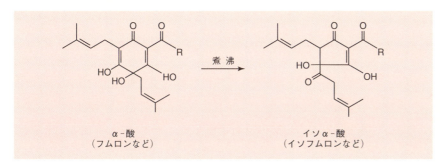

図10・4 α-酸の異性化 麦汁に添加されたホップ中のα-酸（フムロンなど）は，煮沸によりイソα-酸（イソフムロンなど）に異性化する．

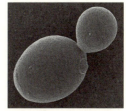

ビール酵母．サッポロビール株式会社提供．

ビール酵母は，ドイツタイプのビール（日本や米国の多くのビールはこのタイプ）では**下面発酵酵母**（*Saccharomyces pastorianus*）を，英国のスタウトなどでは**上面発酵酵母**（*Saccharomyces cerevisiae*）を用いる．上面発酵酵母を用いた発酵を上面発酵，下面発酵酵母を用いた発酵を下面発酵という．上面発酵では，比較的高温（15～20℃）で3～5日間発酵させる．発酵後期には酵母が浮き上がる．酵母を除いたビールは仕上げ用の樽に移し1週間程度二次発酵させる．下面発酵では，低温（5～10℃）で7～10日間発酵（主発酵）させる．発酵後期には酵母は凝集沈殿する．主発酵により得られた若ビールをさらに1～3カ月間，0℃付

Saccharomyces pastorianus：下面発酵を行う酵母．種名はPasteurの名前にちなみ付けられた．従来の*S. carlsbergensis*である．*S. bayanus*と*S. cerevisiae*のハイブリッドであると考えられている．*S. pastorianus*は*S. cerevisiae*に比べ低温に適応している．日本酒酵母，ワイン酵母，パン酵母，ビールの上面発酵酵母は，分類学的にはいずれも*S. cerevisiae*であるが，それぞれの製造や品質に合った特徴をもっている．

＊ 貯酒することをドイツ語で lagern といい，ラガービールの語源となった．

近で熟成させる．この過程を**後発酵**もしくは**貯酒**という＊．後発酵中に，未熟な香味を除き，発酵で生じる炭酸ガス（CO_2）を過飽和に溶け込ます．この炭酸ガスがビールを注いだときの泡立ちの元になる．貯酒の終わったビールを沪過し，製品ビール（生ビール）とする．60〜70℃で低温殺菌すれば微生物学的に安定性が高く，貯蔵性の優れた低温殺菌ビールになる．現在わが国では，生ビールの微生物学的安定性を高め，流通，貯蔵性を上げるために，より精密な沪過が行われていて，微生物学的に安定な生ビールが流通している．

日本酒とビールの製造法を比較すると，両者の間には原料が米か大麦，酵素源がコウジカビか麦芽，発酵形式が並行複発酵か単行複発酵，酵母添加の前の煮沸殺菌工程の有無という特徴的な違いがある．

10・1・3 ワイン（ブドウ酒）

ワインは広くは果実酒一般を指すが，狭義にはここで述べるブドウ果汁を発酵させたブドウ酒を指す．ワインの分類には，色で分ける（赤ワイン，ロゼワイン，白ワイン），糖分で分ける，醸造法で分ける，産地で分ける，発泡性のあるなしで分けるなど，さまざまある（表10・2）．ワインは，ブドウ中のグルコース（ブドウ糖）やフルクトース（果糖）をアルコール発酵させてつくる．そのため製造過程にデンプンの糖化過程はない（**単発酵**）．

赤ワインと白ワインの製造工程を図10・5に示す．簡単にいうと赤ワインは，ブドウ果実を果皮，核ともに発酵させ搾ったもので，白ワインは搾汁したブドウ果汁を発酵させたものである．果肉には色素はないため，素早く搾汁すれば赤色系ブドウからも白ワインができる．

原料のブドウには，ヨーロッパ系のヴィニフェラ種（*Vitis vinifera*）と米国系のラブラスカ種（*Vitis labrusca*）の2種ある．ヴィニフェラ種にはカベルネ・ソービニヨン（赤用），メルロー（赤用），セミヨン（白用），リースリング（白用）

表10・2 ワインの分類と製造法

分類別	種類	製造法や特徴など
色	赤ワイン	赤色系と黒色系のブドウをそのまま発酵させる．果皮の色素が溶け出す．
	白ワイン	緑色系と赤色系のブドウから果汁を搾り，発酵させる．果皮の色素が溶け出さない．
	ロゼワイン	ピンク色のワイン．赤と白の中間色で，製法はさまざまである．
発泡性	発泡性ワイン	発酵で生じる炭酸ガスを溶け込ませたもの．シャンパン[†]，ヴァン・ムスー（仏），ゼクト（独），スプマンテ（伊），スパークリングワイン（米）など．
	非発泡性ワイン	炭酸ガスが溶け込んでいない，通常のワイン．スティルワインともいう．
アルコール類などの添加の有無	天然ワイン	ブドウの果汁のみからつくった通常のワイン．食中酒となることが多い．
	酒精強化ワイン	発酵中の果汁にブランデーなどを添加して，発酵を止めた後，長期熟成したもの．香味が濃厚．ポート（ポルトガル），シェリー（スペイン）など．
	混成ワイン	ワインをベースとして，薬草や香料，色素などを添加してつくったもの．ベルモット（白ワインに各種草根木皮を添加抽出）など．

[†] "シャンパン"はフランスのシャンパーニュ地方でつくられた発泡性ワインにしか使用できない．

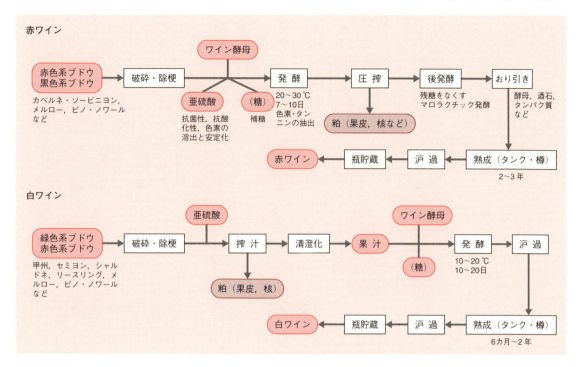

図10・5 ワインの製造工程

など多くのワイン用品種がある．ラブルスカ種は多湿帯を起源としており，日本のような風土にも合うが，独特な香味をもち，単独ではおもに生食やジュースに用いる．日本で古くから栽培されている甲州はヴィニフェラ種で，近代つくられたマスカット・ベリーAは交配種である．ブドウ果房（ブドウの房）は，果梗，果柄（枝と粒の間の小さな枝），果粒に分けられ，果粒は，果皮，果肉，核から成る．果梗と果柄は必要ないため仕込み時に除かれる（除梗）．赤色系，黒色系ブドウの果皮はアントシアニン系色素やタンニンを含み，核はタンニンを含む．果肉には，糖分（グルコースやフルクトース），有機酸（リンゴ酸や酒石酸）などが含まれる．糖分は22％程度が望ましく，糖分が少ない場合は補糖する．

果汁中のグルコースとフルクトースが**ワイン酵母**（*Saccharomyces cerevisiae*）によりエタノールになる．ワイン酵母は，発酵速度，亜硫酸耐性，アルコール耐性，低pH耐性，濃厚糖耐性などを指標に自然界から選抜，育種されたもので，一般的には仕込み時に，培養したワイン酵母を添加する．赤ワインでは，発酵中に果皮から色素やタンニンが，核からタンニンが溶出してくる．発酵終期から熟成中に乳酸菌が増殖すると，リンゴ酸を分解し乳酸を生成する（**マロラクチック発酵**）．アルコールの生成とともに，酒石酸の溶解度が減少し，酒石として析出してくる．白ワインでは，アントシアニン系色素を含まない品種を用いるほか，搾汁して果汁にしてから発酵するため，赤ワインのような色はつかない．

製造時に亜硫酸（二酸化硫黄）もしくはピロ亜硫酸カリウム（$K_2S_2O_5$，メタカリともいう）を添加するのはワイン製造の大きな特徴である．赤ワインのもろみでは，75～100 ppm程度添加する（食品衛生法で350 ppm以上残留しないよう

マロラクチック発酵（リンゴ酸−乳酸発酵）：

$$\begin{array}{c} COOH \\ | \\ HO-CH \\ | \\ CH_2 \\ | \\ COOH \end{array}$$
L-リンゴ酸

↓乳酸菌

$$\begin{array}{c} COOH \\ | \\ HO-CH \quad + \quad CO_2 \\ | \\ CH_3 \end{array}$$
L-乳酸

カルボキシ基（−COOH）が減り，酸味がやわらかくなる．

に定められている).ワインは仕込みの段階で加熱殺菌工程がなく,ブドウに付着している微生物はすべて混入してくる.ワインの発酵では,ブドウの低 pH(ブドウ果汁の pH は約 3.4)および発酵により生成してくるアルコールの作用により,雑菌の増殖を抑制している.亜硫酸の効果としては,抗菌活性(野生酵母,細菌,カビに対する抗菌作用)が大きいが,それ以外にも,抗酸化活性(ポリフェノールの酸化や褐変防止),色素やタンニンの溶出,安定性の向上などがあげられる.

ロゼワインは,赤ワイン用のブドウを用いて仕込んだ後,発酵の早い時期に圧搾してから発酵を続けてつくる.赤ブドウと白ブドウを混ぜて仕込む,赤ワインと白ワインを混ぜるなどのつくり方がある.

よく熟したブドウの果皮に灰色カビの一種(*Botrytis cinerea*)が繁殖すると,水分が蒸散,減少し,グルコース濃度は 30～50% に達し,干しブドウ状になる.これからつくられたワインが**貴腐ワイン**で,アルコール発酵後も糖分が残り,特有の芳醇な香味がつくられる.ハンガリーのトカイアスーエッセンシア,ボルドーのソーテルヌ,ドイツのトロッケンベーレンアウスレーゼなどが有名である.

10・1・4 焼　　酎

焼酎は,わが国固有の蒸留酒で,原料および製造法の違いにより種類が分かれる.原料としては,米,大麦,サツマイモ,黒糖,ソバなどがある.コウジカビとして,クエン酸産生能の高い白コウジカビ(*Aspergillus kawachii* もしくは *A. luchuensis* mut. *kawachii*)や黒コウジカビ(*A. awamori*)が用いられる[*1].焼酎は伝統的には温暖な地方でつくられるので,もろみは酸敗しやすいが,麹中に産生されるクエン酸の作用により,発酵が順調に進む.製麹[*2]は日本酒とほぼ同じであるが,仕込みは日本酒とは異なり,2 段に仕込む.一次仕込みが酒母つくりに相当する.二次仕込みでもろみに水と掛原料を加える.焼酎の種類により掛原料が異なるが,掛原料である米はどの種類でも使う.伝統的焼酎(**単式蒸留焼酎**,焼酎乙類,本格焼酎)では,蒸留は単式蒸留器を用い,1 回蒸溜する.**連続式蒸溜焼酎**(焼酎甲類)では,糖蜜などの糖質を原料として酵母でアルコール発酵させた後,連続蒸留器を使用して高濃度エタノールを得て,それを水で希釈する.

[*1] いずれも現在の学名は *A. luchuensis* である.

[*2] §10・1・1 参照.

10・2 発酵調味料

10・2・1 味　　噌

味噌は,大豆に米麹か麦麹(大麦でつくった麹)を混ぜたものに食塩を加え,もしくは大豆すべてを麹にして(豆麹)食塩を加え,発酵,熟成させた醸造食品で,それぞれ米味噌,麦味噌,豆味噌という.使用目的から味噌汁などに使う普通味噌と直接食べるなめ味噌に大別される.味噌の約 8 割は普通味噌の米味噌である.

米味噌の製法を図 10・6 に示す.使用する大豆重量に対する麹米(麹の原料と

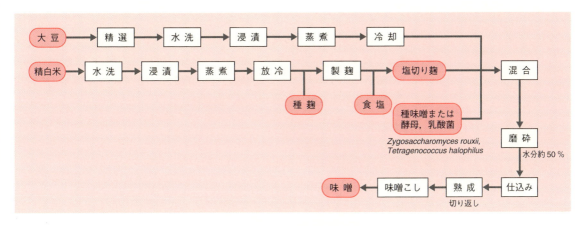

図 10・6　米味噌の製造工程

なる精白米)重量の比を 10 倍したものを麹歩合，麹米に対する食塩の比を 10 倍したものを塩切り歩合という*．麹歩合が低く，塩切り歩合が高いほど熟成期間が長くかかる．大豆は水洗した後水に浸漬する．浸漬時間は 12〜15 時間で，大豆の重量が約 2.2 倍になる．つぎに大豆を 4〜5 時間蒸煮する．蒸煮大豆は 35 ℃まで冷やし，塩切り麹とよく混合した後磨砕してつぶす．仕込みのときの水分量は 50 % くらいにし，熟成を早めるには種味噌を 2〜3 % 添加する．仕込んだ後冷暗所で熟成させる．熟成期間は甘味噌系で 3〜5 カ月，辛味噌系で 6〜12 カ月である．熟成した味噌は味噌こし機にかけ，製品にする．図 10・7 に熟成中に起こる成分変化を示す．コウジカビ (*A. oryzae*) の酵素作用と耐塩性の酵母や乳酸菌の発酵作用，成分間反応（メイラード反応など）が起こる．タンパク質はコウ

* 辛口の米味噌では，麹歩合が 5〜10，塩切り歩合が 3〜10 程度である．

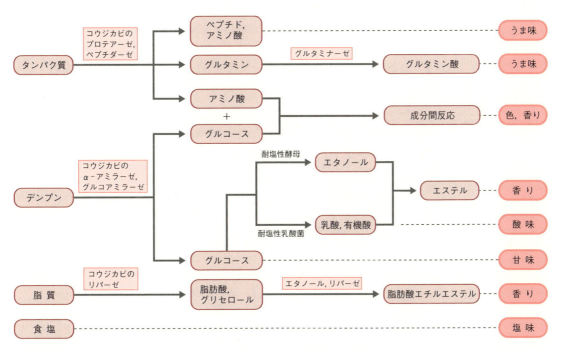

図 10・7　味噌の熟成中に起こる成分変化

ジカビのプロテアーゼ，ペプチダーゼなどの酵素によりペプチド，アミノ酸に分解され，主要旨味成分であるグルタミン酸が生じる．デンプンは，コウジカビのアミラーゼによりグルコースに分解され，さらに耐塩性の酵母（*Zygosaccharomyces rouxii*）によりエタノールに，耐塩性の乳酸菌（*Tetragenococcus halophilus*）により乳酸などの有機酸に分解される．脂質は，コウジカビのリパーゼにより分解され，一部脂肪酸エチルにエステル化される．熟成中には形成された糖とアミノ酸間でメイラード反応（アミノカルボニル反応）が起こり，またエタノールと酸の間でエステル化などの反応が起こり，色や香りが形成される．

甘味噌，白味噌は，麹歩合を 12～30 として米の割合を増やし，食塩含量が製品味噌に対して 5～7% と低塩にした味噌で，コウジカビの糖化酵素が働きやすいように 50 ℃前後で仕込む．発酵香や味噌臭はあまりない．白色で甘味が強いが，貯蔵性は劣る．味噌汁以外に調味料や食品加工用などにも使われる．

麦味噌は，蒸煮した大麦でつくった麦麹に蒸煮した大豆を混ぜ，食塩を加え仕込み，発酵，熟成させた味噌で，米味噌に比べ独特の風味と色調がある．淡色系の麦味噌は 30 日以内の熟成日数で，コウジカビの酵素作用により熟成が進行する．赤味噌系の麦味噌では，2 カ月程度熟成させ，熟成中に酵母や乳酸菌の発酵も十分行わせる．

豆味噌は，大豆全量を豆麹として仕込む．米や麦を使用しないため，デンプンや糖などの発酵基質が少ない．そのため酵母や乳酸菌の増殖は微弱で，タンパク質の酵素分解に重点を置く酵素分解型の味噌である．熟成期間は長く，天然醸造では 6 カ月～1 年かける．

10・2・2 醤　油

醤油は日本の代表的調味料で，味噌の液部だけを取出すことから始まったといわれている．醤油は味噌に比べ種類が少ない．表 10・3 に醤油の種類と特徴を示す．醤油は，大豆と小麦を原料とした醤油麹に塩水を混ぜて仕込み，発酵，熟成

表 10・3　醤油の種類と特徴

醤油の種類	おもな産地	特　徴
濃口醤油（普通醤油）	関東地方	最も一般的なもの．香りがあり，色も濃い．大豆と小麦をほぼ同量用い麹をつくる．
淡口（薄口）醤油	関西地方	色が薄く，さらっとした感じ．味付けに使う．塩分が高く，米麹を補い甘みを付ける．
溜まり醤油	愛知，岐阜，三重	大豆を主原料として麹をつくる．香りは少ないが，濃厚な味がする．刺身醤油や米菓，つくだ煮に使われる．
甘露醤油	山口，広島，島根など	濃口醤油に比べ，色，味が濃い．
白醤油	名古屋	色は淡口醤油より薄い．麹臭が強く，甘い．
魚醤油[†]	秋田，能登，香川	魚醤ともいい，魚，イカ，貝類を原料につくったもの．秋田の"しょっつる"や能登の"いしる"，香川の"いかなご"などがある．

[†] § 10・5・3 参照．

した後，圧搾し液体部を取出したものである．

醤油の製造法を図10・8に示す．水洗した大豆を水につけ，浸漬大豆を5〜6時間蒸煮する．小麦は炒った後割り砕く．この大豆と小麦に種麹 (A. oryzae や A. sojae の胞子) を加えて，3日程度，30℃でコウジカビを増殖させ，麹をつくる（製麹）．醤油麹としては，タンパク質分解酵素活性やペプチダーゼの活性が強いこと，良好な香気を生成するものが望ましい．この麹と食塩水を混合し仕込む．仕込んだものをもろみという．酸素を供給するためときどきもろみを撹拌（かい入れ）する．熟成の終わったもろみはこし袋で搾汁する．こうして得られたものを生醤油という．生醤油は，加熱殺菌（火入れ）する．火入れにより香りや光沢が良くなるとともに酵素が失活し貯蔵性が高まる．おりを除いた後，容器に密封し，製品醤油となる．

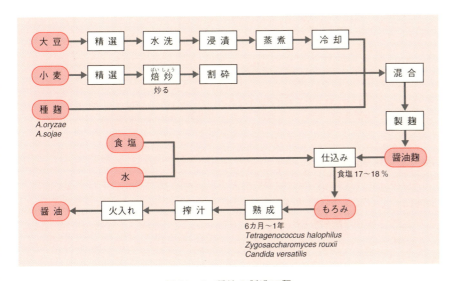

図10・8　醤油の製造工程

原料大豆を浸漬後蒸煮して加熱処理するのは，大豆タンパク質を加熱変性させ，麹のプロテアーゼの作用を受けやすくするためである．小麦を炒るのは，小麦のデンプンを糊化させて麹のアミラーゼの作用を受けやすくするためである．醤油も熟成中に図10・6に示したような変化を起こすが，変化の程度は味噌に比べはるかに大きい．加熱変性したタンパク質は，麹のプロテアーゼで分解され，さらにペプチダーゼによりオリゴペプチドやアミノ酸になる．また，生成したグルタミンはグルタミナーゼの作用でグルタミン酸になる．糊化したデンプンはコウジカビのアミラーゼ，グルコシダーゼの作用でグルコースになる．耐塩性乳酸菌（Tetragenococcus halophilus）の作用により乳酸発酵が起こり，耐塩性酵母（Zygosaccharomyces rouxii）によりアルコール発酵が起こる．T. halophilus は，グラム陽性，通性嫌気性の球菌で，ほぼホモ乳酸発酵し，グルコースから L-乳酸を生成する．Z. rouxii は，高濃度の食塩存在下，グルコースからエタノールを産生する．発酵後期に増殖する**後熟酵母**（Candida versatilis）が醤油特有香である

4-エチルグアイアコールをつくる．これらの微生物遷移を模式的に示したのが図10・9である．熟成中に生じたさまざまな物質，たとえばグルコースやアミノ酸はさらに反応（アミノカルボニル反応）し，香味や醤油の色を形成する．

4-エチルグアイアコール

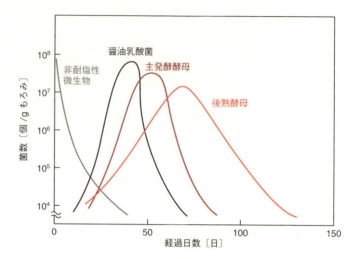

図 10・9　醤油もろみ中の微生物の動態の一例　吉澤 淑ほか編 "醸造・発酵食品の辞典（普及版）", p.411, 朝倉書店 (2002) より改変．

10・2・3　酢

古くから酢（食酢）は重要な調味料であり，保存料であった．おそらく酒類と同時につくられた発酵調味料である．酒を放置しておくと，表面に皮膜が張り，中身が酢に変る（**酢酸発酵**）．これは好気性菌である酢酸菌が空気中の酸素を使い，アルコールを酢酸に酸化することで生じる．

$$C_2H_5OH + O_2 \longrightarrow CH_3COOH + H_2O$$

このように酢はアルコールを主原料とするため，アルコールの由来によりさまざまな酢ができる．原料別にみると，穀類からの**穀物酢**（米酢，粕酢，麦芽酢など），**果実酢**（ワインビネガー，リンゴ酢），**アルコール酢**がある．また，発酵法としては**表面発酵法**と**深部発酵法**がある．酢酸菌としては *Acetobacter aceti*, *A. pasteurianus* などがある．*Acetobacter* 属菌は 桿状のグラム陰性で偏性好気性である．また，窒素固定能がある．酸を生産するため酸に耐性であり，pH 5.0 以下でも増殖する．エタノールは酢酸菌の細胞膜にあるアルコールデヒドロゲナーゼ（脱水素酵素）およびアセトアルデヒドデヒドロゲナーゼによってアセトアルデヒドを経由して酢酸へ酸化される．

10・2・3　みりん

みりんは400年ほど前からつくられているわが国固有の酒もしくは調味料で，アルコールまたは焼酎に米麹と蒸しモチ米を混合して，約20%のアルコールで1カ月ほど熟成し，モチ米を糖化分解し，圧搾沪過してつくる（図10・10）．淡

ナタデココと酢酸菌：ナタデココはココナッツミルクを酢酸菌の一種で発酵させてセルロースゲルを形成させたもの．

穀物酢：穀物中のデンプンを糖化した後，酒をつくる．

果実酒：果汁中の糖分から酒をつくる．

アルコール酢：糖蜜，イモ類，トウモロコシなどからアルコールをつくる．

表面発酵法：食酢用のもろみの表面に酢酸菌の皮膜を形成させ，酢酸発酵させる．

深部発酵法：全面発酵法．空気を強制的に吹き込んで酸化を促進させる．

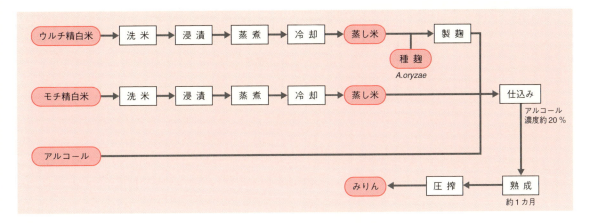

図 10・10 みりんの製造工程

黄色透明な甘味の強い酒である．みりんはおもに調味料として用いられるが，正月に飲むお屠蘇（屠蘇酒）や薬味酒にも用いられる．ウルチ米で麹をつくり，蒸したモチ米とアルコールを混合して仕込む．高アルコールの存在下，コウジカビは死滅するが，麹の酵素により米のデンプンが糖化する．圧搾，沪過後おり引きし，さらに貯蔵後清澄，沪過し，製品とする．火入れ（加熱殺菌）はしない．現在このような伝統的みりんを本みりんという（表 10・4）．本直しでは，みりんやみりんのもろみに焼酎を添加する．みりん風調味料はアルコールを含まず，水あめやグルコースを主体として調味料や有機酸を加える．本来のみりんのつくり方とはまったく異なる．

屠蘇酒：屠蘇散（山椒，防草など数種の薬草を調合したもの）を酒やみりんに浸したもの．

表 10・4 みりんの成分と特徴

	アルコール (v/v %)	糖分 (%)	酸度	アミノ酸窒素 (mg %)	pH
本みりん	14	47	0.5	28	5.7
本直し	22	8	—	—	6.0
みりん風調味料	<1.0	65	2.7	5	3.4〜4.9

10・3　その他の穀類，および豆，野菜の発酵食品

10・3・1　パ　ン

パンは，小麦粉，水，食塩，酵母，砂糖，油脂などをこね合わせて生地（**ドウ**）をつくり，これを発酵，膨張させ，焼成したものである．小麦以外に，ライ麦，大麦などを使用することもある．通常のドウの他，乳酸発酵させたサワードウもある．また，酵母の代わりにベーキングパウダーを入れ膨張させるものや，チャパティーのように酵母を入れずに平らな形のものもある（無発酵なので膨らまない）．
パンに使用される酵母（**パン酵母**，**イースト**）は *Saccharomyces cerevisiae* で，

サワードウ：酵母（*Saccharomyces exiguus*）と乳酸菌（*Lactobacillus sanfranciscensis* など）を発酵させた伝統的なドウで，サンフランシスコサワーブレッド（米），パネトーネ（伊）などに残っている．乳酸発酵させることで雑菌の増殖が抑制され酵母の増殖を助ける．サワーは酸っぱいという意味．サワードウでつくったパンは独特の酸味，風味を有する．

日本酒やワインの製造に用いられる酵母と同種であるが，酒類に用いられる酵母とは製パン特性という観点からは性状が異なる．製パンにおける酵母の役割は，発酵による生地中の糖類からの CO_2 の発生とそれに伴うパン生地の膨張，生地の物性変化や熟成がおもなものである．酵母の代謝産物はフレーバーにも影響する．具体的には，パンの容積やパン内部のきめの細やかさに大きな影響を与える．酵母は，小麦粉に含まれるグルコース，生地中でデンプンからアミラーゼの作用により生じるマルトース，添加する砂糖などの糖類を資化し，CO_2 を発生する．CO_2 と空気の水に対する溶解性を比べると，CO_2 は空気よりも約60倍多く水に溶ける（0 ℃）．温度上昇に伴い溶解していた CO_2 が放出され CO_2 の微小な気泡が多数できることが，パンの膨化に大きな役割を果たしている．

添加する酵母としては，生イーストが主であるが，家庭用などでは保存性の高いドライイーストも用いられる．生イーストは冷蔵で3〜4週間，ドライイーストは冷蔵で6カ月〜1年以上，室温で数カ月保存できる．

生イースト：酵母を大量に培養した後集菌し圧搾したもの．

ドライイースト：噴霧乾燥などにより酵母の活性を保ったまま乾燥させたもの．

10・3・2 納　豆

納豆には，**糸引き納豆**と**塩納豆**があるが，ここでは一般的な糸引き納豆について述べる．納豆は，大豆を蒸煮した後，**納豆菌**の単独発酵によりつくられる（図10・11）．納豆菌（旧 *Bacillus natto*）は分類学的には *Bacillus subtilis*（枯草菌）の仲間である．グラム陽性の好気性桿菌（長さ2〜3 μm）で，耐熱性芽胞をつくる．納豆菌は，ビオチンを要求する，発酵させると強く糸を引く，独特の風味をもつなど他の枯草菌と異なる性質を有する．蒸煮した大豆に，熱いうちに納豆菌の芽胞を噴霧して，混合する．直ちに容器に充填，包装し，発酵させる．芽胞は発芽し，納豆菌の増殖に伴い，納豆特有の粘質物と風味が形成される．主発酵は16時間程度で，その後冷却し，後熟発酵し香味を整え，出荷する．納豆の粘質物の主体は，納豆菌が産生する γ-グルタミルトランスペプチダーゼの作用により生じる γ-ポリグルタミン酸である．発酵中に納豆菌が大豆タンパク質を分解するとともに，グルタミン酸などのアミノ酸を遊離させうま味を増すが，さらに分解が進むとアンモニアが発生してくる．納豆は消化性が良く，また，ビタミン K（600 μg/100 g）やビタミン B_2（0.56 mg/100 g）などを多量に含む食品である．

納豆の特異臭には，アセトイン，ジアセチル，短鎖分枝脂肪酸，アンモニアなどが寄与するが，納豆菌を育種し，ロイシン，イソロイシン，バリンなどの分枝

塩納豆：寺納豆ともいう．蒸煮大豆とコウジカビで豆麹をつくり，食塩水を加えて発酵，熟成させた後乾燥させたもの．豆味噌に似る．大徳寺納豆，浜納豆などがある．

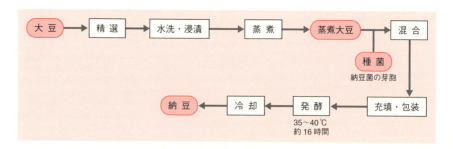

図10・11　納豆の製造工程

アミノ酸からそれらに対応するイソ吉草酸，2-メチル酪酸，イソ酪酸などの低級分枝脂肪酸などをつくらない納豆，つまりにおいの弱い納豆などが開発されている．低級分枝脂肪酸要求変異株を選択することで，低級分枝脂肪酸をつくらない**納豆菌変異株**（ロイシンデデヒドロゲナーゼ欠損変異株）が選抜された．

ロイシンデヒドロゲナーゼの役割:

$$\begin{array}{c} R \\ | \\ H_2N-CH-COOH \end{array}$$

ロイシン
イソロイシン
バリン

↓ ロイシンデヒドロゲナーゼ
（酸化的脱アミノ反応）

$$\begin{array}{c} R \\ | \\ O=C-COOH \end{array}$$

2-オキソイソカプロン酸
2-オキソ-3-メチル吉草酸
2-オキソイソ吉草酸

↓

$$\begin{array}{c} R \\ | \\ O=C-SCoA \end{array}$$

イソバレリル CoA
2-メチルブチリル CoA
イソブチリル CoA

↓

$$\begin{array}{c} R \\ | \\ COOH \end{array}$$

イソ吉草酸
2-メチル酪酸
イソ酪酸

10・3・3 テンペ

テンペはインドネシアの伝統的発酵食品で，蒸煮した大豆に *R. oryzae* や *R. oligosporus* などの *Rhizopus* 属のカビ（クモノスカビ）を生やし，大豆が白い菌糸体で覆われ固まったもの（大豆テンペ）である．大豆に他の豆を加えたものや他の豆だけでつくったものもある．

製造工程を図10・12に示す．まず大豆を軽くゆでた後，皮をむく（脱皮）．皮をむくことで表面にカビが増殖しやすくなる．つぎに脱皮大豆を浸漬する．このとき乳酸発酵を行うか，酸を添加する．これは，pHを3.5～4に下げることで雑菌の増殖を抑えるとともにカビを増殖しやすくするためである．豆を煮た後，煮豆を広げ冷却し，表面を乾燥させた後，*Rhizopus* 属カビを種付けする．バナナの葉などでくるんだり，ビニール袋に入れたりし，1～2日間発酵させると，菌糸が伸び，自己発熱により品温は50 ℃程度まで上昇し，その後自然に温度が下がり始める．発酵中にタンパク質は分解され水溶性タンパク質やアミノ酸が増加する．発酵終了後には煮豆の粒と粒の間に菌糸が入り込んで絡み合い，しっかり煮豆を締め付け，表面は白い菌糸で覆われマット状になる．

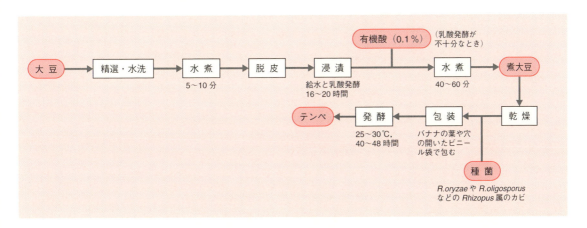

図10・12 テンペの製造工程

テンペは，そのまま食べることはなく，料理素材となる．インドネシアでは，食べやすい大きさに切って，塩水などにつけ，油で揚げたり，炒めたり，煮込みにしたりする．

オンチョムもインドネシアの発酵食品で，脱脂落花生粕（ピーナッツの脱脂粕）やおからなどを乳酸発酵させた後，*Neurospora* 属のカビ（*N. sitophila*，*N. intermedia* など）を接種し，1～2日発酵させる．菌糸と桃色の胞子で全面が包まれる．

10・3・4 漬け物類

漬け物の加工原理には，三つある．塩蔵（高塩濃度で漬け込むことで野菜に貯蔵性をもたせる），食塩の浸透効果（植物細胞の破壊による自己消化，風味の形成．漬け上がりを早めるため野菜を傷つけたりする），乳酸菌や酵母による発酵（乳酸発酵やアルコール発酵）である．もともとは，野菜を貯蔵する目的で10％以上の高濃度食塩で塩蔵した．均一な食塩濃度にするため，初めは8～12％の食塩水に浸け，順次食塩濃度を上げて漬け代える．長期貯蔵する場合は20～22％の食塩を用いる．また，食塩の浸透を促進するために，塩で野菜をもんだり，機械で野菜の表層を破壊したりして，浸透を早めることもする．発酵漬け物では有用な乳酸菌や酵母を働かせ，生野菜の青臭さをなくし，風味を造成する．乳酸などの有機酸の生成によるpHの低下とアルコールにより一般細菌の増殖を防いでいる．表10・5に各国の発酵漬け物とその特徴，関与微生物などをまとめた*．

* 日本と海外の漬け物と比較すると，日本の漬け物には，米ぬかを使用する，酸性漬け物（京都のすぐきなど）が少ないという特徴がある．中国〔酸菜(ツァンツァイ)や泡菜(パオツァイ)〕やヨーロッパ（ピクルスやザワークラウトなど）の漬け物は，乳酸発酵主体の酸保存型である．また，中国や韓国は米ぬかを使用しない，香辛料を多用するなど日本の代表的漬け物であるぬか味噌漬けやたくあん漬けと大きく異なる．

表10・5 各種発酵漬け物の特徴

漬け物	特 徴	関与微生物
ぬか味噌漬け	米ぬか，食塩（12％程度），水でぬか床をつくり，これに野菜を漬けたもの．	Lactobacillus plantarum Saccharomyces 属酵母 Torulopsis 属酵母（耐塩性酵母）
たくあん漬け	干大根，米ぬか，食塩などを混ぜ，詰め合わせ，重石をのせ，数カ月漬け込んだもの．	Tetragenococcus halophilus Saccharomyces 属酵母 Debaryomyces hansenii（耐塩性酵母） Zyzosaccharomyces rouxii（耐塩性酵母）
ザーサイ（搾菜）	大心菜（カラシ菜の一種で，青菜の葉径が肥大したもの）を香辛料と塩で漬け込み，圧搾，発酵させた中国の漬け物．	Enterococcus faecalis E. faecium
キムチ（ペチュキムチ）	白菜を塩（2.5～3.5％）で下漬けした後，薬味（トウガラシ，ニンニク，ネギ，ショウガ，食塩，糖，魚介類，塩辛汁など）を葉の間に挟み，漬け込み，2～3週間，乳酸発酵させた韓国の漬け物．	各種乳酸菌
ザワークラウト	キャベツを細切りにして食塩を加え，押しつぶし，2週間程度乳酸発酵させた西洋（独）の漬け物．	Leuconostoc mesenteroides Lac. plantarum
ピクルス	未熟なキュウリを塩漬け（16％）して，3カ月程度乳酸発酵させた後，軽く洗浄し，調味液（糖，食酢，香辛料など）に漬けた西洋の漬け物．	Pediococcus cerevisiae Lac. plantarum
オリーブ	グリーンオリーブをアルカリ液で処理（苦味成分の除去）後，アルカリを除き，その後塩漬けし，6～10カ月発酵させた西洋の漬け物．	Leu. mesenteroides Lac. plantarum

漬け物の熟成で働く微生物としては，*Lactobacillus plantarum* が主要なものであるが，その他にも好塩性，耐塩性のもので，通性嫌気性のものが多数いる．漬け物で有用な細菌の多くは**乳酸菌**である．表10・6に漬け物に関与する乳酸菌の性質をまとめた．乳酸菌は，糖類から乳酸を生成し，ぬか床などのpHを低下させ，食塩の防腐作用を助長する．乳酸菌は，食塩濃度，漬け物のpH，温度などの環境条件で働く菌が異なる．一般的には，硝酸還元菌，乳酸球菌，乳酸桿菌の

表10・6 漬け物中の乳酸菌の性質[a]

乳酸菌	形態	発酵形式	増殖pH域	漬け物中の耐塩性（％）
Leuconostoc mesenteroides	球（単, 双, 短連鎖）	ヘテロ	5.4〜6.8	3
Enterococcus faecalis	球（単, 双, 短連鎖）	ホモ	4.5〜9.6	10〜13
E. faecium	球（単, 双, 短連鎖）	ホモ	4.5〜9.6	13〜15
Pediococcus acidilactici	球（四連）	ホモ	4.0〜8.2	13〜15
Tetragenococcus halophilus	球（四連）	ホモ	5.3〜9.2	20〜25
Lactobacillus plantarum	桿	ホモ	3.5〜4.5	12〜15
Lac. brevis	桿	ヘテロ	3.7〜4.2	

a) 吉澤 淑ほか編"醸造・発酵食品の辞典（普及版）", p.534, 朝倉書店（2002）より改変.

菌交代が起きる．野菜の表面には，*Pseudomonas* 属菌のようなグラム陰性菌や *Bacillus* 属菌や乳酸菌のようなグラム陽性菌が付着している．塩漬け時の塩濃度が比較的低い場合は，ヘテロ乳酸菌である *Leuconostoc mesenteroides* などが増殖し，pHが低下し，*Pseudomonas* 属菌などは死滅していく．その後ホモ乳酸菌である *Pediococcus pentosaceus* が働き，さらに *Lactobacillus brevis* などが増殖する．食塩濃度が高くなると，*Leu. mesenteroides* より *Enterococcus faecalis* が多くなり，また *P. pentosaceus* より *Tetragenococcus halophilus*（18〜20％食塩でも増殖可能）のような**耐塩性乳酸菌**が優先になる．発酵の後期には耐酸性の *Lac. plantarum* が増加する．塩漬け中に乳酸菌の働きでpHが下がり，酵母の増殖に適したpHになると酵母が増殖してアルコールなどを産生する．pH5.5以上で *Debaryomyces hansenii* や *Pichia anomala* などの**産膜酵母**が，pH5以下になると *Saccharomyces* 属や *Zygosaccharomyces* 属の酵母が増殖する．一般に産膜酵母の増殖は望ましくない．

10・4 畜産発酵食品

10・4・1 ヨーグルト

ヨーグルトは，乳酸菌の乳酸発酵により牛乳のpHが低下し，牛乳の主要タンパク質であるカゼイン（リン酸を含み，pH4.6で等電沈殿する）が酸凝固しゲル化したものである．牛乳のpHはほぼ中性であるが，ヨーグルトのpHは約4である．ヨーグルトは生乳より保存性が高まることから世界各地でつくられている*．日本では一般にヨーグルトと**発酵乳**は同義に使われているが，ヨーグルトの国際規格では，*Lactobacillus delbrueckii* subsp. *bulgaricus*（*Lac. bulgaricus*）と *Streptococcus salivarius* subsp. *thermophilus*（*Str. thermophilus*）を**スターター**に用いて乳を発酵さた凝固乳製品として定義され，最終製品にこれら乳酸菌が多量に生存していることが求められる．

製造時（図10・13）に静置するか撹拌するかで，静置型（後発酵型）と撹拌型（前発酵型）に分けられる．*Lac. bulgaricus* と *Str. thermophilus* との間には**共

* ケフィアとクミス：乳を乳酸発酵およびアルコール発酵したもの．ケフィア（コーカサス地方）は牛乳，羊乳などから，クミス（中央アジア，シベリア地方）は馬乳からつくられる伝統的なアルコール性の乳酸発酵乳である．

スターター：食品を発酵させるために最初に添加する微生物の培養物．スターターカルチャーともいう．代表的なものとしてチーズ製造のためのチーズスターター，ヨーグルト製造のためのヨーグルトスターターなどがある．スターターという用語は発酵乳製品で使うことが多いが，パン種や麹などもスターターの1種といえる．

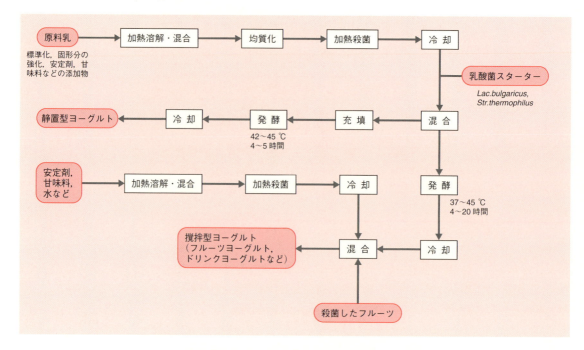

図 10・13　ヨーグルトの製造工程

生関係があり，Lac. bulgaricus の増殖は Str. thermophilus の産生するギ酸により促進され，Str. thermophilus の増殖は，Lac. bulgaricus がカゼインから生成するアミノ酸やペプチドにより促進される．

　日本では，"乳及び乳製品の成分規格等に関する省令（**乳等省令**）"により発酵乳を"乳又はこれと同等以上の無脂乳固形分を含む乳等を乳酸菌又は酵母で発酵させ，糊状又は液状にしたもの又はこれらを凍結したもの"と定義している．成分規格は，無脂乳固形分 8.0％ 以上，乳酸菌または酵母数が 1000 万 /mL 以上，大腸菌群陰性である（表 10・7）．乳酸菌飲料は，発酵乳以外のもので，乳や脱脂粉などを乳酸発酵させたものに，糖，果汁，香料などを加え，さらに水などで薄めたものをホモジナイザーで均質化し，容器に充填している．殺菌した乳酸菌飲料もある．

表 10・7　わが国の発酵乳，乳酸菌飲料の規格

種　類	無脂乳固形分[†]	乳酸菌数または酵母数（1 mL 当たり）	大腸菌群	商品例
発酵乳	8.0％ 以上	10^7 以上	陰　性	各種ヨーグルト
乳製品乳酸菌飲料（生菌）	3.0％ 以上	10^7 以上	陰　性	ヤクルト
乳製品乳酸菌飲料（殺菌）	3.0％ 以上	—	陰　性	カルピス
乳酸菌飲料	3.0％ 未満	10^6 以上	陰　性	

† 牛乳の全乳固形分から脂肪分を差引いた残りの成分．タンパク質，乳糖およびミネラルなど．

10・4・2 チーズ

チーズは，乳酸発酵と凝乳酵素により乳タンパク質をゲル化させたものをさらに熟成させた発酵食品で，製造法（図 10・14）からは**ナチュラルチーズ**と**プロセスチーズ**に分けられる．プロセスチーズはナチュラルチーズを粉砕後，加熱溶融して乳化してあるので，組織が均一であり，また微生物や酵素が失活しているので長期保存が可能である．ナチュラルチーズは熟成を行う熟成型と熟成しない非熟成型に分けられる．

スターターとしての乳酸菌（*Lactococcus lactis* subsp. *lactis*, *Lactococcus lactis* subsp. *cremoris*, *Streptococcus thermophilus*, *Lactobacillus helveticus* など）の働きは，乳酸発酵により pH を下げることで凝乳形成およびその後の水分の除去を促進するとともに，熟成中の風味を増強させることにある．スターターとしてさらにカビや別の細菌を加えるチーズもあり，熟成中の変化に大きく関与する．凝集したカードからホエー（乳清）を排出して加塩したものが非熟成型チーズであり，加塩後，熟成させたものが熟成型チーズである．熟成に関与する微生物の種類によりカビ熟成（カマンベール，ブルー，ロックフォールなど）と細菌熟成（チェダー，ゴーダ，エメンタールなど）がある．スターターに用いるカビには，*Penicillium camemberti*（カマンベールなどの白カビチーズ），*P. roqueforti*（ロックフォールなどの青カビチーズ）などがある．エメンタールチーズなどでは *Propionibacterium shermanii* もスターターに加える．このプロピオン酸菌（グラム陽性桿菌，嫌気性菌，芽胞をつくらない）は，プロピオン酸を発酵させるが，そのとき炭酸ガスを発生する．そのためチーズ内部に穴（チーズアイという）が開く．これら

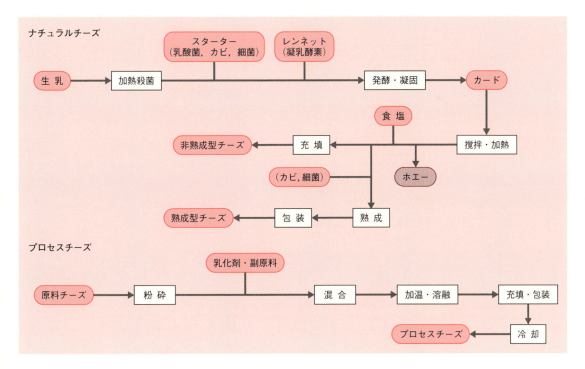

図 10・14　チーズの製造工程

の細菌やカビはペプチダーゼをもっており，熟成中の低分子ペプチドやアミノ酸の生成に主要な役割を果たしている．また，熟成中にはタンパク質分解以外にもさまざまな酵素反応が起こり，チーズそれぞれに特有の味，香り，テクスチャーが形成される．

表10・8に牛乳と，それを発酵させたヨーグルト，チーズの成分組成（乾物換算）を示す．ヨーグルトは牛乳と組成比が類似している．チーズ類は牛乳に比べタンパク質含量が高く，炭水化物（糖質）が減っており，乳糖などがホエーに排出されたことがわかる．

表10・8 牛乳および乳製品の成分組成[a]

	タンパク質 〔g/100 g〕	脂 質 〔g/100 g〕	炭水化物 〔g/100 g〕	Ca 〔mg/100 g〕	レチノール当量 〔μg/100 g〕	NaCl 相当量 〔g/100 g〕
牛 乳	26.2	30.2	38.1	870	300	0.79
ヨーグルト	29.3	24.4	39.8	980	270	0.8
カテージチーズ	63.3	21.4	9.0	260	180	4.8
ゴーダチーズ	43.0	48.3	2.3	1100	480	3.3

a) 日本食品標準成分表2010による．乾物換算．

10・4・3 発酵ソーセージ（ドライソーセージ）

肉は腐りやすい食品である．塩類（塩化ナトリウムおよび硝酸ナトリウムや亜硝酸ナトリウム）の添加と乾燥により肉製品の保存性を高めたものがハム，ソーセージ類であるが，その中には乳酸発酵も行い貯蔵性を高めたドライソーセージ（いわゆるサラミ）やセミドライソーセージもある．

図10・15に欧州での製造工程を示す．ドライソーセージの水分含量は30〜40％程度である．原料（挽き肉，脂肪，塩類，糖類，スパイス，酸，スターターなどを混ぜたもの）をケーシングという袋に詰めて発酵させる．スターターとしては，*Lactobacillus plantarum* や *Pediococcus acidilactici* などの乳酸菌，および

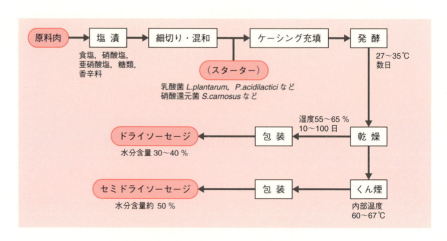

図10・15 ドライソーセージの製造工程

Staphylococcus carnosus などの硝酸還元菌が使われる．グルコースなどの糖類は乳酸発酵を促進するために添加される．発酵は，27～35℃で数日行われる．酸の生成によりpHが低下することで肉が結着するとともに保存性が高まる．10日から100日程度の熟成，乾燥工程を経て，製品となる．欧州では通常加熱（ボイリング）工程はない．セミドライタイプでは，くん煙し，内部温度を60～67℃程度まで上げる．最終製品の水分含量は50％程度である．わが国のJASでは，水分が35％以下で加熱しないで乾燥したものをドライソーセージ，水分が55％以下で加熱もしくは加熱しないで乾燥したものをセミドライソーセージとしている．

硝酸還元菌：塩類に含まれる硝酸塩を亜硝酸塩に還元する．亜硝酸は肉製品の肉色を安定化する．

JAS：Japanese Agricultural Standard（日本農林規格）

10・5 水産発酵食品

魚介類は，農産物や畜産物に比べて計画的に生産することが困難で，漁獲量も変動しやすい．また，死後の自己消化や腐敗も早い．そのため昔から捕れるときに捕り，貯蔵しておく必要があった．水産加工品（干物，塩蔵品，酢漬け，ねり製品，つくだ煮，かつお節など）は，腐敗を防止し，保存するために生まれたものがほとんどである．水産加工品の中には，塩辛，くさや，いずしのように，自己消化酵素や微生物の働きを積極的に利用した発酵食品があるが，これらも魚介類を保存するために生まれたと考えられる．

10・5・1 かつお節

かつお節はわが国の特産品で，世界で最も堅い食品の一つである．タンパク質を約77％含み，イノシン酸などのうま味成分を豊富に含んでいる．水分含量が15％程度で保存性が高く，保存食品，調味料として利用されてきた．

図10・16に製造工程を示す．カツオを3枚に下ろし，熱湯中で煮熟した後，くん煙室で乾燥（焙乾という．1日1時間，5～15回）する．この操作により水分含量は25％程度になる．焙乾により表面の雑菌が殺菌されるとともに，香気が付与される．また，フェノール性の抗酸化成分により油脂の酸化が防止される．焙乾まで行ったものを荒節（鬼節）という．本枯節をつくるには，さらに荒節の表面のタールを削り落としたのち，1～2日間天日乾燥し，カビ（*Eurotium*

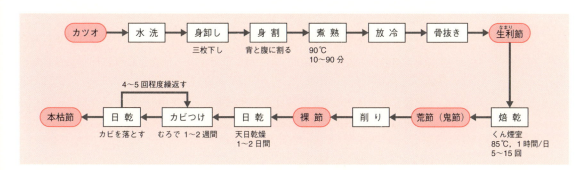

図10・16　かつお節の製造工程

herbariorum（*Aspergillus glaucus* のテレオモルフ）を付け，容器に入れる．1〜2週間すると一面にカビが増殖する．これを天日乾燥後，はけでカビを落とす．再び容器にいれ2週間程度放置する．再びカビで覆われる．この操作を数回繰返して，本枯節とする．カビの役割は，水分除去，脂肪の分解，香りの付与にあるとされている．本枯節では水分含量は15％程度まで減少し，脂質含量も減少する．

10・5・2 塩　辛

塩辛は，魚介類の肉，卵，内臓などを塩とともに漬け込み，一定期間**自己消化**酵素と酵母などの微生物の作用により熟成させたものである．イカの塩辛が一般的で，カツオ（酒盗），ナマコ（このわた）などさまざまな種類がある．食塩の防腐作用，自己消化酵素によるうま味の生成，微生物による香味成分の生成が熟成の原理となる．イカの塩辛はイカの胴肉に10〜30％の食塩を添加し，2〜3週間漬け込み製造する．食塩濃度10〜15％では酵母や細菌の増殖が認められるが，20％以上では微生物はほとんど増殖しない．イカの塩辛製造中に増殖する酵母は *Rhodotorula* 属などの耐塩性酵母で，細菌類では非病原性の *Staphylococcus* 属細菌などである．

近年低塩分（塩分濃度4％程度）のイカの塩辛による広域食中毒が発生した．塩分を低下させることは，腸炎ビブリオなどの食中毒のリスクを高めるものであり，低塩分製品ではより高度な衛生管理が求められる．

10・5・3 魚　醤

現在わが国では魚醤の利用はあまり多くないが，伝統的なものとしては，しょっつる（秋田），いしる（能登），いかなご（香川）などが知られている．魚醤の製造原理は，塩辛とほぼ同じであり，分解をいっそう進め，液体化したものである．魚肉を食塩（魚介類に対して20〜30％）とともに漬けて，6カ月から2年間程度発酵，熟成させる．有害微生物が増殖しないようにして，自己消化酵素や耐塩性の微生物を作用させてタンパク質の分解を十分進めて，グルタミン酸などの呈味成分を多く生成させる．魚肉には糖質が含まれないためアルコール発酵はほとんど起こらない．また，魚肉中にはイノシン酸が多く含まれているが，魚醤には含まれていない．これは熟成中に微生物のホスファターゼにより分解されてしまうためである．

東南アジアでは魚醤は重要な調味料で，フィリピンのパティス，ベトナムのニョクマム，タイのナンプラなどが有名である．カタクチイワシなどの小魚と食塩を約3：1の重量比で混ぜ，1年ほど放置する．沪過した液体部（食塩含量約28％）を用いる．

魚醤にはヒスタミンが含まれることがある．魚醤中のヒスタミン生産菌としては，耐塩性の乳酸菌である *Tetragenococcus muriaticus* が知られている．

10・5・4 なれずし

なれずしは，魚を米飯とともに漬けて乳酸発酵させて得られる魚の漬け物で，

---

* **自己消化**：細胞の死に伴って，細胞内に存在する構造体や，タンパク質，核酸などが内在性の酵素により分解されること．

すしの原型となるものである．滋賀県のふなずしは代表的なれずしで，子持ちのニゴロフナを1カ月以上塩漬けにした後，飯とともに3カ月～1年以上漬ける．麹を添加する場合もある．食塩による防腐ならびに米飯の乳酸発酵などによる保存性の向上と風味の付与が，熟成の原理となる．乳酸菌（*Lactobacillus plantarum* など）や酵母の増殖は望ましいが，嫌気性の酪酸菌（*Clostridium butyricum*）の増殖は悪臭の原因となる．嫌気性菌であるボツリヌス菌（*Clostridium botulinum*）の混入や乳酸発酵不良によるサルモネラ食中毒などには注意する必要がある．

● 重要な用語 ●

かつお節	醤 油	乳酸菌
コウジカビ	チーズ	発酵ソーセージ
（*Aspergillus oryzae*）	漬け物	パ ン
酵 母	テンペ	ビール
（*Saccharomyces cerevisiae*）	納 豆	味 噌
塩 辛	納豆菌	みりん
酒類とアルコール	（*Bacillus subtilis* var. *natto*）	ヨーグルト
醸造酒と蒸留酒	日本酒	ワイン

11 食品の素材生産と微生物

1 各種食品素材の製造に微生物が利用されている.
2 アミノ酸発酵の原理を理解する.
3 核酸発酵の原理を理解する.

　食品添加物として用いられるアミノ酸や核酸,酵素なども微生物により産生されるものが多い.アミノ酸発酵,核酸発酵,ビタミンなどの発酵生産について概略を述べる.

11・1　アミノ酸発酵

　アミノ酸にはさまざまな用途があるが,調味料や飼料が主要なものである.グルタミン酸,リシン,メチオニン,トレオニンなどを中心として年間200万トン以上のアミノ酸が世界で生産されている.
　炭素源と窒素源を用いて,微生物により大量のアミノ酸を生産することを**アミノ酸発酵**という.おもなアミノ酸は,図11・1に示す代謝経路で生合成される.この生合成経路は五つに大別できる(表11・1).アミノ酸の生合成経路は,生成物のアミノ酸や生合成中間体などにより生合成酵素の活性が阻害(フィードバック阻害)されたり,酵素の合成が抑制(フィードバック抑制)されたりすることで調節されている(図11・3参照).そのため通常の微生物は大量のアミノ酸を生産することはない.
　1956年,グルタミン酸生産菌がわが国で発見され,**グルタミン酸発酵**が工業

表11・1　アミノ酸とその生合成系列

生合成系列	アミノ酸
アスパラギン酸系列	アスパラギン酸,アスパラギン,リシン,ホモセリン,トレオニン,メチオニン,イソロイシン
グルタミン酸系列	グルタミン酸,グルタミン,プロリン,ヒドロキシプロリン,オルニチン,シトルリン,アルギニン
ピルビン酸系列	アラニン,バリン,ロイシン
芳香族アミノ酸系列	フェニルアラニン,チロシン,トリプトファン
その他の代謝系列	セリン,グリシン,システイン,ヒスチジン

11・1 アミノ酸発酵

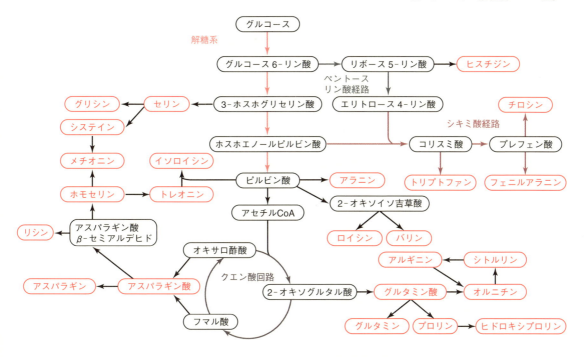

図 11・1 微生物のアミノ酸の生合成経路の概略

化した．うま味調味料である**グルタミン酸ナトリウム**は，糖からの直接発酵法により生産されるグルタミン酸をナトリウム塩にして製造されている．図 11・2 にグルタミン酸発酵の概略を示す．グルタミン酸生産菌である *Corynebacterium glutamicum* を，高濃度の糖とアンモニアならびに本生産菌の増殖因子であるビオチンを増殖制限量加えた培地で，好気培養を行うことで，100 g/L に達する L-グルタミン酸が菌体外に産生される．糖からグルタミン酸を生成する経路は，おもに解糖系からクエン酸回路を一部経て形成される 2-オキソグルタル酸（α-ケトグルタル酸）のアミノ化によるものである．グルタミン酸生産菌としては，*C. glutamicum* 以外に *Brevibacterium lactofermentum*, *B. flavum* などが知られている．これらの菌は**コリネ型細菌**とよばれ，グラム陽性，楕円もしくは短桿菌で芽胞形成能と運動性をもたず，ビオチン要求性を示し，好気的条件下でグルタミン酸を生産するという共通の性質をもっている．現在では *Corynebacterium glutamicum* として名称が統一されている．

生体内では，多くのアミノ酸には**フィードバック調節機構**（図 11・3）が働き，その生産量は調節されている．あるアミノ酸 X が A を出発物質として，B，C，D を経て生合成されるとする．X の過剰生産を防ぐため，生合成の最初の酵素や枝分かれの酵素はアロステリック酵素である場合が多く，たとえば図 11・3 の酵素 1 や酵素 3 が X により阻害（**フィードバック阻害**）されたり，遺伝子 1 から酵素 1 へ，また遺伝子 3 から酵素 3 へ mRNA が転写される段階が抑制（**フィードバック抑制**）されたりする．このような調節機構を何らかの手段で壊すと X を多量に生産できることになる．その方法としては，栄養要求変異株の取得や代

アロステリック酵素：アロステリック効果を示す酵素．アロステリック効果とは，酵素の基質結合部位とは異なる部位に低分子化合物（リガンド）が結合し，その活性が変化する現象のこと．また，基質が複数個結合することで活性が変化する場合もいう．酵素にリガンドや基質が結合することで酵素の立体構造が可逆的に変化し，活性が変化する．

(a) $C_6H_{12}O_6$ + NH_3 + $1.5 O_2$ → $C_5H_9NO_4$ + CO_2 + $3 H_2O$
グルコース　アンモニア　　　　　　　L-グルタミン酸

(b)
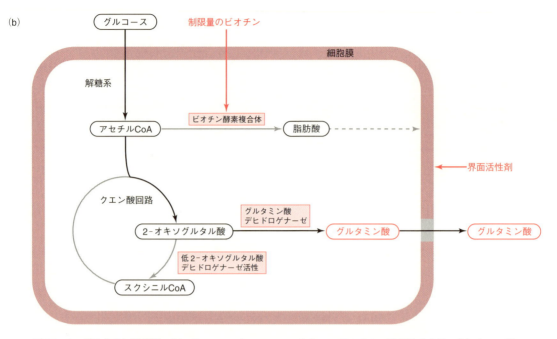

図11・2　グルタミン酸発酵　(a) グルコースとアンモニアから，L-グルタミン酸が生成する．(b) クエン酸回路では，2-オキソグルタル酸は2-オキソグルタル酸デヒドロゲナーゼによりスクシニルCoAに代謝されるが，グルタミン酸生産菌では2-オキソグルタル酸デヒドロゲナーゼの活性が低く，グルタミン酸デヒドロゲナーゼの活性が高いため，炭素源であるグルコースと窒素源であるアンモニアが加えられるとグルタミン酸を大量に生成する．また，ビオチンを制限することにより細胞膜成分である脂肪酸生成が妨げられ，界面活性剤を加えることにより細胞膜の透過性が変化して，生成したグルタミン酸を細胞外に排出するようになる．

謝アナログ（構造類似体）に対する耐性変異株の取得などがあり，近年は遺伝子工学的手法も用いられる．

アスパラギン酸キナーゼ: アスパルトキナーゼともいう．アスパラギン酸からアスパルチルリン酸を生成する酵素．

たとえばリシンは，*C. glutamicum* から誘導したリシン生産菌により発酵生産される．図11・4にリシンなどのアスパラギン酸系列のアミノ酸の生合成経路を示す．リシン，トレオニン，メチオニン合成の初発酵素であるアスパラギン酸キ

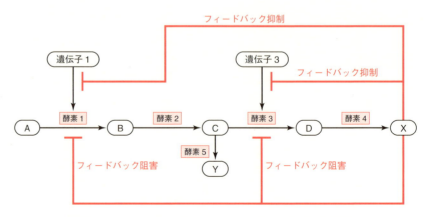

図11・3　アミノ酸生合成におけるフィードバック調節の概念図

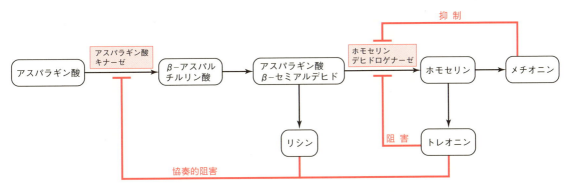

図11・4 リシンの生合成のフィードバック調節機構

ナーゼは，リシンとトレオニンの両者が共存すると協奏的にフィードバック阻害される．ホモセリンデヒドロゲナーゼが欠損しているホモセリン要求株を，ホモセリン（あるいはトレオニンとメチオニン）低濃度で培養すると，トレオニン濃度が低くなるためアスパラギン酸キナーゼのフィードバック阻害が働かず，そのためアスパラギン酸β-セミアルデヒドが過剰に生産されることになる．このときホモセリンデヒドロゲナーゼが欠損しているため，アスパラギン酸β-セミアルデヒドはトレオニンに変換されず，リシンの過剰生産が起こることになる．

アスパラギン酸キナーゼのフィードバック阻害を解除するためには，リシンアナログ耐性なども利用される．リシンのアナログとして S-(2-アミノエチル)-L-システイン（図11・5）がある．このようなアナログを最少培地に添加すると，リシンアナログがリシンの合成，代謝，機能などを阻害するため，通常の菌株（野生株）は増殖できない．しかし，その最少培地にさらにリシンを添加すると増殖できるようになる．一方，野生株を変異させたさまざまな変異株を，リシンアナログを含む培地にまくと，一部の変異株はリシンを添加しなくても増殖してくる．このような株を，アナログがあっても増殖できるという意味で**アナログ耐性株**という．このようなアナログ耐性株の中にはフィードバック調節に不感受性になっていて，大量にリシンを生産することで耐性になっているものがある．トレ

ホモセリンデヒドロゲナーゼ: アスパラギン酸β-セミアルデヒドからホモセリンを生成する酵素.

最少培地: 自分で生合成できるアミノ酸やビタミンなどを含まず，糖や無機物など最小限の栄養素しか含まない培地.

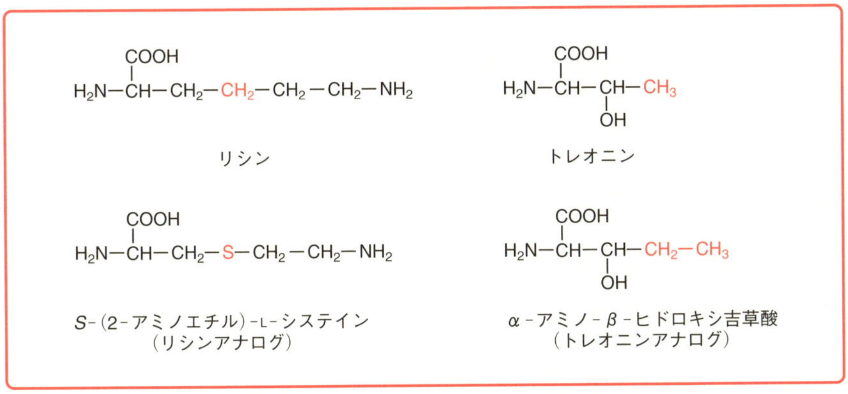

図11・5 アミノ酸とそのアナログの構造

オニンやイソロイシン発酵にもアナログ耐性が利用されている．トレオニン発酵はアナログ耐性変異株による工業生産の最初の成功例で，α-アミノ-β-ヒドロキシ吉草酸（図 11・5）に耐性を示す B. flavum（開発当時）が取得された．その耐性変異株はホモセリンデヒドロゲナーゼのフィードバック阻害が野生株の 1/1000 以下になっていて，大量のトレオニンを産生した．

現在では，形質転換，形質導入などの遺伝子組換え技術を利用して，これら従来法の生産生を向上させたり，新たな生産法を開発したりすることが可能になっている．図 11・6 にはトレオニンによるフィードバック阻害がかからない（脱感作されたという）ホモセリンデヒドロゲナーゼの遺伝子を導入することで，トレオニンの生産性を上げた例を示す．ホモセリンデヒドロゲナーゼ遺伝子をプラスミドにより増幅したり，染色体上に組込んだりすることで生産性を向上できる．

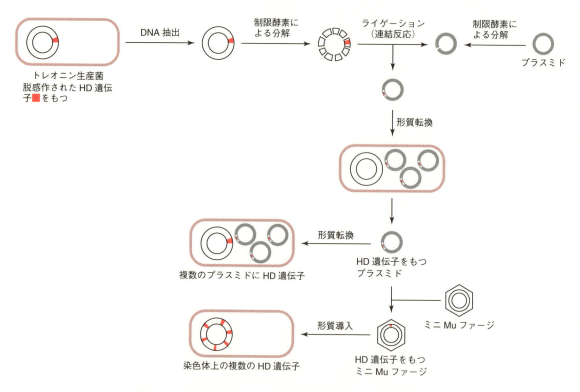

図 11・6 組換え DNA 技術を利用したトレオニン生産菌改良例 フィードバック阻害されないホモセリンデヒドロゲナーゼ（HD）の遺伝子を生産菌に組込み，発現させる．

11・2 核 酸 発 酵

IMP：inosine 5′-monophosphate（イノシン 5′-一リン酸）

GMP：guanosine 5′-monophosphate（グアノシン 5′-一リン酸）

核酸系調味料の利用は，1913 年に小玉新太郎がかつお節のうま味成分が **5′-イノシン酸（IMP）** のヒスチジン塩であることを見いだしたことに始まる．その後 **5′-グアニル酸（GMP）** がシイタケのうま味成分であることが明らかになり，さらにグルタミン酸ナトリウムと核酸系うま味成分との味の相乗効果が明らかとなった．さまざまな核酸関連化合物が，発酵法や酵素法により生産されている．

呈味性ヌクレオチド (IMP と GMP) を生産するには，まず，酵母菌体 (*Candida utilis* など) より RNA を抽出し，その後カビ *Penicillium citrinum* や放線菌 *Streptomyces aureus* 由来の酵素を用い，RNA を酵素的に加水分解する．5′-アデニル酸 (AMP) を酵素的に脱アミノすると IMP が得られる．生成したヌクレオチドをイオン交換クロマトグラフィーにより分画，精製し，各ヌクレオチドを製造する (図 11・7)．

AMP: adenosine 5′-monophosphate (アデノシン 5′－一リン酸)

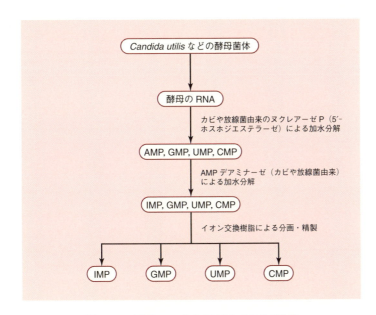

図 11・7 酵母 RNA からのヌクレオチドの生成

その後，*Corynebacterium ammoniagenes* を用いた IMP の直接発酵法や，イノシンを *C. ammoniagenes* や *Bacillus subtilis* で発酵生産させた後，IMP に化学的，もしくは酵素的に変換する方法などが開発された (図 11・8)．GMP は *C. ammoniagenes* を用いて生産した 5′-キサンチル酸 (XMP) を酵素的にアミノ化する方法や，*B. subtilis* を用いて生産したグアノシンを化学的もしくは酵素的にリン酸化する方法で生産されている．

図 11・9 にプリンヌクレオチドの生合成経路と代謝調節の概略を示す．デノボ合成系では，ペントースリン酸経路により生成するリボース 5-リン酸が二リン酸化され 5-ホスホリボシル 1-二リン酸 (PRPP) となり，PRPP から 10 段階ほどの過程を経て，IMP が形成される＊．IMP から AMP と GMP がそれぞれ合成される．一般にヌクレオチドの生合成は複雑に制御されていて過剰生産は起こらない．アミドホスホリボシルトランスフェラーゼ (PRPP から 5-ホスホリボシルアミンを生成する酵素) はアデニン系とグアニン系の両者のヌクレオチドでフィードバック阻害と抑制を受ける．また，IMP からアデニロコハク酸への過程 (アデニロコハク酸シンターゼ) は，AMP でフィードバック阻害を受け，GTP をエネルギー源としている．IMP から XMP への過程 (IMP デヒドロゲナーゼ) は GMP でフィードバック阻害を受け，ATP がエネルギー源である．よって，

XMP: xanthosine 5′-monophosphate (キサントシン 5′－一リン酸)

PRPP: 5-phosphoribosyl 1-diphosphate (ホスホリボシルピロリン酸; phosphoribosyl pyrophosphate)

＊ デノボ (新規) 合成とサルベージ (再利用) 合成: ヌクレオチドの生合成で，糖から始まる多数の段階を経てつくられることをデノボ合成という．一方，培地中に塩基やヌクレオシドがあればそれを利用して，簡単にヌクレオチドをつくることも可能で，そのような補給的なつくり方をサルベージ合成という．

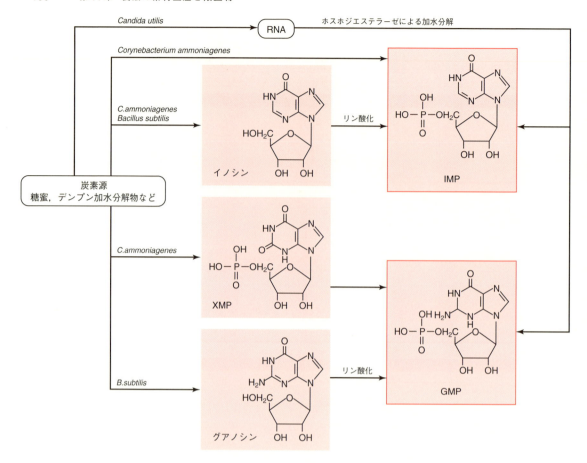

図 11・8　呈味性ヌクレオチド（IMP と GMP）の生産法の概略

ヌクレオチドの過剰生産のためにはこれらの調節機構を解除することが必要となる．

また，一般にリン酸が付加したヌクレオチドは膜の透過性が悪く，細胞内で生産したヌクレオチドを細胞外に排出させることは困難である．そこでまずリン酸の付いていないヌクレオシドを発酵生産する方法が開発された．アデニン要求変異株やキサンチン要求変異株，GMP のアナログ耐性株を得ることで，調節機構が解除された株（*Bacillus subtilis* や *Corynebacterium ammoniagenes* など）が得られ，イノシンの発酵生産が可能となった．たとえば，アデニンとキサンチンを要求する株は AMP および GMP が合成できないので，アデニンとキサンチンを制限量添加して培養することで，代謝制御が見かけ上解除される．そのような株では，IMP を大量に生合成し，イノシンを大量に培地中に生産する可能性がある．また，アナログ耐性株の中には，遺伝子レベルで調節機構が脱阻害あるいは脱抑制されたものがある．さらにイノシンからヒポキサンチンへの分解活性を抑えると生産性は向上する．実際，イノシン生産株を改良し，グアノシンをグアニンに分解しない代謝調節変異株（アデニン要求，ヌクレオシダーゼ欠失，GMP レダクターゼ欠失，ヌクレオチダーゼ弱化，IMP デヒドロゲナーゼと GMP シンテ

アデニン要求変異株：アデニロコハク酸シンターゼ活性がなくてもアデニンを取込み，サルベージ経路によりアデノシンやアデニル酸をつくり利用できるもの．

キサンチン要求変異株：IMP デヒドロゲナーゼ活性がなくても，キサンチンを取込み，サルベージ経路によりキサントシン，XMP を合成しさらに GMP をつくり利用できるもの．

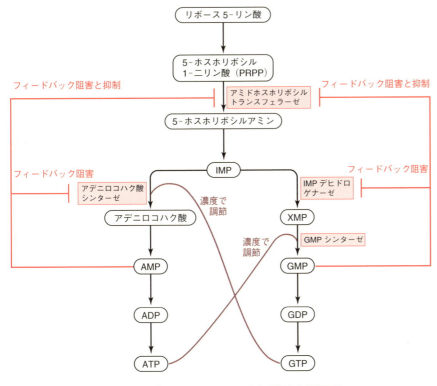

図 11・9　プリンヌクレオチドの生合成経路と代謝調節

ターゼの脱抑制と阻害解除）からグアノシン生産株が得られた．

　プリンヌクレオチドの調節機構を解除すると同時に細胞膜透過性を変えることで，IMP を直接発酵生産することも可能になっている．*C. ammoniagenes* の中から IMP を直接培地に生産する株が見いだされた．この生産株を培養する際にマンガンイオンを制限量にすることで膜透過性が高まり，IMP の生産性が向上した．その後，マンガンに対する感受性をなくした非感受性が取得され，さらに IMP デヒドロゲナーゼを欠失させることで，生産性は高まった．

11・3　ビタミンなどの発酵生産

　ビタミンの製造には，抽出法，化学合成法，微生物法（発酵法および微生物変換法）がある．発酵法の例としては，ビタミン B_2（リボフラビン），ビタミン B_{12}（コバラミン），ユビキノン（Q_{10}）などがあげられる（図 11・10）．パントテン酸，ニコチンアミド，ビタミン C（L-アスコルビン酸）などは化学反応と酵素法を組合わせた方法により生産されている．

　ビタミン B_2（リボフラビン）の過剰生産株は，細菌，酵母，カビなどから広く得られている．子嚢菌である *Ashbya gossypii* や分子生物学的に育種した *Bacillus* 属菌などがリボフラビンの生産に用いられている．

　ビタミン B_{12}（コバラミン）は，アーキア，細菌，放線菌によって生合成され

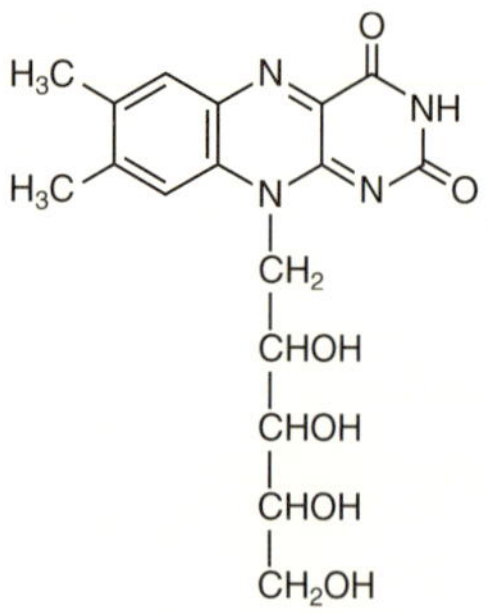

図 11・10　発酵生産されているビタミン類などの構造

ビタミン B_2（リボフラビン）
Ashbya gossypii（カビ）や分子生物学的に育種した *Bacillus* 属菌

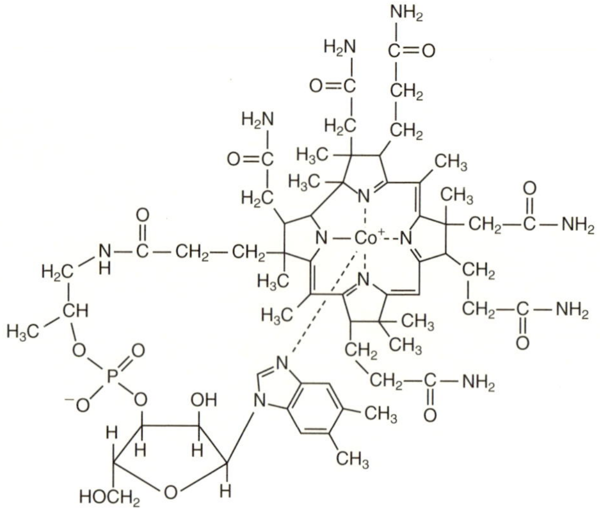

ビタミン B_{12}（コバラミン）
Propionibacterium 属菌や *Pseudomonas* 属菌

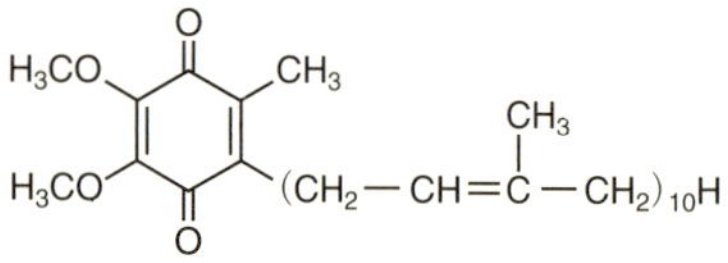

ユビキノン（Q_{10}）
Candida 属酵母

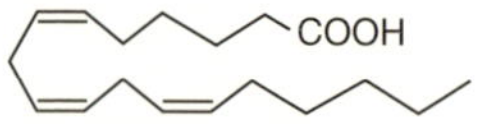

γ-リノレン酸
Mortierella 属カビ

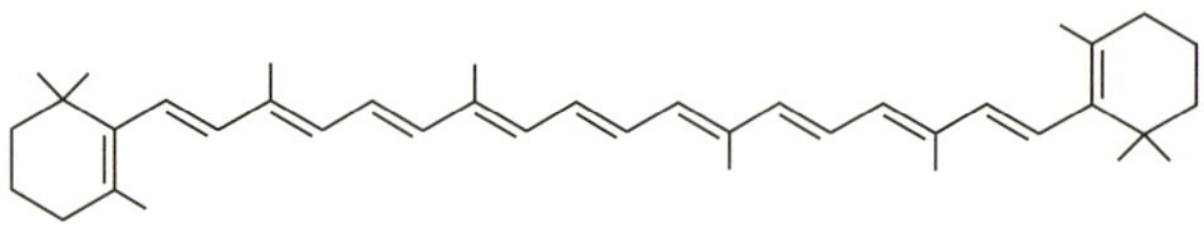

β-カロテン
Dunaliella 属緑藻

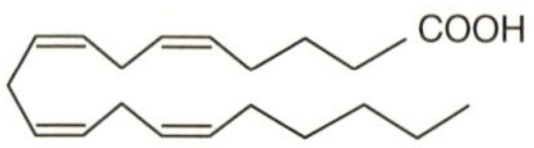

アラキドン酸
Mortierella 属カビ

る．酵母，カビ，植物，動物には生合成能はないと思われる．複雑な構造で化学合成では工業生産できない．*Propionibacterium freudenreichii* や *Pseudomonas denitrificans* などで生産される．

ユビキノンは，CoQ（補酵素 Q）ともよばれる脂溶性の補酵素で，ほとんどすべての生物が合成できる．電子伝達系に関与し，キノン骨格とイソプレン側鎖から成り，生物種により側鎖長の異なる CoQ が利用されている．イソプレン単位が 10 個のヒト型 Q_{10} が発酵生産されている．

ビタミン C であるアスコルビン酸は，化学合成と酵素法を組合わせて生産されている．D-グルコース，D-ソルビトール，L-ソルボース，2-ケト-L-グロン酸，L-アスコルビン酸の順に合成する（図 11・11）．化学合成法ではラセミ体が生じる．D-ソルボースから L-ソルボースに変換する過程を立体選択的に行うために微生物酵素を用いる．*Acetobacter suboxydans* や *Guconobacter roseus* などの細菌の

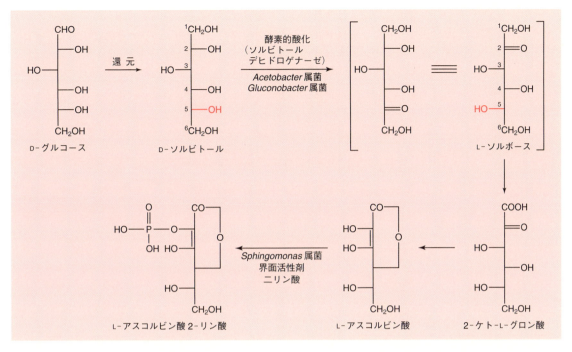

図11・11 アスコルビン酸の工業的合成　D-ソルビトールの5位とL-ソルボースの5位の立体配置に注意しよう.

酵素を用いる．アスコルビン酸の5位の立体異性体がエリソルビン酸で，ビタミンとしての効力はないが，酸化防止剤に用いられている．アスコルビン酸は水溶液中では不安定な化合物であるため，安定誘導体がつくられ種々の分野で利用されている．アスコルビン酸2-リン酸は微生物酵素を用い，アスコルビン酸の2位をリン酸エステル化した誘導体で，生体内でホスファターゼの作用により脱リン酸されビタミンC活性を示す．

ビタミンA前駆体であるβ-カロテンは，化学合成により製造されているが，単細胞緑藻であるドナリエラ (*Dunaliella bardawil* や *D. salina*) からも生産されている．ドナリエラは，強光照射，高塩濃度，窒素欠乏の条件下で大量のβ-カロテンを蓄積する．乾燥菌体か，植物油で抽出したものなどが利用されている．

γ-リノレン酸やアラキドン酸などの高度不飽和脂肪酸は，プロスタグランジンなどエイコサノイド類の前駆体として機能性の高い脂肪酸である．微生物により生産される油脂を発酵油脂という．多価不飽和脂肪酸生産能を示す微生物（油糧微生物）はカビが多く，*Mortierella*属や*Mucor*属のカビがγ-リノレン酸やアラキドン酸などを大量に蓄積する．*Mortierella alpina*を通気撹拌培養することで15〜20 g/Lのアラキドン酸を生産する．

11・4　酵素の発酵生産

食品産業で利用されている酵素の多くが微生物により生産されている．微生物生産酵素の産業利用をまとめたものを表11・2に示す．

糖質関連酵素は多数あり，甘味料などの製造に使用されている．異性化糖，パラチノース，カップリングシュガー（グルコオリゴ糖）などの甘味料，シクロデキストリン（機能性オリゴ糖）などが酵素法で製造されている．

表11・2　微生物酵素の食品産業利用

酵　素	作　用	起　源	用途例
α-アミラーゼ	α1→4グルコシド結合をエンド型にマルトース単位で加水分解	Bacillus licheniformis, B. amyloliquefaciens など	デンプンの液化と糖化，パンの老化防止，酒類製造，ジュースの製造
β-アミラーゼ	α1→4グルコシド結合をエキソ型にマルトース単位で加水分解	麦芽，Bacillus polymyxa	マルトースの製造，水あめの製造
グルコアミラーゼ	デキストリンをグルコースに分解	Rhizopus delemar, Aspergillus niger	デンプンの糖化，グルコースの製造
プルラナーゼ	α1→6グルコシド結合を加水分解	Klebsiella aerogenes, Bacillus 属	β-アミラーゼとともにマルトースの製造
グルコースイソメラーゼ	グルコースをフルクトースに異性化	Streptomyces 属	異性化糖の生産
トレハロース生成酵素	デンプンからトレハロースを生成．アミロースの末端のグルコースを反転させα1→1結合を形成し，これをトレハロース単位で切断	Arthrobacter 属	トレハロースの製造
キシラナーゼ	キシランのβ1→4結合を加水分解	Bacillus 属, Trichoderma 属	パン生地調製，キシロオリゴ糖の生産
シクロデキストリングルカノトランスフェラーゼ	デンプンからシクロデキストリンを生成．スクロースを加えるとスクロースのグルコース側にグルコースやマルトースを転位（カップリングシュガー）	Bacillus macerans, B. circulans など	シクロデキストリンの製造，カップリングシュガーの製造
β-ガラクトシダーゼ（ラクターゼ）	ラクトースをグルコースとガラクトースに加水分解	Kluyveromyces marxianus var. lactis（酵母），A. niger など	低乳糖（ラクトース）乳の製造
ペクチナーゼ	ペクチンの分解	Aspergillus 属, Rhizopus 属など	果汁の清澄化
プロテアーゼ（ペプチダーゼ）	タンパク質やペプチド中のペプチド結合を加水分解	Aspergillus oryzae, B. licheniformis など	調味料の製造，食品のフレーバー改良，凝乳酵素，食肉軟化
トランスグルタミナーゼ	タンパク質中のグルタミン残基のγ-カルボキシアミドとリシン残基のε-アミノ基間で，アミノ基転移による架橋形成	Streptomyces mobaraense などの放線菌	タンパク質架橋による組織やタンパク質の性状の改良
リパーゼ	脂肪のエステル結合の加水分解やエステル交換反応	Aspergillus 属などのカビ，Candida 属などの酵母，Pseudomonas 属などの細菌	チーズのフレーバー，パン生地の安定化，脂肪の改変
ペルオキシダーゼ	過酸化水素（漂白や殺菌）を分解	A. niger など	残存過酸化水素の分解，除去
ヌクレアーゼP1（ホスホジエステラーゼ）	5′の位置にリン酸を残してRNAのリン酸エステル結合を加水分解	Penicillium citrinum, Streptomyces aureus など	ヌクレオチド（核酸系調味料）の生産

たとえば，異性化糖はデンプンを原料とし，α-アミラーゼ，グルコアミラーゼ，グルコースイソメラーゼによりつくられる（図11・12）．デンプンをα-アミラーゼで液化した後，グルコアミラーゼによりグルコースとする．グルコースをグルコースイソメラーゼでフルクトースに異性化して，グルコースとフルクトースの混合物である異性化糖となる．グルコースイソメラーゼは，キシロースをキシルロースに異性化する酵素で，グルコースをフルクトースに異性化するのに用いられる．酵素源としては，*Streptomyces* 属などの放線菌などが用いられる．本酵素は菌体内酵素であるため，菌体そのもの，もしくは抽出した酵素を固定化して，バイオリアクターとして用いる．異性化糖はグルコース溶液を連続的に異性化し生産される．異性化糖はグルコースより甘味が強い．

バイオリアクター：酵素や微生物などの生物反応を利用した反応器のこと．バイオリアクターとして固定化酵素や固定化菌体を用いると，連続的に反応を行えるため，生産効率がよい．

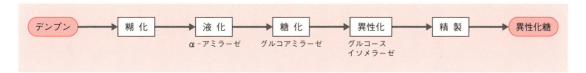

図11・12 糖質関連酵素の利用

シクロデキストリンは，同じくデンプンを原料とし，シクロデキストリングルカノトランスフェラーゼを用いてつくられる．シクロデキストリングルカノトランスフェラーゼはデンプンやマルトオリゴ糖のα1→4グルコシド結合に作用してシクロデキストリン類を生成する酵素で，シクロデキストリン生成酵素ともいう．*Bacillus* 属などの細菌が培養上清に菌体外酵素として生産する．シクロデキストリンとは6〜12個のグルコースが，α1→4グルコシド結合で環状に結合した非還元性のマルトオリゴ糖の総称である．6〜8個のものが実用的には重要で，それぞれ，α-，β-，γ-シクロデキストリンという．シクロデキストリンは包接化合物であり，香料や香気成分など揮発しやすい物質の安定化，紫外線や酸素などで容易に分解する不安定物質の安定化，難水溶性物質の可溶化や分散化，苦味やえぐ味など不快な味のマスキングのために使用される．

プロテアーゼ類は，動物，植物，微生物に広く存在する．微生物由来の産業用酵素剤としては *Bacillus subtilis*，*B. licheniformis*，*B. circulans*，*Aspergillus oryzae*，*A. niger*，*Streptomyces griseus* などさまざまな起源のものがある．食品用途では調味料の製造のほか，タンパク質原料の加工に広く使用されている．プロテアーゼ処理により，呈味性の向上，粘性低下，収率の向上などの効果がある．また，大豆や乳のタンパク質を分解して，分散性や溶解性の向上など物性改良にも効果がある．機能性ペプチドの製造やタンパク質のアレルゲン性の減少のためにも使用される．肉を軟化するためにも用いられる．

チーズの製造工程*では，プロテアーゼの一種である凝乳酵素（レンネット）が必要である．伝統的には子牛の第四胃から得られる**キモシン**（レンニン）が使われている．乳タンパク質は，カゼインミセルとして安定なエマルションをつくっている．キモシンは，カゼインサブミセルの表面のκカゼインのPhe105と

包接化合物：三次元的な内部空間をつくり，その空間に他の化合物やイオンを取込む（包接する）物質．シクロデキストリンは環状の分子構造をとっていて，その内部に大きさや化学的性質に合った分子を取込める．

* §10・4・2参照．

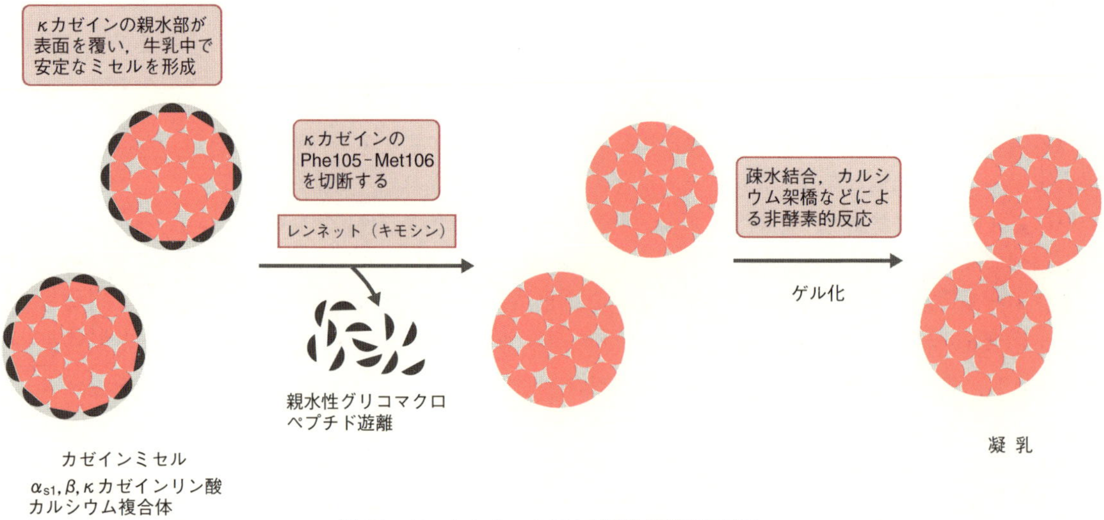

図の説明

- κカゼインの親水部が表面を覆い，牛乳中で安定なミセルを形成
- κカゼインのPhe105-Met106を切断する
- レンネット（キモシン）
- 親水性グリコマクロペプチド遊離
- 疎水結合，カルシウム架橋などによる非酵素的反応
- ゲル化
- カゼインミセル $\alpha_{s1}, \beta, \kappa$ カゼインリン酸カルシウム複合体
- 凝乳

図 11・13　レンネットによる凝乳機構のモデル

プロキモシン：キモシンの前駆体タンパク質．プロテアーゼ活性を示し，自己触媒的にプロキモシンからキモシンを生じる．

封入体：組換え DNA 技術により外来遺伝子を大腸菌などで大量に発現させると，発現したタンパク質が不溶性物質として細胞内に蓄積する場合がある．この不溶性物質のこと．

リフォールディング：酵素タンパク質はアミノ酸が折りたたまれ特定の三次元構造（空間的配置）をとることで活性を示す．この特定の三次元構造をとることをフォールディング，変性などで三次元構造が変わったタンパク質を元の状態に戻すことをリフォールディングという．ここの場合，活性を示さないプロキモシンの三次元構造を天然の状態に戻し，活性を示す形にすることを指している．

Met106 の間のペプチド結合を特異的に切断し，パラκカゼインと親水性のグリコマクロペプチドに分解する（図 11・13）．その結果，表面の親水的なグリコペプチドが遊離し，ミセル間の反発力が減少し凝集しやすくなり，カルシウムとの二次反応によりゲル化（凝集）する．

同様の凝乳活性を示す酵素が探索され，接合菌である *Rhizomucor pusillus* や *R. miehei* などの微生物由来酵素が見いだされた．これらの微生物由来酵素は菌体外アスパラギン酸プロテアーゼで，ムコールレンニンとよばれる．1970 年後半より組換え DNA 技術が発展し，キモシンも遺伝子組換え技術で製造可能となった．キモシンは米国食品医薬品局（FDA）で認可された最初の遺伝子組換え食品添加物となった．プロキモシンの cDNA を導入した大腸菌（*Escherichia coli*）や酵母（*Kluyveromyces marxianus* var. *lactis*）が用いられている．*K. marxianus* var. *lactis* は，乳製品からよく分離される酵母でラクトース資化性がある．

大腸菌を用いたキモシン生産では，形質転換体を液体培養すると菌体内に封入体として生産したプロキモシンが菌体の 5～20% を占める．これを可溶化し，リフォールディングさせた後，活性体をクロマトグラフィーで精製する．自己活性によりプロキモシンからキモシンへ成熟化させて用いる．微生物由来酵素や遺伝子組換えキモシンは安価なため，工業的チーズ生産に使用されている．

リパーゼは，脂肪のエステル結合を加水分解するが，逆反応やエステル交換反応も触媒する．脂質の改良やジアシルグリセロールの製造に使用される．

重要な用語

アミノ酸発酵	酵素の発酵生産	フィードバック阻害
核酸発酵	コリネ型細菌	フィードバック抑制
グルタミン酸発酵	（*Corynebacterium glutamicum*）	

12 グリーンバイオテクノロジー：農業や環境と微生物

1. 生態系の物質循環で微生物は必須の役割を果たしている．
2. 農作物は，農地で生産される過程で微生物の働きが不可欠である．
3. 農地や都市環境では環境を浄化する微生物が働いているが，環境悪化をもたらす微生物もいる．
4. こうした微生物の働きを利用する技術，グリーンバイオテクノロジーを理解する．

　食品の原材料となる農作物は，おもに農地で育ち収穫される．その生産過程で微生物が働いている．農作物の生産には，光と水と養分が必要となるが，その基盤となる土壌中では養分を作物に供給するため微生物の働きが不可欠である．また，食品の生産過程で廃棄された生ごみや調理残渣などは，微生物の働きで分解され農地に還元されたり，バイオガスなど再生エネルギーに変換される．一方，農地や都市周辺環境では，環境を浄化する微生物が働いている．こうした微生物の働きを利用した技術はグリーンバイオテクノロジーと総称されるが，本章では，これらの微生物の働きを説明する．

12・1　生態系と微生物

　植物は光合成により，大気中の二酸化炭素（CO_2）を吸収して有機物をつくり出す．植物は枯死後，土壌有機物に変化する．この過程で有機物の一部は微生物の菌体（微生物バイオマス）となり，さらに分解されにくい腐植に変化する．また植物は動物に摂食され，植物や動物および微生物の遺体や排泄物も土壌に還元される．植物や動物の遺体などが土壌中で分解される過程で，酸素が十分存在していれば好気性微生物によって，最終的に二酸化炭素にまで分解され大気中に戻り，炭素循環が成立する（図 12・1）．一方，土壌中に酸素が存在していない水田や湿地などの嫌気的な環境では，嫌気性微生物によってメタン（CH_4）にまで分解される．メタンは二酸化炭素と並んで強力な温室効果ガスである*．

＊ §12・3・2参照．

　炭素と並んで生物に重要な元素である窒素も，大気中の窒素ガス（N_2）が窒素固定細菌によって取込まれアンモニア（NH_3）に変化するところから窒素循環が始まる（図 12・2）．窒素固定細菌は，植物に共生して根粒を形成する根粒菌（マメ科植物には *Rhizobium* 属，ハンノキ，グミなど非マメ科植物には放線菌の *Frankia* 属など）や根粒を形成せず根圏に共生する *Klebsiella* 属など，コケ類，地

138　第12章　グリーンバイオテクノロジー：農業や環境と微生物

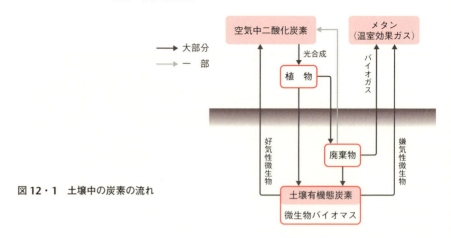

図12・1　土壌中の炭素の流れ

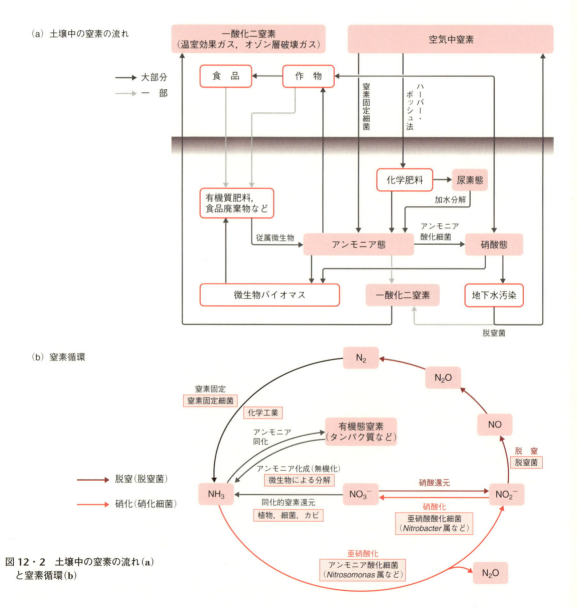

図12・2　土壌中の窒素の流れ(a)と窒素循環(b)

表 12・1 代表的窒素固定細菌[a]

窒素固定細菌の型	代 表 例	年間の窒素固定推定量〔kg/ha〕[†]
マメ科植物根粒型共生細菌	*Rhizobium* 属（ソラマメ，エンドウなど），*Bradyrhizobium* 属（大豆）	200〜300
非マメ科植物根粒型共生細菌	*Frankia* 属	
非根粒型植物共生細菌	*Klebsiella* 属	40〜70
非共生型窒素固定細菌	*Azotobacter* 属，*Clostridium* 属，*Thiobacillus* 属	1〜2
シアノバクテリア	*Nostoc* 属（ネンジュモ），*Anabaena* 属	30〜120

a) 財団法人 発酵研究所監修 "IFO 微生物学概論" p.414, 培風館 (2010).
† 1 ha＝10^4 m^2

衣類，シダ類（アカウキクサなど）に共生したり単独でも増殖できるシアノバクテリアなど多種多様である（表 12・1）．窒素固定細菌には *Clostridium* 属のように植物に共生せず土壌中で単独で増殖できるものもあるが，根粒菌は芽胞を形成しないグラム陰性菌で，根粒内部では宿主植物からの光合成産物である糖を利用して，ニトロゲナーゼという Fe や，Fe と Mo を含む 2 種類のタンパク質[*]から成る窒素固定酵素を使って，フェレドキシンなどの酸化還元反応も利用しながら ATP を使って N_2 を NH_3 に効率よく変換している．ニトロゲナーゼは酸素感受性であるが，根粒菌の場合は，宿主植物がレグヘモグロビンというヘムタンパク質を生産して，O_2 濃度をコントロールしている．

* 前者をニトロゲナーゼレダクターゼ，後者をニトロゲナーゼという場合もある．

この反応は N_2 の三重結合を切断するためエネルギーを必要とする．同様な反応を工業化したのが**ハーバー・ボッシュ法**であり，肥料生産など，その窒素固定量は地球上では生物的窒素固定量に匹敵するほどになっているが，高温高圧を必要とする．一方，固定された NH_3 はグルタミンを経てグルタミン酸となった後，アミノ酸やタンパク質などのさまざまな有機態窒素に変化する（図 12・3）．ま

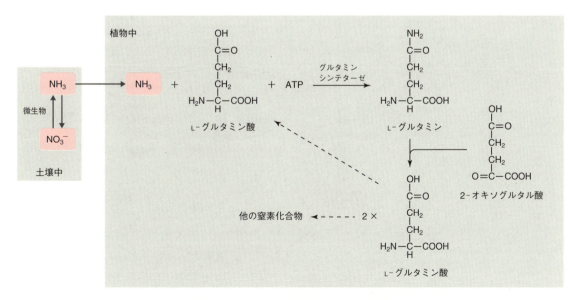

図 12・3　アンモニアの有機窒素化合物への変換

た，土壌中のNH_3はアンモニア酸化細菌などによって亜硝酸イオン（NO_2^-）に変化し，さらに亜硝酸酸化細菌によって硝酸イオン（NO_3^-）にまで変化する．この両者はまとめて**硝化細菌**とよばれる．硝酸は植物や微生物に吸収，同化されNH_3を経て有機態窒素に変化する．これとは逆に硝酸は脱窒菌によって亜硝酸を経由して，最終的にN_2にまで還元される．また，生物遺体中の有機態窒素は従属微生物によって分解されNH_3に無機化される（図 12・2 b）．

硫黄も生物に必須な元素であり，図 12・4 のように循環している．炭素や窒素の循環と異なり，大気中には硫黄成分がほとんどないが，植物は土壌中の硫酸イオン（SO_4^{2-}）を吸収，同化し還元して有機硫黄化合物を生成する．タンパク質中の含硫アミノ酸は高次構造を形成するうえで必須である．含硫アミノ酸は動物

脱窒菌：硝酸態窒素を窒素ガスや一酸化二窒素に変換する嫌気性微生物の一群．従属栄養微生物である．

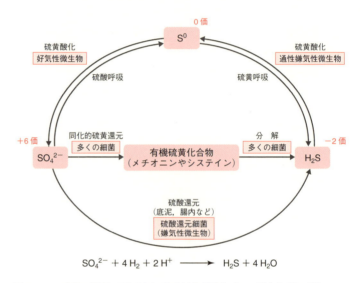

図 12・4　硫黄の循環　財団法人 発酵研究所監修 "IFO 微生物学概論" p.418，培風館（2010）より改変．

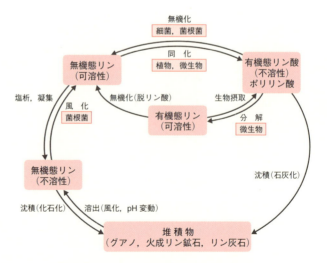

図 12・5　リンの循環　財団法人 発酵研究所監修 "IFO 微生物学概論" p.420，培風館（2010）より改変．

や微生物にも利用されて，分解されて硫化水素（H_2S）となる．嫌気的な土壌中では硫酸還元細菌の働きで SO_4^{2-} が H_2S に還元される．一方，H_2S は硫黄酸化菌によって S^0 を経て SO_4^{2-} にまで硫黄酸化され循環が成立する．

リンも硫黄と同様に大気中にはほとんど存在せず，土壌中では不溶性の無機態リンが風化や湛水化で可溶化し，植物や微生物によって吸収，同化され，有機態リン，あるいはポリリン酸として存在する．これらが再び分解，無機化され可溶性有機態あるいは無機態リンに変化する．一方，不溶性リン酸の一部は沈積し石灰化して堆積物となり長時間を経てリン酸肥料の原料であるリン鉱石となる（図 12・5）．

12・2 農業と微生物

農業の生産基盤となる土壌中には，1 g 当たり 10^8～10^{10} 個もの微生物がすんでいる．大きなグループでは，細菌，カビ（糸状菌），放線菌，藻類などに分けられる（表 12・2）．畑の土壌には活動に酸素が必要な**好気性微生物**が，一方，水田では水をたたえるため酸素が不足するので**嫌気性微生物**が生息している．ただし畑土壌でも，**団粒**という微細構造の中心には酸素不足の部位が生じ，嫌気性微生物も生きていることがある．

増殖のための炭素を空気中の二酸化炭素から得ている**独立栄養微生物**は，土壌表面や水田の田面水中に繁茂する藻類や光合成細菌など光合成微生物と，光エネルギーに依存せず化学エネルギーで増殖できるアンモニア酸化細菌や硫黄酸化細菌，鉄酸化細菌などに限られ，大部分の土壌微生物は有機態炭素を利用する**従属栄養微生物**である．

団粒：土壌中の構造単位の一つ．1 mm 以下から数 mm 前後の大きさで，微生物のすみかとして重要である．

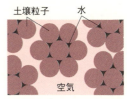

団粒の構造

表 12・2　代表的な土壌微生物の種類

細　菌	独立栄養性
好気性[†1], 嫌気性	光合成細菌，シアノバクテリア[†2] など
カ　ビ	アンモニア酸化細菌，鉄酸化細菌など
放線菌[†2]	従属栄養性
藻　類	有機炭素を必要とする
シアノバクテリア[†2], 緑藻	

[†1]　細菌以外の多くも含む．
[†2]　分類学的には細菌に含まれる（§3・1参照）．

12・2・1　食糧生産と微生物

19世紀後半に化学肥料が登場するまでは，作物生育には**堆肥**など**有機質肥料**が必須であり，微生物が分解して供給される養分が生育のかなめであった．現代でも化学肥料を使わない有機農業だけでなく，**慣行農業**でも，土を柔らかくするため，また微生物の栄養源として，堆肥など有機質肥料が利用されている．化学肥料の一部も微生物に一時的に吸収され，同化された後，再放出されて作物に利用されている．こうした微生物の全体量は土壌微生物バイオマスとよばれ，これ

堆肥：有機質肥料の一つで，通気性をもたせるもみ殻やおがくずなどと混合し堆積発酵させたもの．微生物や植物の養分となり，土壌の物理性を改善させる効果も期待できる．

が多いほど作物生産性の高い肥沃な土壌といえる.

化学肥料のうち最も重要な**窒素肥料**は,$(NH_4)_2SO_4$(硫安),NH_4NO_3(硝安),NH_2CONH_2(尿素)など,アンモニア態あるいは尿素態で用いられるが,畑土壌中では好気性菌であるアンモニア酸化細菌が直接あるいは加水分解後に硝酸態にまで変換し,作物に吸収される(図12・2b 参照).

土壌中では植物に養分を供給するためさまざまな微生物が活躍しているが,植物と共生して働いている**共生微生物**もいる.たとえば,空気中の窒素ガスを固定してマメ科植物などにアンモニア態窒素を供給している窒素固定細菌は根粒菌ともよばれ,植物の根に根粒をつくり,そこで植物から光合成産物を受けて働いている.窒素固定作用は窒素肥料が普及した現代でも重要な微生物の働きである.根粒の内部は酸素が不足しており,嫌気性の窒素固定細菌が活躍しやすい環境となっている.優良な根粒菌を種子に接種して利用する技術も実用化されている.水田でもシアノバクテリアや水稲根にすむ根圏微生物の中で従属性窒素固定細菌が働いている(前述).

このように水田では,田面水中の酸素拡散速度が遅く,土壌有機物の分解とともにさまざまな**酸化還元反応**がそれぞれに対応した微生物群の遷移とともに進んでいる(表12・3).水田に水が張られる(湛水)と,まず酸素呼吸する好気性微生物が酸素を消費し,土壌中から酸素が消失する.ついで,脱窒菌による硝酸還元反応で硝酸が消失する.さらに4価マンガン,3価鉄が還元され,2価マンガン,2価鉄が生成される.硝酸還元からここまでの反応は酸素があっても活動できる通性嫌気性細菌が行う.さらに還元反応が進むと,硫酸還元菌が硫酸イオンを還元し硫化物が生成され,最後に**メタン生成アーキア**がメタンを生成する.この二つの反応は酸素があると活動できない絶対嫌気性菌によって進む.これまでの一連の反応で,水田土壌中の**酸化還元電位**は+0.5〜0.6 Vから-0.2〜-0.3 Vにまで低下する.

> **メタン生成アーキア**: メタン細菌,メタン生成菌ともいう.メタン(CH_4)を生成する嫌気性微生物.有機物の嫌気的分解の最終段階で,有機酸または水素+二酸化炭素をメタンガスに変換する.アーキアとは古細菌ともいわれ,rRNA 配列に基づく系統進化の解析結果や細胞膜組成が他の微生物群と大きく異なるグループ(ドメイン,超界)のこと(§3・1参照).メタン生成菌以外に,好熱菌,高度好塩菌などが属する.

表12・3 水田土壌における酸化還元の変化と微生物群の遷移

湛水後の時期	酸化還元電位〔V〕	物質変化	反 応	微生物群
初 期	+0.5〜+0.6	酸素の消失 硝酸の消失(脱窒) 2価マンガンの生成 2価鉄の生成 硫化物の生成	酸素呼吸 硝酸還元 4価マンガンの還元 3価鉄の還元 硫酸還元	好気性細菌 脱窒細菌 細 菌 細 菌 硫酸還元菌
後 期	-0.2〜-0.3	メタンの生成	メタン発酵	メタン生成アーキア

また**菌根菌**というカビは畑土壌や森林土壌などで植物根に共生しながら,植物根が入れない土壌の狭い隙間に菌糸を伸ばし,植物だけでは吸収できないリン酸などの養分を植物に運んでいる.菌根菌には,外生菌根,アーバスキュラー菌根,ラン菌根などさまざまな種類が知られている.外生菌根はおもに樹木の根の表面に広がり菌鞘を形成するのに対して,AM菌は菌糸を植物内に伸ばし細かく枝分

> **アーバスキュラー菌根**: AM(arbuscular mycorrhiza).樹枝状菌根ともいう.

かれした樹枝状体という養分交換の器官を植物細胞内に形成する．また，ラン菌根はコイル状の菌糸を植物体中に形成する．菌根菌も微生物資材として販売されている．

畜産では，夏季に生育した牧草を蓄えるサイロがあり，その中では牧草が乳酸発酵して，保存性，嗜好性が増加した飼料（**サイレージ**）となる．

一方，土壌中には作物に病気をひき起こす土壌病原菌もいる場合があり，特に同一の作物を連作していると病気が発生しやすくなる．農薬で病原菌を殺菌することもできるが，有益な土壌生物も死滅させてしまうことがあり，不適切な農薬の使用は環境を汚染することがあるので，注意が必要である．

12・2・2　食品廃棄物と微生物

食品の生産過程で廃棄された生ごみや調理残渣は，埋め立てされたり焼却処分されるほか，微生物の働きで分解され堆肥となり農地に還元される．**堆肥化**過程には数カ月かかるのが一般的であり，水分を調節したのち堆積し，"切り替えし"という撹拌操作で好気性微生物が活動しやすい環境を維持する．有機物分解によって温度が一時的に 65 ℃ 以上に上昇し，衛生害虫や有害微生物，雑草種子などを死滅させることが重要である．材料の**食品廃棄物**としては堆肥化を阻害する塩分や油分含量の低いものが適している．農地に施用できる肥料成分量は作物の吸収分に見合った量が望ましく，食品廃棄物由来の堆肥を含め，必要以上の肥料成分を投入すると，後述のような地下水汚染など環境汚染をひき起こす原因ともなるので注意すべきである．

また近年注目されているグリーンバイオテクノロジーでは，メタン生成アーキアによって食品廃棄物が**バイオガス**という再生エネルギーに変換される．食品廃棄物をタンクに投入し，発酵管理を行ってメタン生成微生物を働かせ，メタンガスを回収する．生成されたメタンガスの一部は発酵槽の温度管理などにも利用される．発酵後の残渣は液肥などとして農地に還元されるが，堆肥化と同様に土壌への施用量には注意が必要である．

12・3　環境と微生物

私たちを取巻く環境には各種の微生物が生息し，環境浄化に役立っている．ここでは地下水汚染とその浄化に関わる微生物を紹介したのち，地球環境，特に温暖化と微生物の関係を説明する．

12・3・1　地下水や海水などと微生物

上述の堆肥や化学肥料を，作物が必要とする量より多く施用した土壌では，過剰の養分が降雨とともに土壌中を浸透し，地下水に達して**地下水汚染**が起こる．窒素成分では硝酸態窒素が土壌中を移動しやすく，地下水を汚染しやすい．この地下水を井戸水として飲料に用いると健康を害する可能性が指摘されており，高濃度の硝酸態窒素が検出された井戸水は飲用禁止となっている．

これに対して環境を浄化する微生物が働いている土壌もある．たとえば台地上の畑で過剰施用された窒素成分が溶存する地下水が，台地下部で湧出し水田地帯に流入すると，水田土壌中にいる嫌気性微生物である脱窒細菌が硝酸態窒素を窒素ガスに変換して無害化する．畑の深層でも同様な反応が少しずつ進んでいる．

硝酸態窒素以外にも地下水汚染の原因物質として，工業活動に由来する**塩素系化合物**などが知られているが，これらの汚染物質の一部も嫌気性土壌微生物による脱塩素化によって無害化できる（図 12・6）．

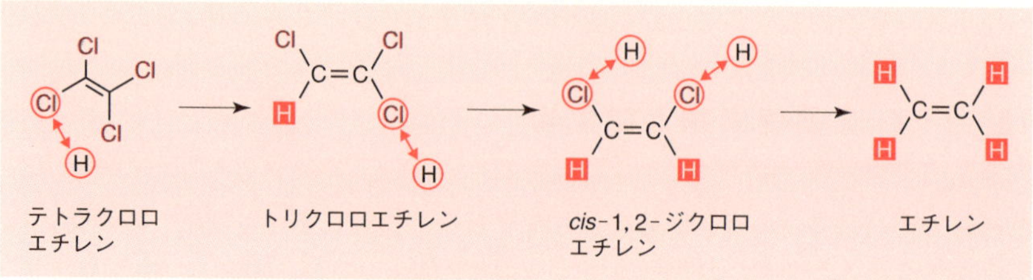

図 12・6 塩素系化合物の微生物分解経路の一例

一方，魚介類のメチル水銀汚染には微生物が関わっている．人為起源の工場由来の水銀の他，自然界には火山起源の水銀が多量に存在している．環境中で無機水銀の一部は酸化還元反応を受け，海底の嫌気的な底質中で硫酸還元菌によって毒性の強い**メチル水銀**に変化し，魚介類を経由してヒトに摂取される．この汚染浄化には水銀耐性菌などによって脱メチル，還元され，大気中に気化すると期待される（図 12・7）．

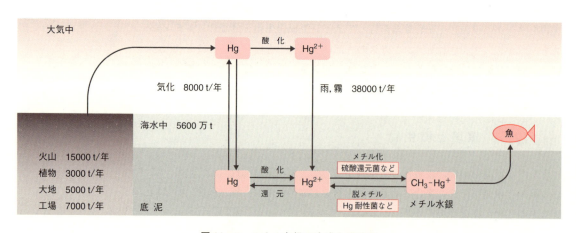

図 12・7 メチル水銀の生成と微生物

12・3・2 地球温暖化と微生物

地球温暖化ポテンシャル：
温室効果ガス 1 分子当たりの温室効果を $CO_2=1$ として相対的に表現した尺度．メタンは 23，一酸化二窒素は 300 以上．

脱窒菌で過剰な窒素成分がすべて無毒化できるとは限らない．この細菌の作用で，二酸化炭素やメタンより強力な（大きな地球温暖化ポテンシャルをもつ）**温室効果ガスであり成層圏オゾン層破壊ガスでもある，一酸化二窒素**（N_2O，**亜酸化窒素**）ガスが生成されることもある（図 12・2 参照）．特に畑土壌の団粒内部

では，嫌気性微生物が硝酸態窒素を窒素ガスにまで無毒化できず，有害な一酸化二窒素ガスが大気へ放出される．ただし，水田では一酸化二窒素の溶解度が高いため大気への放出は少なく，大部分が窒素ガスにまで無毒化される．N_2O はまた好気性アンモニア酸化細菌によっても生成される．

バイオガスとして期待されるメタンも，捕集できず大気に放出されると**気候変動**をひき起こす温室効果ガスとなってしまう．たとえば水田土壌中ではメタン生成菌が，土壌中の有機物や稲わらなどの有機物を嫌気的に分解して，水稲を経由して大気に放出しているが，低濃度で広大な面積のため捕集は困難である．同様に牛など反すう動物の呼気として共生微生物由来のメタンが排出されており，水田由来のメタンとともに地球規模での温暖化を加速させる一因となっている．

重要な用語

硫黄の循環	共生微生物	炭素の流れ	地球温暖化	バイオガス
オゾン層破壊	食品廃棄物	窒素の流れ	土壌微生物	リンの循環
気候変動	堆肥化	地下水汚染		

13 口腔細菌や腸内細菌と健康

1. ヒト腸管には 1000 種類, 100 兆 (10^{14}) 個ともいわれる細菌が共生している.
2. 腸内共生菌には, エネルギー産生, ぜん動運動亢進, 物質代謝, 感染防御などの働きがあり, アレルギーや炎症性腸疾患の発症や抑制に関与する.
3. 腸内共生菌は腸管免疫系の発達や機能に関与する.
4. 有用微生物を摂取するプロバイオティクス, 腸内細菌を調節する食品成分であるプレバイオティクスによる種々の健康増進効果が報告されている.

13・1 体内と細菌

ヒトの体腔には多数の細菌が常在している. 食物は口腔, 胃, 腸を通過する過程で消化吸収され, 残ったものは大便となって排泄される. この過程で細菌は食物成分を取込み増殖し, また食物成分を代謝し, 私たちの健康に影響することがある.

13・2 口腔と胃の中の細菌

口の中には数百種の微生物が存在しているといわれている (表 13・1). 虫歯や歯周病は口腔細菌により起こる疾病である. 虫歯は砂糖 (スクロース) 摂取が高いと起こりやすい. 虫歯の形成機構を図 13・1 に示す. ミュータンス菌といわれる細菌 (*Streptococcus mutans* や *S. sobrinus*) は, スクロースを基質として, 不溶性のグルカン (多糖) を生成する. このグルカンにより菌体が, 歯の上にプ

表 13・1　代表的口腔細菌例

属	種	特徴など
Streptococcus		グラム陽性連鎖状球菌, 主要常在菌.
	mutans	虫歯形成.
	salivarius	舌上にコロニーを形成.
Actinomyces		グラム陽性短桿菌, 放線菌の一種. プラークの主要細菌, 歯肉炎と関連.
Porphyromonas	*gingivalis*	グラム陰性桿菌. 偏性嫌気性. 糖類を資化できない. タンパク質分解活性. 主要歯周病原細菌.
Treponema	*denticola*	グラム陰性らせん状菌. 偏性嫌気性. タンパク質分解活性. 歯周病原細菌.

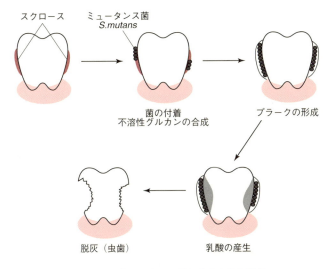

図 13・1 ミュータンス菌による虫歯の形成

ラーク（歯垢ともいう．バイオフィルムの一種）を形成し，唾液などで菌体が流されなくなる．プラーク中で菌が糖から乳酸を生成し，局所的に pH を下げる．pH 低下によりリン酸カルシウムが溶け出し（脱灰という），虫歯になる．虫歯の予防には，歯磨きにより物理的にプラークを取除くことが有効である．また，虫歯予防という観点からは，砂糖は取りすぎないほうがよい．

歯周病にはプラーク中のさまざまな微生物が関与する．その中でもタンパク質分解活性の強いグラム陰性の嫌気性菌（*Porphyromonas* 属，*Treponema* 属など）が重要である．

胃の pH は 1～2 で微生物はほとんど存在しない．いわゆる**ピロリ菌**（*Helicobacter pylori*）が胃の中に存在することが広く認められたのは，1980 年以降である．ピロリ菌は，ウレアーゼを産生するため，尿素からアンモニアを産生し，局所的な pH と高めることで，胃で増殖することができる．

$$(NH_2)_2CO + H_2O \xrightarrow{\text{ウレアーゼ}} CO_2 + 2NH_3$$

バイオフィルム

自然界においては，微生物は液体培養のような浮遊状態よりも固体表面に接触して生存している場合が多い．固体表面に形成される微生物（おもに細菌）のフィルム状，膜状の集合体やコミュニティーのことをバイオフィルムという．粘性のある多糖体に覆われていて，分裂した細胞が水で流されにくくなっている．バイオフィルム内においては酸素分圧や栄養成分の勾配が生じ，異なる菌種が増殖できる微小環境が形成されるため，微生物はバイオフィルムをつくることで環境ストレスに適応したり外敵から身を守っている．

実験室の純粋培養とは異なり，自然環境では多くの微生物がバイオフィルムを形成している．バイオフィルム中の微生物は殺菌されにくく，食品工場の生産ラインにできると殺菌剤が働きにくくなる，歯にできれば虫歯の原因になり，気道にできれば感染症の慢性化につながるなど，私たちの健康や微生物学的安全性に問題を生じる場合も多い．バイオフィルムは洗浄し取除くことが重要である．

胃潰瘍や胃がんとの関係が明らかになっている．ピロリ菌は，グラム陰性微好気性の湾曲した桿菌で，栄養要求性も厳しい．

13・3 腸内共生菌

ヒトの腸管には，1000種類，100兆（10^{14}）個ともいわれる細菌が共生している．実際ヒト糞便中には，10^{11} 個/g もの細菌が含まれ，糞便乾燥重量の約半分が菌体である．これら腸内共生菌は，"お花畑"にたとえて**腸内フローラ**（腸内細菌相）といわれている．その大部分は大腸に存在するが，小腸にも，***Lactobacillus*** 属菌のような通性嫌気性菌が存在する（表 13・2）．

表 13・2 腸内の部位と腸内細菌の分布

部　位	代表的微生物	菌数〔個/g〕
小腸上部	*Lactobacillus* 属，*Streptococcus* 属	約 10^4
小腸下部	小腸上部と大腸の両者	$10^5 \sim 10^7$
大　腸	*Bacteroides* 属，*Bifidobacterium* 属，*Clostridium* 属	$10^{10} \sim 10^{11}$

大腸は嫌気的な環境であり，***Bacteroides*** 属，ビフィズス菌（***Bifidobacterium*** 属）などの偏性嫌気性菌や**大腸菌群**などの通性嫌気性菌が共生している（表 13・3）．腸内フローラは個人により異なり，また年齢によっても変化する．最初に定着するのは，大腸菌，腸球菌で，次にビフィズス菌，乳酸菌が定着し，その後嫌気性菌が定着し好気性菌の数が低下して安定する．

表 13・3 おもな腸内細菌

属　名	特　徴
Bacteroides	代表的腸内細菌．嫌気性無芽胞グラム陰性の桿菌．グルコースから酢酸やコハク酸を生成．*B. fragilis*, *B. vulgatus* など．
Fusobacterium	嫌気性無芽胞グラム陰性の桿菌．グルコースから酪酸を生成．
Bifidobacterium	嫌気性無芽胞グラム陽性の桿菌．グルコースから酢酸と乳酸を生成．乳児で *B. infantis*, *B. breve*, 成人で *B. adolescentis*, *B. longum* など．
Collinesella	嫌気性無芽胞グラム陽性の連鎖桿菌．
Clostridium	嫌気性芽胞形成グラム陽性の桿菌．*C. innocuum*, *C. difficile*（腸内常在菌だが病原性を示す）など．
Lactobacillus	乳酸菌の 1 種．通性嫌気性無芽胞グラム陽性の桿菌．
Streptococcus	通性嫌気性無芽胞グラム陽性の連鎖球菌．

13・4 腸内共生菌の働き

腸内共生菌は体の中で重要な役割を果たし，有益にも有害にも働く．以下具体的に述べる（表 13・4）．

表 13・4　腸内共生菌の働き

・エネルギー産生（短鎖脂肪酸産生）
・腸運動（ぜん動運動亢進）
・物質代謝（有機酸の産生，腐敗産物の産生，ビタミンの産生，胆汁酸の修飾）
・感染防御（病原微生物と競合，pH 低下，腸管免疫機能増強）
・アレルギー調節
・炎症性腸疾患に関与

a. エネルギー産生　腸内共生菌の発酵産物は，酢酸，酪酸，プロピオン酸などの短鎖脂肪酸であり，大腸にて吸収される．

b. 腸管運動　腸内共生菌は，腸管ぜん動運動を亢進する．

c. 物質代謝　腸内共生菌は，前述のように有機酸を産生する一方で，アンモニア，インドールなどの腸内腐敗産物も産生する．また，ビタミンを産生する．さらに，腸内共生菌は，胆汁酸などを代謝する．コレステロール排出の主要経路である腸肝循環系において，胆汁酸の修飾に関与していることが知られている．

腸肝循環系：胆汁酸などの成分が胆汁とともに胆管から十二指腸内に分泌された後，腸管より吸収されて肝臓に戻り，再び胆汁とともに分泌される循環系．

d. 感染防御作用　腸内共生菌には感染防御の働きがあることが知られる．まず，病原菌に対して，栄養素や生息場所に競合的に働く．また，発酵産物の短鎖脂肪酸がpHを低下させて病原菌の増殖を阻害する．腸内共生菌は，腸管免疫系の発達を促進，機能を増強させ，感染防御機能が上昇することも明らかとなっている．反対に，腸内フローラの変調により感染症が発症することもある．これは，正常な腸内フローラが，感染防御に有益であることを示すものである．

e. アレルギー調節作用　アレルギーとは，通常は無害な物質に対し，免疫系が過剰あるいは異常に反応し，さまざまな症状をひき起こすことである．微生物とアレルギーについては，近年の先進国におけるアレルギーの増加は衛生改善に伴う環境における微生物の減少が一因とされ，衛生仮説として提唱されていた．アレルギー患児と健常児で，腸内フローラの構成が異なることが21世紀初頭に相次いで示され，常在の微生物がアレルギー発症に影響していることから，衛生仮説を支持する結果と考えられている．

f. 炎症性腸疾患と腸内共生菌　炎症性腸疾患（IBD）は，おもに潰瘍性大腸炎とクローン病を指し，免疫異常を生じる腸管の慢性の炎症性疾患で，近年になって患者数が急増している．炎症性腸疾患患者と健常人の腸内フローラ構成が異なること，また無菌動物では，大腸炎を発症しないことから，腸内細菌が何らかの役割を果たすことが示唆される．すなわち，腸内フローラの異常が発症に関与していると考えられる．

IBD：inflammatory bowel disease（炎症性腸疾患）

13・5　腸管免疫系と腸内共生菌

腸内共生菌が，アレルギーや炎症性腸疾患に関与している可能性について述べたが，これらは，腸内共生菌が免疫系に影響することを意味している．また，感染防御効果についても少なくとも一部は，免疫系を介している．

腸内共生菌が生息している腸は，実は最大級の免疫器官である．たとえば小腸の免疫系は図13・2のような構造となっている．小腸には，パイエル板とよばれるリンパ節様免疫器官が存在する．また，小腸上皮の基底膜下の粘膜固有層には，多数の免疫担当細胞が存在する．さらに，腸管上皮細胞は，栄養を体内に取込むための細胞であるが，さらに，免疫細胞としての働きをもつ．そして，腸管上皮細胞の間にもリンパ球が存在する．

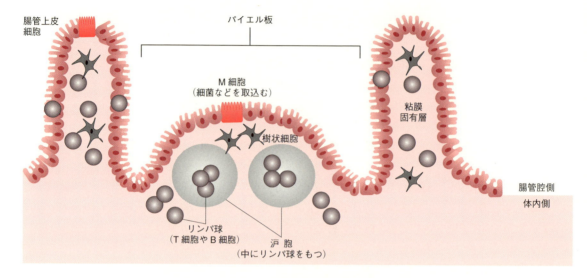

図13・2　腸管免疫系の構造

　腸内共生菌は，この腸管免疫系の発達に関わることが知られている．たとえば，腸内共生菌が存在しない無菌マウスを用いた実験では，腸管免疫系の器官であるパイエル板が未発達となり，腸管上皮内リンパ球も減少する．
　また，腸内共生菌は，腸管免疫系の機能にも重要であることが知られている（図13・3）．腸管免疫系の機能として，1）腸管粘膜で **IgA 抗体** という種類の抗体が分泌される．IgA 抗体は，腸管粘膜において病原体侵入を阻止し，毒素を中和する．2）食品タンパク質抗原に対して，制御性 T 細胞（Treg）とよばれる免

Ig：immunoglobulin（免疫グロブリン）

B 細胞：抗体（免疫グロブリン）を産生するリンパ球．骨髄（bone marrow）でつくられる．

抗　体

　抗体（免疫グロブリン；Ig）分子は，B 細胞（B リンパ球）が産生する生体防御タンパク質である．異物と抗原結合部位で結合するが，定常領域の構造の違いにより，IgM, IgG, IgA, IgE などのクラスに分かれる．IgM は，B 細胞が最初に産生する抗体で，五量体構造をとる．IgG は，血中にいちばん多いクラスである．IgA は，腸管などの粘膜面に多く，病原微生物，毒素に対する防御，腸内共生菌の制御に働く．IgA 抗体が腸内共生菌により誘導される一方で，腸内共生菌を制御するという相互関係は，最近明らかになった．IgE 抗体は，マスト細胞（肥満細胞）などの表面にその受容体が発現し，IgE 抗体が結合すると脱顆粒して，炎症性物質を放出することから，アレルギーの要因となる．

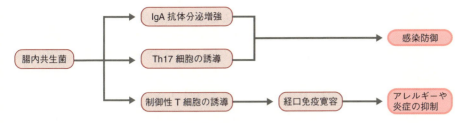

図 13・3 腸内共生菌と腸管免疫系の機能

疫反応を抑制する T 細胞が誘導され, 過剰な免疫応答が起きない仕組み（経口免疫寛容）が存在する, 3）細菌に対する感染防御機能をもつ Th17 細胞が誘導される. 腸内共生菌が存在しない無菌マウスでは, IgA 抗体産生, 経口免疫寛容, Th17 細胞いずれも誘導に障害が生じる, ことが明らかになっている.

T 細胞サブセット

T 細胞（T リンパ球）には, $CD4^+$ T 細胞, $CD8^+$ T 細胞があるが, $CD4^+$ T 細胞は, さらにその産生するサイトカイン（細胞間情報伝達タンパク質）の種類により, 機能の異なる Th1, Th2, Th17, 制御性 T 細胞（Treg）などのサブセットに分かれる. Th1 細胞は, IFN-γ などを産生し, マクロファージを活性化する. Th2 細胞は, IL-4, IL-5, IL-13 を産生し, B 細胞の抗体産生を促進するが, 過剰になると IgE 抗体や好酸球, マスト細胞などによるアレルギーの要因になる. 制御性 T 細胞は, 免疫抑制機能をもつ T 細胞であり, 腸管などにおいて過剰な免疫応答を抑制している. 免疫抑制機能を付与する転写因子として Foxp3 を多くの場合発現している. Th17 細胞は, IL-17, IL-22 などを産生し, 腸管上皮細胞などに作用し, 感染防御を担う. ただし過剰になると自己免疫疾患などの炎症性疾患の要因になりうる. 前三者と異なり, 産生するサイトカインから命名された. 各 T 細胞サブセット（図 13・4）は, お互いに牽制しあうことが知られている. 近年, 腸管における制御性 T 細胞, IL-17 細胞の誘導は, 腸内共生菌に大きく依存することが明らかになった.

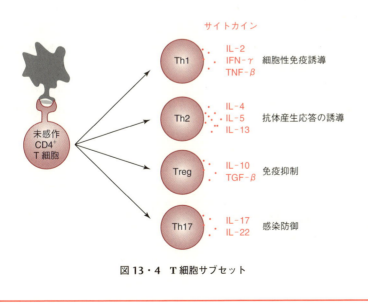

図 13・4 T 細胞サブセット

T 細胞: ほとんどが胸腺（thymus）由来のリンパ球である. T 細胞抗原レセプターにより MHC 分子上の抗原（異物）を認識する.

CD: cluster of differentiation の略. モノクローナル抗体の国際分類記号で, 各抗体が認識する細胞表面分子（CD 抗原, CD 細胞, CD 分子）に対応している.

Th 細胞: helper T cell（ヘルパー T 細胞）

Treg: 制御性 T 細胞（regulatory T cell）

IFN: interferon（インターフェロン）

IL: interleukin（インターロイキン）

13・6 プロバイオティクスとプレバイオティクス

腸内共生菌に関連して，微生物を摂取する"プロバイオティクス"，"腸内細菌を調節する食品成分"である**プレバイオティクス**が，体のさまざまな生理機能に影響を与えることが明らかになっており，健康に有益な効果が報告されている．

プロバイオティクスとしては，食品に多く含まれる乳酸菌や，主要な腸内共生菌である，ビフィズス菌が多く利用されている．

プレバイオティクスの代表格は**オリゴ糖**である．特に，ビフィズス菌増殖作用が，種々のオリゴ糖（フラクトオリゴ糖，ニゲロオリゴ糖，ラフィノース）などに知られ，ビフィズス菌を増加させることにより，生理機能を発揮すると考えられている．

健康増進機能としては，便秘の改善などによる整腸効果がよく知られ，特定保健用食品となっているものも多い．

また，プロバイオティクス，プレバイオティクスには，免疫調節効果も見いだされており，これによるアレルギーや炎症の抑制，感染防御能増強が報告されている．病原微生物，腸内共生菌を認識し，腸管免疫系が応答することを考えると，プロバイオティクス，プレバイオティクスが，免疫系に影響を与えられることは想像に難くない．ただし，プロバイオティクスの効果は，投与された菌の細胞壁や菌体外多糖などの菌体成分による効果と，投与された菌が産生する短鎖脂肪酸などの物質による効果，そしてさらに，菌が他の腸内細菌に対して作用する効果がいずれもあり，作用機序は複雑である．

免疫調節効果の中で，特に，プロバイオティクスのアレルギー抑制効果については，動物実験，ヒト臨床試験も多く行われている．小児アレルギーを中心に，あらかじめ母親や新生児に投与する予防的投与と，発症した患者に対する投与の効果が示されている．一方で有意な効果がなかったという報告もある．日本では，スギ花粉症に関する報告が多くなされている．動物実験においては，乳酸菌のTh1細胞増強作用，制御性T細胞誘導作用が示されており，このような作用によりアレルギー抑制効果が発揮されると考えられている．また抗炎症作用については，炎症性腸疾患などにおいて効果が知られている．

プロバイオティクスの感染防御効果も知られている．たとえば，ある種の乳酸菌の，胃，十二指腸潰瘍や胃がんの原因となるピロリ菌（*Helicobacter pylori*）の感染症抑制効果や，ウイルス感染に対する防御作用，術後においての感染を低減する作用も報告されている．

プロバイオティクス：もともと"腸内フローラを改善し，摂取することにより宿主に有用な効果をもたらす生菌添加物"として定義された．しかしその後，腸内フローラを介さない効果が知られるようになり，FAO/WHOのワーキンググループが示した"適正量を摂取した場合に宿主に有用な作用を示す生菌"などの定義で理解される場合が多い．さらに最近の研究では，生菌でなくとも同様な効果が得られる場合がわかっている．

フラクトオリゴ糖：スクロースにフルクトースが1〜3個結合したオリゴ糖．天然には，タマネギ，ゴボウなどに含まれる．スクロースを原料として，β-フルクトフラノシダーゼを用いて工業的に生産されている．

ニゲロオリゴ糖：グルコースを構成糖として，その分子内にα1→3グルコシド結合を1個以上もっているオリゴ糖．

ラフィノース：フルクトース，ガラクトース，グルコースから成る三糖類．大豆などのマメ科植物に多く含まれるが，おもにビート（テンサイ）から抽出して精製される．

重要な用語

IgA抗体	大腸菌	*Bacteroides*属	プレバイオティクス
アレルギー	腸内共生菌	ビフィズス菌（*Bifidobacterium*属）	プロバイオティクス
オリゴ糖	腸内フローラ	ピロリ菌（*Helicobacter pylori*）	*Lactobacillus*属

14 食品の腐敗と微生物

1. あらゆる場所に多種の微生物が存在し，食品の原料を汚染している．
2. 食品の微生物制御のためには，食品の種類と汚染微生物相の関係を理解する必要がある．
3. 近縁関係でも有用微生物と有害微生物が存在する．
4. 複数の汚染微生物の共同作業により食品は腐敗する．
5. 腐敗による食品成分の変化を理解する．
6. 腐敗は必ずしも食中毒菌の存在を示すものではないが，異常な微生物の増殖を示すので腐敗の検知は重要である．
7. 複数の微生物で腐敗は進行するので，複合的な微生物制御技術は重要である．
8. 細菌芽胞は通常の殺菌法では死なない．

14・1 微生物と食品

　微生物は土壌，海水，淡水，空気中，地底，海底や油田など自然界のいたる所に存在しているため，すべての植物，動物は微生物と共生し，または汚染されて自然界に存在している．このため食品の原材料である，農産物，畜産物，水産物はそれぞれ共通のあるいは固有の微生物種，すなわち**微生物相**（ミクロフローラ）をもっていることになる．これらの微生物は常在微生物として存在することで有害な微生物からの危害防止に役立っている場合もある．しかし，いったん，宿主の動植物が傷つくと，増殖可能な温度であれば，微生物はその動植物由来の有機物を栄養分として増殖し，宿主に病気を起こしたり，組織を劣化させて有害な代謝産物を産生したりし，食品の原料としては利用できなくしてしまうこともある．農畜水産物などの生鮮食品は，収穫された時点で種々の微生物により汚染されている．これを**一次汚染**という．一次汚染は，生鮮食品の産地の土壌，水，野生動物，害虫，肥料，農薬，生産従事者などからの汚染である．一般には常在微生物とよばれている．さらに食品工場の従事者や使用している装置器具，包装材料，流通過程，家庭での調理など，調理や殺菌処理などの加工工程終了時から食事を摂取するまでのすべての過程で**二次汚染**が発生する．二次汚染には，食品の原材料の一次汚染微生物が関係することが多く，食品産業従事者，装置，器具，大気，水，ほこりなどを通して加工後の食品を汚染する．

　人類は食品の加工や製造，よい風味を付けるためにも微生物を利用してきた．微生物による発酵作用により古くから酒，醤油，味噌，ヨーグルト，パンなどが

つくられてきた．わが国ではこれらを利用して，米を主食にさまざまな魚や野菜を中心とした主菜や副菜を組合わせて食べてきた．日本古来の食生活は経済的に豊かになるとともに大きく変化し，長期的にみると食生活の欧米化に伴って，国内で自給できる米の消費が低下する一方で，畜産物や油脂の消費が増加してきた．海外から輸入されてくる食料には日本国内産の食料を汚染しているものとは異なる性質の微生物が存在することもある．これらの食料原材料を加工して健康栄養性，嗜好性，貯蔵性，簡便性，安全性を高めた食品が流通している．食品の流通方法も，常温流通，低温流通（コールドチェーン），種々の包装材料や包装の形態，真空包装，包装中のガス組成などさまざまな環境条件で行われる．それぞれの環境要因において増殖しやすい微生物が増えて食品の劣化をひき起こすことになる．

また，食品を流通上の特性から分類したとき，農林水産物そのものである生鮮食品と冷凍食品，発酵食品などの加工食品に分けることができる．一般に生鮮食品の方が，水分が多く腐敗，変敗しやすい．

14・1・1 環境中の微生物

自然環境中にはさまざまな微生物が存在する．私たちが培養して検出できる微生物の種類や数に比べると，培養することのできない微生物（VBNC または VNC と略される）の種類や数の方がはるかに多い．環境から**蛍光染色法**や**ミクロコロニー法**（マイクロコロニー法）で検出される微生物数は，培養可能な微生物数の100〜数万倍多いといわれている．土壌，水，大気，動物，植物にそれぞれ特有の微生物相がある．表14・1に自然界における微生物の分布の概要を示す．

VBNC, VNC：viable but non-cultureable

蛍光染色法：蛍光色素により染色して蛍光顕微鏡観察することにより細菌数を測定する方法で，蛍光色素としてはDNAを染色するアクリジンオレンジやDAPI（4′,6-ジアミジノ-2-フェニルインドール），エステラーゼ活性をもつ生菌数測定にはフルオレセインジアセテートなどが用いられる．

ミクロコロニー法：肉眼では確認の困難なコロニー形成初期の段階のミクロコロニーを蛍光染色後，蛍光顕微鏡観察などにより生菌数を測定する方法．

表14・1 自然界における微生物の分布	
環境，食品	微生物濃度
土壌中	$10^3 \sim 10^8$ 個/g
海水中	$10^3 \sim 10^6$ 個/mL
空気中	$10^2 \sim 10^5$ 個/m³
家畜の消化管内容物	$10^8 \sim 10^{10}$ 個/g
食品中	$0 \sim 10^7$ 個/g
鮮魚体表面	$10^2 \sim 10^5$ 個/cm²
刺身	$10^2 \sim 10^6$ 個/g
野菜類	$10^2 \sim 10^5$ 個/g
香辛料	$10^2 \sim 10^7$ 個/g
玄米	10^8 個/g

土壌中には一般に $10^3 \sim 10^8$ 個/g の培養可能な微生物が存在している．細菌が最も多く，酵母，カビ，原生生物も生息している．細菌の中では，グラム陽性菌が多く，特に芽胞形成菌の割合が多い．芽胞形成菌としては，好気性の *Bacillus* 属とその類縁細菌（*Brevibacillus* 属，*Geobacillus* 属，*Alicyclobacillus* 属，*Paenibacillus* 属など），嫌気性の *Clostridium* 属とその類縁細菌（*Moorella* 属，Thermo-

anaerobacter 属, *Thermoanaerobacterium* 属など) がある. さらに放線菌や腸内細菌科の菌群や *Micrococcus* 属, *Acinetobacter* 属, *Flavobacterium* 属, *Pseudomonas* 属, *Listeria* 属などの細菌も検出される. また代表的な真菌としては, *Candida* 属, *Saccharomyces* 属, *Schizosaccharomyces* 属などの酵母や *Aspergillus* 属, *Penicillium* 属, *Rhizopus* 属, *Talaromyces* 属などのカビが検出される.

水環境中の微生物としては, グラム陰性菌が多い. 海水と淡水では微生物の種類も若干異なり, 3% の塩分を含む海水からは *Pseudomonas* 属, *Vibrio* 属, *Alcaligenes* 属, *Alteromonas* 属, *Acinetobacter* 属, *Shewanella* 属などの低温増殖性の細菌が多く検出される. 淡水からは**腸内細菌科**, *Aeromonas* 属, *Pseudomonas* 属, *Acinetobacter* 属, *Flavobacterium* 属などの細菌が検出される. 海水中の生菌数は沿岸部では $10^3 \sim 10^6$ 個/mL であるが, 外洋では 10^3 個/mL 以下と少ない.

大気中にも微生物が浮遊しており, これらはもともと土壌中や水中に存在し, 動植物に付着していた微生物がほこりやごみなどとともに風により舞い上がったものである. *Aspergillus* 属, *Candida* 属, *Cladosporium* 属, *Rhizopus* 属などのカビの胞子や *Bacillus* 属を中心としたグラム陽性菌やその芽胞がよく検出される. 汚染菌濃度は場所によって大きく異なり, 草原や農地では 10^2 個/m^3 程度, 都市部では $10^3 \sim 10^4$ 個/m^3 程度, 人混みや満員電車の中はさらに多い.

これらの微生物が食品の原材料である農産物, 畜産物, 水産物からも検出され, それぞれにおいて特徴のある微生物相を形成している.

腸内細菌科: *Enterobacteriaceae*. グラム陰性の通性嫌気性の桿菌で, グルコースを分解して酸を産生する. *Escherichia* 属, *Salmonella* 属などを含み, ヒトの腸管感染症の原因菌として重要な菌を含むが, ほとんどは非病原性であり, すべての菌が腸内に生息しているわけではない.

14・1・2 農産物の微生物

野菜や果物の表面には, さまざまな種類の微生物が付着している. おもな細菌としては**大腸菌群**, *Pseudomonas* 属, *Xanthomonas* 属, *Flavobacterium* 属, *Lactobacillus* 属, *Bacillus* 属および *Micrococcus* 属などが検出される. 真菌としては, *Saccharomyces* 属, *Candida* 属, *Pichia* 属などの酵母や *Aspergillus* 属, *Penicillium* 属, *Fusarium* 属などのカビが検出される. 農作物の**糞便系大腸菌群**汚染率は, 野菜類が約 83%, イチゴが約 17%, 果実が約 29% で, 野菜の汚染率が高い. これは, 露地栽培の野菜類に比べると, よく管理された環境で栽培されているイチゴや, 土壌から果実までの距離のある果樹では汚染菌量が少ないためである. 一例として表 14・2 に厚生労働省の"食品の食中毒菌汚染実態調査 (2012 年度)"の結果を示す.

わが国では, 農産物からの *Salmonella* 属菌, 腸管出血性大腸菌 O157 : H7, *Listeria monocytogenes* など食中毒菌の検出率は非常に低い. また, 作物ごとの一般生菌数は, 野菜類ではアスパラガス $10^4 \sim 10^5$ 個/g, キャベツ $10^2 \sim 10^5$ 個/g, キュウリ $10^5 \sim 10^6$ 個/g, コマツナ $10^5 \sim 10^6$ 個/g, セロリ $10^6 \sim 10^7$ 個/g, トマト $10^2 \sim 10^5$ 個/g, ナス $10^4 \sim 10^5$ 個/g, ブロッコリー $10^2 \sim 10^3$ 個/g, ネギ $10^4 \sim 10^6$ 個/g, ホウレンソウ $10^6 \sim 10^7$ 個/g, レタス $10^3 \sim 10^6$ 個/g である. 季節によっても異なるが, 野菜類の細菌汚染量は多く, 図 14・1 に示すようにキャベツの外側から 1 枚ずつ細菌数を測定すると最外葉は 10^6 CFU/g 以上で, 外側から 10 枚目でも 10^5 CFU/g 以上の細菌が存在している. これは生食用として利用される露

糞便系大腸菌群: 食品衛生法上の行政用語で糞便による水や食品などの汚染を調べる衛生指標細菌である. 44.5 ± 0.2 ℃ で増殖し, ラクトースを分解してガスを産生するグラム陰性の好気性または通性嫌気性細菌.

CFU: colony-forming unit (コロニー形成単位)

表 14・2　野菜と食肉の食中毒細菌汚染実態[a]

検体名		検体数			検査結果（陽性率（％））										
					E. coli			Salmonella 属菌			腸管出血性大腸菌[†]			カンピロバクター		
		2010	2011	2012	2010	2011	2012	2010	2011	2012	2010	2011	2012	2010	2011	2012
野菜	アルファルファ	18	13	12	16.7	23.1	33.3	0	0	0	0	0	0	–	–	–
	カイワレ	93	91	68	5.4	16.5	14.7	0	0	1.5	0	0	0	–	–	–
	カット野菜	152	150	160	7.2	8.0	7.5	0.7	0	0	0	0	0	–	–	–
	キュウリ	119	112	84	10.9	6.3	8.3	0	0	0	0	0	0	–	–	–
	ミツバ	60	58	35	30.0	34.5	37.1	0	1.7	2.9	0	0	0	–	–	–
	モヤシ	114	103	109	45.6	39.8	44.0	0	0	0	0	0	0	–	–	–
	レタス	85	103	100	8.2	11.7	5.0	0	0	0	0	0	0	–	–	–
	漬け物野菜	155	158	184	10.3	10.1	7.6	0	0	0	0	0	0	–	–	–
食肉	ミンチ肉（牛）	115	102	99	60.9	65.7	58.6	0	2.9	1.0	0.9	0	0	–	–	–
	ミンチ肉（豚）	174	144	136	71.3	68.8	69.1	1.7	1.4	2.9	0	0	0	–	–	–
	ミンチ肉(牛豚混合)	121	103	100	76.0	69.9	69.0	0.8	2.9	1.0	0.8	0	0	–	–	–
	ミンチ肉（鶏）	198	159	217	85.9	79.9	81.6	53.5	55.3	47.9	0	0	0	35.9	37.7	36.2
	牛レバー（生食用）	21	0	0	81.0	–	–	0	–	–	0	–	–	9.5	–	–
	牛レバー(加熱加工用)	209	225	233	65.1	70.7	73.8	1.0	0.9	1.7	1.0	0	0.4	10.5	15.1	16.1
	カットステーキ肉	59	52	58	54.2	40.4	58.6	0	0	0	1.7	0	0	–	–	–
	牛結着肉	179	198	203	69.3	73.2	71.9	0	0	0	0	0	0	–	–	–
	牛たたき	90	13	2	15.6	23.1	50.0	1.1	0	0	0	0	0	–	–	–
	鶏たたき	48	33	25	68.8	87.9	92.0	12.5	3.0	8.0	0	0	0	16.7	12.1	12.0
	馬刺	70	78	83	25.7	10.3	19.3	0	0	0	0	0	0	–	–	–
	ローストビーフ	94	108	100	3.2	2.8	1.0	1.1	0	0	0	0	0	–	–	–
加工品	漬け物	264	175	314	8.7	15.4	11.1	0	0	0	0	0	0	–	–	–

a) 食安監発 0329 第 2 号 "平成 24 年度食品の食中毒菌汚染実態調査の結果について" 2013 年 3 月 29 日.
[†] 腸管出血性大腸菌については，O157, O26 および O111 について検査を実施.

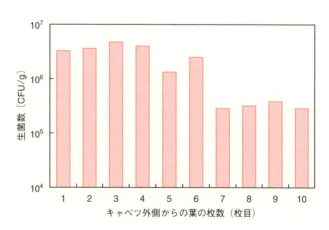

図 14・1　キャベツの葉の細菌汚染状況　五十部誠一郎，藤川 浩，宮本敬久 編，"フレッシュ食品の高品質殺菌技術" p.231，サイエンスフォーラム（2008）より改変．

地栽培のレタスでも同様で，芯の部分でも $10^4 \sim 10^5$ CFU/g 程度の細菌が存在するし，ホンレンソウやパセリ，セロリでも，葉や茎には 10^5 CFU/g 以上の細菌が存在している（図 14・2）．これらを原料として製造されるため，市販カット

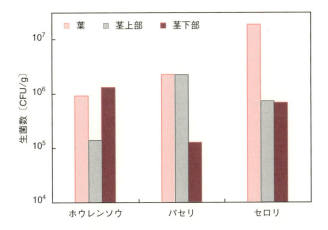

図 14・2　野菜の部位別細菌汚染状況　五十部誠一郎，藤川 浩，宮本敬久 編，"フレッシュ食品の高品質殺菌技術" p.232, サイエンスフォーラム（2008）より改変.

野菜類の細菌汚染量も比較的多い．市販カット野菜の一般生菌数は，大部分が 10^3〜10^9 CFU/g の範囲に，大腸菌群数は 10〜10^7 CFU/g の範囲にあると報告されている．

　レタス輸送時の品温変化を再現して未殺菌のカットレタスの生菌数の変化，および同じ温度条件で腸管出血性大腸菌 O157：H7 および *L. monocytogenes* を培地中で保存した場合の生菌数を図 14・3 に示している．その結果，3 cm 角に切断したカットレタスの保存試験では，28 時間後には一般生菌数は初発菌数の約 25 倍まで増加した．同様の温度条件で *L. monocytogenes* も 28 時間後には初発菌数の約 23〜33 倍となった．これに対して，大腸菌 O157：H7 はほとんど増殖できないか 5 倍程度まで増えた程度であった．また，レタス 1 玉を縦半分に切断し，同じ温度条件で保存した結果，一般生菌数は約 1.5〜2.5 倍に増加した．このよ

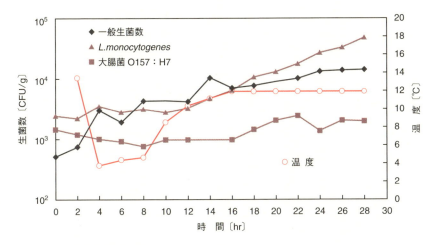

図 14・3　低温流通時の温度履歴における未殺菌カットレタスの生菌数および大腸菌 O157：H7 および *L. monocytogenes* 数の変化　五十部誠一郎，藤川 浩，宮本敬久 編，"フレッシュ食品の高品質殺菌技術" p.32, サイエンスフォーラム（2008）より改変.

うに低温流通でも野菜の生菌数は増加する．組織に損傷のある場合には，さらに生菌数の増加は促進され，最悪の場合20倍程度まで増えることが推定される．*L. monocytogenes* のような低温増殖性の食中毒菌による汚染があった場合には輸送中，冷蔵中に増殖し，食中毒の原因となることも心配される．生食用野菜類の輸送においても特に流通温度管理と衛生管理は重要である．

水耕栽培の野菜も一般生菌数は露地栽培の野菜類と同程度である．果実類では皮も含めて測定するとイチゴ 10^2～10^5 個/g，ナシ 10^2～10^4 個/g，カキ 10^3～10^5 個/g，キウイフルーツ 10^4～10^6 個/g，スモモ 10^2～10^4 個/g，ブドウ 10^2～10^3 個/g，ビワ 10^5～10^6 個/g，ミカン 10^3～10^4 個/g，モモ 10^4～10^7 個/g などである．穀類や豆類からは *Bacillus* 属菌の芽胞が検出されることが多い．これらの一般生菌数は，地域，栽培環境，季節，果物の部位によっても異なる．図 14・4 に示すように市販の生食用野菜からはさまざまな属の細菌が検出され，その割合は野菜の種類によって異なるが，*Pseudomonas* 属，*Xanthomonas* 属および *Flavobacterium* 属などグラム陰性菌が多い．一般的に，野菜の微生物相としては，*Pseudomonas* 属，*Xanthomonas* 属，*Agrobacterium* 属，*Enterobacter* 属，*Pantoea* 属，*Citrobacter* 属などグラム陰性菌が主体であることが報告されているが，その中でも *Pseudomonas* 属菌が最も多く，この他には *Serratia* 属菌，*Erwinia* 属菌などが含まれ，グラム陽性菌である *Lactobacillus* 属菌，*Bacillus* 属菌，*Micrococcus* 属菌なども含まれると報告されている．さらに，*Alternaria* 属，*Aspergillus* 属，*Botrytis* 属，*Eurotium* 属（*Aspergillus* 属のテレオモルフ），*Fusarium* 属，*Geotrichum* 属，*Penicil-*

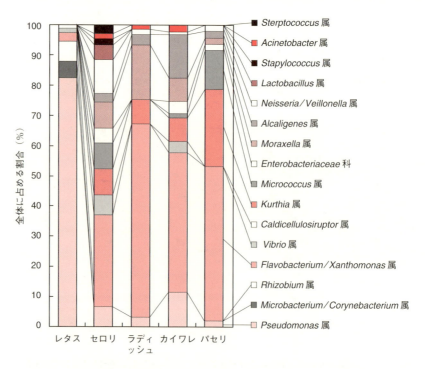

図 14・4　市販野菜の微生物相　五十部誠一郎，藤川　浩，宮本敬久 編，"フレッシュ食品の高品質殺菌技術" p.232, サイエンスフォーラム（2008）より改変．

lium 属, *Rhizopus* 属, *Sclerotinia* 属のカビ, *Saccharomyces* 属, *Schizosaccharomyces* 属, *Candida* 属, *Torulopsis* 属, *Rhodotorula* 属などの酵母が検出される.

14・1・3 畜産物の微生物

家畜の消化管には腸内細菌科の通性嫌気性菌, 乳酸菌や嫌気性菌が腸内容物1g当たり10^8～10^{10}個程度存在している. さらに体表面や口腔内にもさまざまな微生物が生息している. 一般に家畜の筋肉中は無菌であるが, と殺, 解体時に体表面や消化管内の微生物, あるいは食肉処理施設に持ち込まれる土壌や水, 食肉処理施設内の環境や作業者からの汚染もあるため, 畜肉からは, 腸内細菌科菌群をはじめ乳酸菌, *Acinetobacter* 属, *Bacillus* 属, *Clostridium* 属, *Flavobacterium* 属, *Micrococcus* 属, *Pseudomonas* 属, *Staphylococcus* 属などの細菌が検出される. 市販の生肉からは *Salmonella* 属菌, 腸管出血性大腸菌, 黄色ブドウ球菌, *L. monocytogenes*, *B. cereus* や *Campylobacter jejuni/coli* などの食中毒菌が検出されることもある*. 表14・2に示すように, ミンチ肉では, 牛肉や豚肉の *Salmonella* 属菌汚染率は3％未満であるが, 鶏肉では50％程度と非常に高い. 腸管出血性大腸菌は, 牛肉を含む場合に生肉の1～2％から検出されている. *C. jejuni/coli* 汚染率は鶏肉で35％程度, 牛レバーでは15％程度である. 生乳からは, 菌数は少ないが, 約70％から *Staphylococcus aureus* が, 25％から *B. cereus* が検出される. 鶏卵からは *Salmonella* 属菌が検出され, 食中毒の原因にもなっている.

* 食中毒菌については, §15・2, §15・3を参照.

真菌類としては, *Alternaria* 属, *Cladosporium* 属, *Sporotrichum* 属, *Mucor* 属, *Penicillium* 属などのカビや, *Candida* 属, *Trichosporon* 属などの酵母が検出される.

14・1・4 水産物の微生物

魚介類は, 海水や河川, 湖沼に生息している水生微生物による汚染を受けており, 日本の沿岸で漁獲されるアジやサバの皮膚では10^3～10^5個/cm^{2}程度, えらでは10^3～10^7個/g程度, 消化管では餌や生息水域にもよるが内容物1g当たり10^3～10^8個程度の微生物が検出される. 検出される微生物は, 生息場所の微生物相が反映されており, 海水域の魚介類には, 大腸菌群, *Vibrio* 属, *Pseudomonas* 属, *Bacillus* 属などの細菌が多く, 低温で増殖のよい微生物が含まれている. 淡水域の魚介類からはこれらに加えて *Aeromonas* 属や *Clostridium* 属などの細菌も検出される. 特に *Pseudomonas* 属には5℃以下0℃付近でも増殖できるものもある. 水産物は組織が損傷しやすいため表面汚染菌が組織内に侵入しやすく, 畜産物よりも腐敗しやすい. 食中毒菌としては, *Vibrio parahaemolyticus*, *V. cholera*, ナグビブリオ, *Aeromonas hydrophila*, *A. sobria*, *Shigella sonnei* などが検出される.

14・2 食品の腐敗機構と成分変化

食品は適切に処理されていれば調理直後あるいは製造直後には健全で品質も高い. しかし, 食品はその貯蔵環境の条件によって時間の経過とともに品質が低下

し，食べられない状態になる．この食品の品質低下（劣化）には，生物的要因，化学的要因および物理的要因が複合的に関係している．非生物的要因である化学的要因および物理的要因の代表はそれぞれ，酸素および光である．光そのものは生物の生存および植物の生育など食品の原材料や食糧生産に必要不可欠であるが，加工，製造されて完成した食品にとっては有害である．

14・2・1 食品の腐敗機構

食品を構成する成分は糖質（炭水化物），タンパク質，脂質，ビタミン，ミネラル，水分など多様である．一般に食品が微生物によって変質し，可食部を失う現象を広い意味で"腐敗"という．狭義には，以下のように定義される．これらの現象は個別に起こるわけではなく，同時に進行することが多いので区別が難しい場合が多い．

① **腐敗**：おもに食品のタンパク質成分が微生物により分解されて悪臭を伴って可食性が失われた状態．
② **変敗**：おもに食品の糖質や脂質が微生物により分解されて品質が劣化したり可食性が失われた状態．
③ **酸敗**：油脂を含む食品の酸化生成物が生成し，加水分解も加わって刺激臭が生じた状態．牛乳の乳酸菌による酸味生成や清酒の火落ち*による酸味増加なども指す．

* §10・1・1参照．

これに対して，微生物によって生じる食品の変化のうち，人間にとって有益な現象で，有用な物質を生産する場合には"**発酵**"として区別している．

食品は微生物の増殖に必要な栄養分や水分を含有するため，放置されると一次汚染微生物や二次汚染微生物が増殖する．

広義の腐敗とは種々の中間生成物を経て最終生成物に至る一連の過程である．食品の腐敗の初期段階では食品の化学的性質（成分，pH，水分，塩分，酸化還

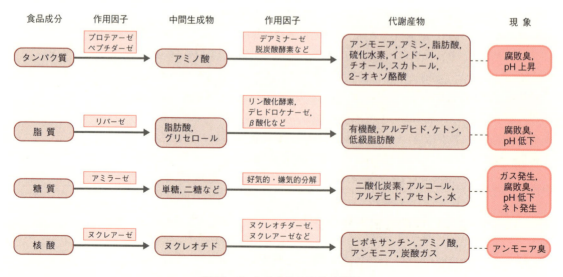

図14・5 食品成分の変化の概要

元電位など）および食品の保存条件（温度，湿度，ガス組成）の影響を受ける．さらに食品中に含まれる1種類の微生物だけが作用するのではなく，まず，その食品で最も増殖しやすい微生物群が優先的に増殖し，固有の微生物相を形成する．その微生物群の増殖に伴って食品成分や酸化還元電位，pH などが変化する．次の段階では，この新しい環境に適した別の微生物が増殖し，優勢を占めるようになる．これが同時に進行し，あるいは繰返されて，食品は可食性を失って腐敗が進行する（図 14・5）．

14・2・2 腐敗に伴う食品成分の変化

a. タンパク質の変化　微生物の増殖に伴い，タンパク質は微生物のプロテアーゼによりペプチドに加水分解され，ペプチドはさらにペプチダーゼによりアミノ酸に分解される．アミノ酸は，さらに脱アミノ反応や脱炭酸反応を受けてアミン類やアンモニアが生成する．図 14・6 にアミノ酸の**脱アミノ反応**や**脱炭酸反応**による分解について示す．

　ⅰ）脱アミノ反応

中性からアルカリ性の場合に微生物のアミノ酸オキシダーゼやアミノ酸デヒドロゲナーゼなどによりアミノ酸の酸化，還元，加水分解などが起きる．これにより，たとえば，アラニンからピルビン酸とアンモニアが，アスパラギン酸からはフマル酸やコハク酸とアンモニアが生成する．

　ⅱ）脱炭酸反応

アミノ酸が脱炭酸反応を受けるとアミン類が生成する．特に，食品の pH が酸性の場合に，微生物の脱炭酸酵素によりカルボキシ基が脱離してアミンと二酸化炭素が生成する．たとえば，ヒスチジンからは**ヒスタミン**，チロシンからはチラミン，フェニルアラニンからはフェニルエチルアミンといったアミン類が生成する．生成するアミン類には各種の毒性が認められている．ヒスタミンはアレルギー反応をひき起こし，チラミンには血管収縮作用があり，片頭痛や高血圧の誘因となる．フェニルエチルアミンは神経伝達物質として機能する．

　ⅲ）脱アミノ反応と脱炭酸反応の並行反応

上記のように各反応の生成物であるアンモニアと二酸化炭素を生成するとともにアルコール，脂肪酸，糖質などに分類される不快なにおいの物質が生成する．たとえば，バリンからイソブチルアルコール，グリシンからメタンガスが生成する．

　ⅳ）その他の反応

図 14・7 に示すように含硫アミノ酸の分解による硫化水素やチオール類，トリプトファンからはスカトールやインドールといった悪臭物質が生成する．

b. 糖質の変化　糖質が微生物による代謝を受けると，単糖やオリゴ糖に分解され，単糖類はさらに加水分解および加リン酸分解を受けることになる．これにより，ショ糖からグルコース 1-リン酸とフルクトースが生成する．これらは，解糖系に入ってさらに嫌気的な代謝を受けてピルビン酸を生成し，ピルビン酸から乳酸やアルデヒドへと代謝される．アルデヒドはさらにエタノールへと代

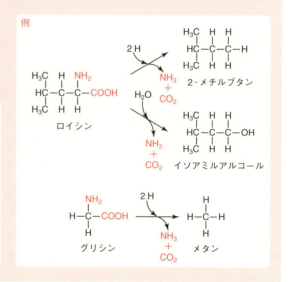

図14・6 微生物によるアミノ酸の分解　脱アミノ反応 (a)～(c), (e) および脱炭酸反応 (d), (e).

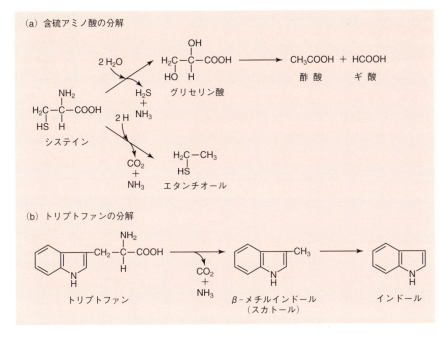

図14・7 アミノ酸のその他の反応

謝される（図6・5参照）．ピルビン酸はまた，好気的な酸化分解の経路であるクエン酸回路に入って完全に酸化され，二酸化炭素と水になる（図6・10参照）．これらの過程では種々の有機酸が中間代謝産物として生成するので，一般に食品のpHは低下する．

c. 脂質の変化 食品に含まれる脂質はおもに中性脂肪である．中性脂肪はリパーゼによってグリセロールと脂肪酸に分解される．グリセロールはグリセロール3-リン酸からジヒドロキシアセトンリン酸を経て解糖系に入りピルビン酸になる．脂肪酸はアシルCoAとなり，酸化分解の過程でアセチルCoAを遊離して炭素数を2個ずつ減らして最終的にはアセチルCoAとなりクエン酸回路へ入って代謝される．

d. においの変化 微生物が増殖する過程で起こる食品の成分変化の中で最もよく人が認識できるのがにおいの変化である．食品の種類にもよるが，食品中の微生物数が10^6〜10^8個/gになるとにおいの変化がわかるようになる．これらは**腐敗臭，酸臭，異臭，カビ臭**，脂質の**酸敗臭**などに分けられる．

ⅰ) 腐 敗 臭

腐敗臭を構成するのは揮発性アミン類やアンモニア，チオール類，硫化水素で，前述のようにおもにタンパク質の代謝により生成する．

ⅱ) 酸 臭

糖が分解されて生成する揮発性の酸，すなわち，ギ酸，酢酸，プロピオン酸，絡酸などは不快なにおいや酸っぱいにおいを感じさせる．

ⅲ) 異 臭

異臭の代表的なものはアルコール臭，シンナー臭（酢酸エチルの生成による），

薬品臭（グアイアコールの生成による）などがある．アルコール臭の原因となるのは*Saccharomyces*属，*Candida*属，*Torulopsis*属，*Zygosaccharomyces*属，*Debaryomyces*属などの酵母で，シンナー臭の原因となるのは*Hansenula*属，*Pichia*属，*Candida*属，*Torulopsis*属などの酵母である．*P. anomala*は，糖やエタノールから酢酸エチルを産生するため，生めん，ちくわ，ぎょうざの皮，たくあんなど種々の食品で含気包装，ガス置換包装，脱酸素剤，エタノール製剤の使用された製品において異臭（シンナー臭）発生の原因となっている．薬品臭の原因となるのは好熱性，好酸性，好気性の芽胞形成桿菌である*Alicyclobacillus*属菌で，特に，*A. acidoterrestris*は，果汁飲料中に芽胞として殺菌後も生存し，果汁中に含まれるバニリンやバニリン酸を代謝して，グアイアコールを生成する．

iv）カ ビ 臭

カビの発生により特有のにおいが発生する．カビ臭とよばれるにおいの成分はさまざまで，穀類で認められる代表的なカビ臭物質は*Penicillium*属や*Aspergillus*属のつくる1-オクテン-3-オール，3-オクタノンである．他にも，*Fusarium*属のつくる2,4,6-トリクロロアニソールもカビ臭の原因となる．食品ではないが，藻類のつくるゲオスミン，2-メチルイソボルネオールは水のカビ臭物質として知られている．

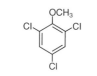
2,4,6-トリクロロアニソール

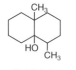
ゲオスミン

2-メチルイソボルネオール

v）酸 敗 臭

リパーゼ活性の強い微生物の増殖により，食品中の脂質が分解され，酸化されて，遊離脂肪酸，アルデヒドやケトン類が生成することで発生する．*Candida*属などの酵母や*Pseudomonas*属の細菌が原因となる．

e. 味の変化 食品中で微生物が増殖すると図14・5のような食品成分の変化が起こるので，有機酸の生成による酸味の増加や，タンパク質の分解により生じたペプチドに起因する苦みの増加などが生じる．

f. 色の変化 微生物には特有の色素を産生するものがあるため，食品の表面で微生物が増殖すると食品が着色する場合がある．また，微生物の増殖に伴って食品成分が分解されたり，酸化されると食品成分そのものの色も変化する．このような食品の色の変化の原因として種々の微生物が報告されている．

代表的な微生物はカビである．農産物においては，黄変米の原因菌でもあり，青や青緑色の分生子をつくるのでコロニーの色が青や青緑色をしていることが多い*Penicillium*属や，麦やトウモロコシのアカカビ病の原因菌である*Fusarium*属をはじめとして，カステラ，クッキー，ソーセージ，かまぼこ，生めんなど多様な食品で白，黄色，青緑色や黒色の斑点や染みの原因となる*Aspergillus*属のカビがある．また，*Monascus*属は菌糸内に赤やピンクの色素を産生する．*Wallemia*属のカビは好塩性で，乾燥状態を好み，乾燥果実，パンケーキ，まんじゅう，半生めんなどに紫色や茶褐色の小さな斑点を発生させる．酵母ではカロテノイド色素を産生する*Rhodotorula*属が重要である．細菌ではキサントフィルをつくる*Micrococcus*属，*Staphylococcus*属，*Flavobacterium*属が種々の食品で黄色や黄緑色の着色の原因となる．特に*Micrococcus*属の*M. luteus*，*M. flavus*，*M. roseus*，*M. ureae*，*M. candidus*は水産ねり製品，餅，豆腐，菓子など，さまざまな食品に増

殖し，赤や黄色の着色，軟化や異臭発生の原因となる．*Serratia marcescens* や *Pseudomonas* 属菌も赤い斑点の原因となり，硫化水素を産生する *Proteus* 属や *Aeromonas* 属菌は含硫アミノ酸を含む食品で黒変の原因となる．また，*Pseudomonas* 属，*Alcaligenes* 属，*Flavobacterium* 属の細菌は卵や鶏肉で蛍光を発生させることがある．

g. 組織の変化　一般に食品中で微生物が増殖すると食品成分が分解されるので，組織は軟化する．加工食品で組織の軟化を起こす微生物としては，*Bacillus* 属および *Micrococcus* 属菌が重要である．表面に粘性の物質"ネト"を産生する微生物としても *Bacillus* 属および *Micrococcus* 属菌は重要である．*B. subtilis*（枯草菌）によるパンの表面の**ロープ**，米飯の腐敗時の糸引きや *B. megaterium* によるヨウカンのネトや *Leuconostoc mesenteroides* による畜産加工品や水産ねり製品のネト発生の報告もある．

ロープ：パンに増殖した *Bacillus* 属菌が産生した粘質物質によりパンの表面でロープ様の糸を引く現象．

h. 密封容器中のガスや酸の発生　容器包装詰め食品におけるガスの発生原因として最も多い微生物は酵母で，*Saccharomyces* 属，*Torulopsis* 属，*Candida* 属の酵母が糖を発酵して二酸化炭素を発生するため容器が膨張し，最悪の場合には破裂する．実際に，飲み残しのペットボトル入り果汁飲料を室温で保存したため，食事中に飲料中に混入した *Candida* 属酵母が増殖し，炭酸ガスを発生してペットボトルが爆発した事件もある．細菌では低酸性缶詰食品の**フラットサワー**の原因となる *Bacillus* 属およびその類縁細菌として耐熱性の高い芽胞を形成する *B. coagulans*, *Geobacillus stearothermophilus* が重要である．*Clostridium* 属から再分類された好熱性，嫌気性の芽胞形成細菌である *Moorella* 属では *M. thermoacetica* は，酢酸を生成するのでフラットサワー型の変敗を起こす．嫌気性の芽胞形成菌では，*Thermoanaerobacterium thermosaccharolyticum* が 60 ℃程度でよく増殖し，酢酸や乳酸を生成し，ガスも発生するので，加温販売される飲料などで容器の膨張をひき起こす．

フラットサワー：缶詰の腐敗の一つの形態で，缶の形状は平らなまま（flat）だが，内容物が酸味を呈する（sour）状態．

14・3　食品の腐敗微生物

食品の原材料である農産物，畜産物，水産物は，それぞれ生菌数や汚染微生物相が異なるため保存中の食品の腐敗過程や機構が異なる．食品は未加工のまま，あるいは高度に加工されて流通している．流通の形態，温度，期間もそれぞれ異なる．生鮮食品と加工食品に分けて腐敗の機構について説明する．表 14・3 に代表的な腐敗微生物とその性状を示す．

14・3・1　生鮮食品

a. 生鮮畜肉，食鳥肉類　健康な家畜や家禽では，筋肉内，脂肪，および腸管以外の食用とされる器官である心臓，肝臓，腎臓などの大部分の組織は無菌である．家畜の皮膚や腸管内には微生物が存在するので，食肉処理施設に持ち込まれた細菌により，解体時に食肉の表面が環境や作業者を介して汚染される．家畜の種類にもよるが，市販の食肉からは腸内細菌科菌群をはじめとして乳酸菌，

表 14・3 代表的な腐敗微生物

分類	科・属	生息場所，特徴など	腐敗させる食品[†]
グラム陰性	Enterobacteriaceae（腸内細菌科）Escherichia, Enterobacter, Klebsiella, Proteus, Morganella, Erwinia など	動物腸内，植物，土壌，水中など広く自然界に分布．通性嫌気性桿菌．増殖が速く，種々の分解活性も強い．Morganella 属はヒスタミン産生．	食肉製品，水産加工品，カット野菜，漬け物
	Vibrio	海水，淡水，動物プランクトン，魚介類表面・えら・腸内，土壌に分布．好気的な増殖がきわめて速い弧菌．	海産魚，水産加工品
	Pseudomonas	動物，植物，土壌，水中など，広く自然界に分布．好気性，低温増殖性の桿菌．タンパク質分解活性が強い．	畜肉，鮮魚介類，野菜など生鮮食品，食肉製品，牛乳，漬け物，弁当，惣菜
	Alteromonas	海洋細菌．好気性好塩性桿菌．	海産魚
	Shewanella	海洋細菌．好気性桿菌，通性嫌気性の種も存在．硫酸還元，タンパク質分解活性，トリメチルアミン生成能が高い．	海産魚
	Acinetobacter, Moraxella	土壌，淡水，動物に分布．好気性短桿菌．低温増殖性．	食肉製品
	Alcaligenes	土壌，淡水，動物に分布．好気性桿菌．	畜肉，鮮魚介類，牛乳，漬け物
	Psychrobacter	土壌，淡水，動物に分布．好気性桿菌．	食肉，魚介類
	Flavobacterium	広く自然界に分布．好気性短桿菌．低温増殖性．タンパク質分解活性が強い．黄色のコロニー形成．	低温流通食品
グラム陽性・芽胞形成	Bacillus	土壌，植物表面，穀類に分布．好気性桿菌．	食肉製品，かまぼこ，缶詰，瓶詰，飲料，レトルト食品，漬け物，弁当，惣菜
	Brevibacillus	土壌，植物表面，穀類に分布．好気性桿菌．好熱性菌も存在．	畜肉エキス，スープ
	Geobacillus	土壌，植物表面に分布．好熱性，通性好気性桿菌．増殖して乳酸産生．	缶詰（フラットサワー），果汁，茶飲用など低酸性飲料
	Alicyclobacillus	土壌，植物表面に分布．好熱性，好酸性，好気性桿菌．果汁中でグアイアコール生成．	果汁飲料
	Paenibacillus	土壌，植物表面に分布．好気性桿菌．殺菌剤耐性菌も存在．	食肉製品，缶詰，瓶詰，低酸性食品
	Clostridium	土壌，動物腸管内に分布．偏性嫌気性桿菌．	食肉製品，干物
	Moorella, Thermoanaerobacter, Thermoanaerobacterium	土壌に分布．好熱性，偏性嫌気性桿菌．増殖して酢酸や乳酸を生成．	加温缶詰飲料，清涼飲料水
グラム陽性・芽胞非形成	Micrococcus	動物皮膚，自然界に広く分布．好気性球菌．放線菌に分類．比較的耐熱性が高い．黄色-赤色の着色．異臭発生．	食肉製品，干物，漬け物，めん類，菓子
	乳酸桿菌（Lactobacillus）	動物，植物などに広く分布．通性嫌気性桿菌．糖を発酵し乳酸を生成．	日本酒，食肉製品，漬け物，佃煮
	乳酸球菌（Lactococcus, Enterococcus, Streptomyces, Pediococcus, Leuconostoc）	動物，植物などに広く分布．通性嫌気性球菌．糖を発酵し乳酸を生成．	食肉製品，水産加工品，乳製品，豆腐，洋菓子，魚介エキス，スープ

[†] 食品中，食肉とは牛肉，豚肉，鶏肉を，畜肉とは牛肉と豚肉を示す．

Achromobacter 属, *Acinetobacter* 属, *Alcaligenes* 属, *Bacillus* 属, *Clostridium* 属, *Flavobacterium* 属, *Micrococcus* 属, *Pseudomonas* 属, *Staphylococcus* 属などの細菌が検出される. 一般に食肉類は低温で保蔵される. 低温で好気的に貯蔵後の腐敗時に優勢に検出される細菌は, *Pseudomonas* 属, *Moraxella* 属, *Acinetobacter* 属, *Lactobacillus* 属などである. また, 低温で真空パックなど嫌気的に貯蔵された場合の食肉の腐敗では, 増殖した *Clostridium* 属や大腸菌群, *Pseudomonas* 属, *Proteus* 属などの細菌, さらには肉に存在する酵素により脂肪酸や乳酸が蓄積し, さらにタンパク質の分解により酸とガスが発生するので, 生菌数が $10^7 \sim 10^8$ 個/g を超えてくると悪臭を生じ, 肉の表面の色が灰色から褐色になりネトも発生する. 食鳥肉でも, 低温保存中に増殖して腐敗を起こす細菌としては *Pseudomonas* 属, *Achromobacter* 属, *Alcaligenes* 属, *Flavobacterium* 属および *Micrococcus* 属が多い.

b. 生鮮魚介類 食肉に比べて鮮魚介類は腐敗しやすいため, 一般に魚介類は低温で流通される. 低温でも細菌の増殖は認められ, その後腐敗する. 表14・4に海産魚の新鮮時および 0.5 ℃で貯蔵後腐敗した場合の微生物相を示す. 新鮮時の微生物相は *Alteromonas* 属, *Shewanella* 属, *Vibrio* 属, *Moraxella* 属, *Flavobacterium* 属, *Corynebacterium* 属, *Micrococcus* 属など多彩であるが, 腐敗時には, *Pseudomonas* 属, *Alteromonas* 属, *Shewanella* 属, *Vibrio* 属が優勢となり, 他の菌群は生存していても割合が少ないため検出されなくなる. *A. haloplanktis* や *A. macleodii* などは低温性好塩性の海洋細菌で, *Shewanella* 属は低温でよく増殖して硫化水素, トリメチルアミンを生成し, 代表的な *S. putrefaciens* は 0 ℃でも増殖して腐敗の原因となる. *Pseudomonas* 属の多くは *P. fluorescens*, *P. putida*, *P. fragi* であり, 低温増殖性である. *Vibrio* 属の多くは *V. fischeri* のような海洋細菌で, 腸管から検出されるのはほとんどが *Vibrio* 属菌である. このように魚介類を汚染しているのはほとんどが低温増殖性の細菌で, これらが貯蔵中に増殖すると, タンパク質分解活性が強いため強烈な腐敗臭が発生する. 腐敗臭は, タン

表 14・4 海産魚の微生物相の変化[a]

属	組成（%）	
	新鮮時	0.5 ℃ 貯蔵後の腐敗時
Pseudomonas	4.3	29.2
Pseudoalteromonas, Alteromonas	13.1	23.3
Shewanella	12.4	22.5
Vibrio	17.1	22.5
Moraxella	17.1	2.5
Acinetobacter	1.0	0.0
Photobacterium	0.0	0.0
Flavobacterium, Cytophaga	12.4	0.0
Corynebacterium	3.8	0.0
Micrococcus	7.6	0.0
Staphylococcus	0.0	0.0

a) 奥積昌世, "鮮魚のチルド・フローズン貯蔵における細菌相の変化", 冷凍, **61**, 10 (1986) より改変.

パク質の分解によって生成するアミン類，アンモニア，有機酸や硫化水素などの複合的なものである．

c. 農産物　　農産物は，収穫後も代謝活動を続けており，貯蔵温度，湿度，酸素濃度，圧力など，貯蔵環境条件を制御することで，品質保持が図られている．野菜類には低温増殖性の細菌が多いので*，低温流通および冷蔵庫で保存中でも生菌数が徐々に増加する．

＊ §14・1・2 参照．

また，農産物の腐敗の原因となる野菜や果実の微生物としては真菌類が多い．これらに汚染された野菜や果物が流通過程で劣化することがあるが，これを市場病という．原因となる真菌類として，イチゴの黒斑病菌（*Alternaria alternata*），野菜果実のハイイロカビ病菌（*Botrytis cinerea*），麦類やトウモロコシのアカカビ病菌（*Fusarium graminearum*），トマトシロカビ病菌（*Geotrichum candidum*），柑橘類のアオカビ病菌（*Penicillium digitatum*, *P. italicum*），リンゴのアオカビ病菌（*Penicillium expansum*），イチゴの軟腐病菌（*Rhizopus stolonifer*）などがある．細菌で問題となるのはトマトなどの軟腐病の原因菌（*Erwinia carotovora*）やキュウリの斑点病菌（*Pseudomonas syringae* pv. *lachrymans*）などである．

14・3・2　加工食品

世界中で，さまざまな加工食品が流通している．その流通温度帯からは常温流通食品と低温流通食品がある．加工食品の種類ごとに腐敗の現象と原因微生物について以下に説明する．

a. 食肉製品　　食肉製品は食品衛生法で，加熱食肉製品（一般的なハム，ベーコン，ソーセージなど），特定加熱食肉製品（ローストビーフなど），非加熱食肉製品（セミドライソーセージなど），乾燥食肉製品（サラミソーセージ，ビーフジャーキーなど）に分類されている．加熱食肉製品の腐敗微生物について表 14・5 に示す．

b. 水産加工品　　水産加工品には，刺身盛り合わせ，魚肉ねり製品，乾燥品，塩蔵品，くん製品，海草加工品，缶詰，冷凍食品などさまざまな食品が含まれる．魚介類には前述のように海洋性の *Vibrio* 属，*Pseudomonas* 属，*Bacillus* 属および大腸菌群など，淡水域の魚介類はこれらに加えて *Aeromonas* 属や *Clostrid*-

表 14・5　加熱食肉製品の腐敗微生物

食品群	現象	微生物
ハム類	酸敗 ネト	*Achromobacter* 属，*Bacillus* 属，*Pseudomonas* 属，乳酸桿菌 *Micrococcus* 属，酵母
ベーコン類	ネト 変色 油脂の酸化 斑点発生 酸臭	*Pseudomonas* 属，乳酸球菌，*Bacillus* 属，乳酸桿菌 乳酸桿菌，乳酸球菌 *Achromobacter* 属，*Pseudomonas* 属，酵母（*Candida* 属） *Pseudomonas* 属，*Serratia* 属，*Micrococcus* 属 乳酸菌，酵母
ソーセージ類	ネト 変色	*Micrococcus* 属，酵母 乳酸菌，*Micrococcus* 属

ium 属などの細菌で汚染されている．さらに加工環境中の微生物による二次汚染も起こるので，表14・6に示すような腐敗微生物が関係する．

c. 牛乳，乳製品 生乳には，乳酸菌，*Pseudomonas* 属，*Staphylococcus* 属，

表14・6 水産加工品の腐敗微生物

食品群	現象	微生物
かまぼこ	ネト 褐変 軟化 斑点発生	*Leuconostoc* 属，*Serratia* 属，*Micrococcus* 属，*Streptococcus* 属 *Achromobacter* 属，*Serratia* 属 *Bacillus* 属 *Bacillus* 属
魚肉ソーセージ	軟化 斑点発生 膨張 酸敗	*Bacillus* 属 *Bacillus* 属 *Clostridium* 属，乳酸桿菌 乳酸桿菌，*Bacillus* 属
缶詰	膨張，酸味	*Bacillus* 属，*Clostridium* 属
干物	ネト	*Micrococcus* 属
塩蔵品	変色	*Halobacterium* 属

Micrococcus 属，*Bacillus* 属，*Listeria* 属および腸内細菌科などの細菌が存在している．乳製品は基本的に低温で流通されるので，腐敗に関係する微生物は低温増殖性の微生物であることが多い．乳製品と腐敗微生物について表14・7に示す．

d. 農産加工品 農産加工品としてはカット野菜，冷凍青果物，水煮加工品，青果物缶詰などがある．一般にカット野菜の軟化には *Erwinia* 属，*Bacillus* 属，*Micrococcus* 属が関係し，悪臭やガスの発生には *Pseudomonas* 属，および *Achromobacter* 属菌が関与すると考えられている．カット野菜，漬け物と果汁飲

表14・7 乳製品の腐敗微生物

食品群	現象	微生物
牛乳	酸敗，凝固 変敗 粘質化	*Enterococcus* 属 *Pseudomonas* 属 *Alcaligenes* 属
加工乳	凝固 苦味臭 変色	*Enterococcus* 属 *Enterococcus* 属 *Leuconostoc* 属
生クリーム	酸臭 変敗 異臭，粘質化	*Enterococcus* 属 *Achromobacter* 属 *Leuconostoc* 属，*Alcaligenes* 属
チーズ	粘質化 ガス発生	*Enterococcus* 属，*Alcaligenes* 属 *Leuconostoc* 属
バター	異臭，酸敗	*Streptococcus* 属，*Leuconostoc* 属
ヨーグルト	粘質化	*Streptococcus* 属
加糖練乳	酸臭，粘質化	*Leuconostoc* 属

料について腐敗微生物を表14・8に示す．

e. その他の加工食品　他にも加工食品として，毎日配達される弁当類，惣菜類，調理パンをはじめレトルト食品，菓子類，めん類などがある．これらの食品の原材料は多様で，これまでに報告のあった腐敗現象とその原因微生物の例を表14・9に示す．

表14・8　農産加工品の腐敗微生物

食品群	現象	微生物
カット野菜	軟化	Erwinia 属, Bacillus 属, Micrococcus 属
	腐敗	Pseudomonas 属, Achromobacter 属, 真菌類
漬け物	容器膨張	Bacillus 属, 乳酸菌, 酵母 (Saccharimyces 属, Torulopsis 属)
	容器減圧	Micrococcus 属, 酵母
	濁り	Pseudomonas 属, Enterobacter 属, 乳酸菌, 酵母
	軟化	Bacillus 属, Erwinia 属, Pseudomonas 属, カビ (Alternaria 属, Penicillium 属, Cladosporium 属)
	変色	Pseudomonas 属, Alcaligenes 属, Micrococcus 属, Bacillus 属, 酵母 (Candida 属, Pichia 属, Torulopsis 属)
	酢酸エチル臭	酵母 (Hansenulla 属)
	粘性化	Pseudomonas 属, Bacillus 属, 乳酸菌
果汁	ガス発生	Saccharomyces 属, Torulopsis 属
	変敗	Bacillus 属

表14・9　その他の加工食品の腐敗微生物

	食品	現象	微生物
弁当惣菜類	ハンバーグ弁当	ネト	Bacillus 属
	雑炊（レトルト）	異臭	Bacillus 属
	おにぎり	軟化	Bacillus 属
	マカロニグラタン	異臭	Pseudomonas 属
	ハンバーグ	軟化	Bacillus licheniformis
	カレー（レトルト）	膨張, 有機酸臭	Bacillus 属
	木綿豆腐	液化	Leuconostoc mesenteroides
	米飯	赤色斑点	Serratia marcescens
	コーンスープ（含気包装）	変色, 液化	Bacillus coagulans
	クリームパン	酸敗	Enterococcus faecalis
めん類	うどん（半生）	褐色の斑点	カビ (Wallemia 属)
	うどん（ゆでめん）	着色, 軟化	Micrococcus 属
	中華めん（蒸しめん）	黄色の斑点	Corynebacterium michiganense
菓子類	どら焼き	異臭, 軟化	Micrococcus 属
	カステラ	酸敗	Enterococcus 属
	水ようかん	ネト	Bacillus megaterium, B. cereus
	チーズケーキ	酸臭	Enterococcus faecalis
	チョコレートケーキ	白い斑点	酵母 (Candida 属)
	しるこ（缶詰）	異臭, 酸敗	Clostridium thermoaceticum
	そばまんじゅう	酸臭	Enterococcus faecalis
	シュークリーム	酸臭, 粘質化	Leuconostoc mesenteroides
その他	生パン粉	シンナー臭	酵母 (Hansenula 属)

14・4 腐敗の指標と判定方法

腐敗が進行して食品が通常とは異なる外観となり，不快なにおいがすると食べられないことはわかるが，腐敗の初期の段階では官能的に判別できないため，微生物が増殖していることに気がつかないまま食品を食べてしまうことがあり，食中毒の原因ともなる．初期腐敗の化学的指標としては，揮発性塩基性窒素，トリメチルアミン，核酸関連物質などいくつかの化学物質が利用できる．食品腐敗に伴って発生する揮発性のにおい物質にはつぎのようなものがある．

① 揮発性塩基性窒素（VBN）類：アンモニア，トリメチルアミン，メチルアミン，ジメチルアミン
② 揮発性酸類：ギ酸，酢酸，プロピオン酸，酪酸，デカン酸など
③ 揮発性カルボニル化合物：ホルムアルデヒド，アセトアルデヒド，プロピオンアルデヒドなどとそのエステル類，酢酸エチルなど
④ アルコール類：エタノール，ブタノール，フェノールなど
⑤ 揮発性含硫化合物：硫化水素，メタンチオール，エタンチオールなど

VBN: volatile basic nitrogen

また，腐敗が進行して食品成分の分解などにより pH が本来の食品の pH とは異なる場合には，pH の変化を指標として利用できる．

微生物増殖を知る最も確実な方法は，微生物生菌数の測定であるが，通常の方法では培養に時間がかかり，結果が出るまで最低でも1日かかるので現実的な指標にはならない．しかし，大まかに生菌数を調べるための方法として，生物発光法による ATP 測定法がある．食品成分である動植物の細胞にも ATP は含まれるが，微生物由来のものと区別して測定でき，感度も高いので，食品表面の微生物汚染の指標としては利用できる場合がある．

K 値

新鮮な魚肉中には多量の ATP が含まれている．しかし，ATP は鮮度の低下とともに分解される．

ATP → ADP → AMP → IMP → HxR（イノシン）→ Hx（ヒポキサンチン）

したがってイノシンやヒポキサンチンの量が多いと鮮度が悪いと判定できる．これを指標としたものが K 値である（表 14・10）．以下のようにして算出される．

$$K 値 (\%) = \frac{HxR + Hx}{ATP + ADP + AMP + IMP + HxR + Hx} \times 100$$

表 14・10 K 値による魚の鮮度判定基準

K 値	判 定
10% 以下	鮮度よい
20% 以下	刺身やすしねたに使用可能
40% 以下	煮物，焼き物に使用可能
40〜60%	腐敗の兆候
60% 以上	食用には不適

腐敗の化学的な指標に**揮発性塩基性窒素**（VBN）と**トリメチルアミン**がある．VBN は動物性食品の腐敗の指標としてよく用いられる．微生物の作用によりタンパク質が分解すると最終的にはアミン類やアンモニアなどの揮発性塩基性窒素化合物が生成する．容器中で試料に炭酸カリウムを添加して発生させた揮発性塩基性窒素化合物を硫酸に吸収させ，残った硫酸を水酸化ナトリウムで滴定して計算により VBN を求める．食品 100 g 中の mg で表示する．一般的に魚の初期腐敗時には VBN は 30〜40 mg/100 g 程度である．しかし，筋肉中の尿素やトリメチルアミンオキシドの含量の多いサメやエイでは 100 mg/100 g 以上でも可食部を失わない場合が多いので適用できない．

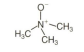
トリメチルアミンオキシド

トリメチルアミン

魚介類のトリメチルアミンオキシドは，細菌による腐敗中の還元反応によりトリメチルアミンに変換される．このトリメチルアミン量は，一般に新鮮な海産魚では 0 であるが，初期腐敗の段階では 4〜5 mg/100 g となる．この値は，トリメチルアミンオキシド含量の多いサメやエイ，逆に少ない淡水魚には適用できない．

14・5　腐敗の防止法

食品の腐敗防止のためには原因となる微生物を殺すか，増殖を抑制する必要がある．微生物の増殖によりひき起こされる食品の腐敗を防止するために，われわれは塩漬け，砂糖漬け，乾燥，くん煙，加熱などの処理を施して食品を加工してきた*．さらに冷蔵，冷凍技術の発達や流通におけるコールドチェーンの充実などにより，新鮮な農産物や高品質な加工食品の鮮度を保持したまま流通できるようになった．このための処理，貯蔵技術としてさまざまな化学的，物理的，生物学的な方法やこれらを複合的に組合わせた方法が開発されてきた．

*　第 8 章参照．

14・5・1　化学的防止法

食品の有害微生物の殺菌や静菌のための化学的手段として使用されるものには，**殺菌料，保存料，防カビ剤，日持ち向上剤**，酸化防止剤，発色料，pH 調整剤，酸味料，調味料，乳化剤，既存添加物などの食品添加物や脱酸素剤がある．

食品や原材料だけでなく，製造用機械，器具，容器などを汚染している有害微生物の殺菌に使用される殺菌料としては過酸化水素，次亜塩素酸ナトリウム，亜塩素酸ナトリウム，高度さらし粉，次亜塩素酸水，オゾンなどがある．保存料としては安息香酸ナトリウム，ソルビン酸カリウム，デヒドロ酢酸ナトリウム，プロピオン酸ナトリウム，プロピオン酸カルシウム，パラオキシ安息香酸エステル類などが従来から使われている．日持ち向上剤は，保存料と比べると効力が弱いことから区別されており，グリシン，卵白リゾチーム，カワラヨモギ抽出物，しらこたん白抽出物，ペクチン分解物，ε-ポリリジン，キトサン，焼成カルシウムなどがある．エタノールには殺菌作用と静菌作用があり，60〜80％ では大腸菌は 30〜60 秒で死滅する．これは高濃度すぎて実用的ではないが，有機酸の共存で効果が増強されるので実際には 20％ で有効である．食肉加工において無菌

高度さらし粉：通常のさらし粉（有効塩素濃度 35〜37％）より安定で有効塩素濃度が高い（60〜75％）．

保存料：食品の腐敗，変敗を防止し，食中毒を予防するために使用される食品添加物．

日持ち向上剤：保存料ほど効果は高くないが，数時間から数日の日持ちを向上させるには有効な食品添加物．

> **食品添加物**
>
> 食品添加物は，食品衛生法第4条で"食品の製造の過程において又は食品の加工若しくは保存の目的で，食品に添加，混和，浸潤その他の方法によって使用する物"と定義されている．厚生労働大臣が安全性と有効性を確認して指定した**指定添加物**，天然添加物として使用実績が認められ品目が確定している**既存添加物**，**天然香料**（動植物から得られたものまたはその化合物で，食品の着香の目的で使用）や**一般飲食物添加物**（一般に食品として飲食に供されているもので，添加物として使用されているもの，色素，果汁など）に分類される．使用に当たっては原則としてすべて表示しなければならない．

化包装における機械器具の殺菌やハム表面の殺菌に利用される．また，静菌目的では数％の濃度で酒粕漬け，ウニの瓶詰加工などに添加されている．

14・5・2 物理的防止法

物理的に微生物を制御する方法として従来から加熱殺菌が行われてきた*．微生物の栄養細胞は，100℃付近の温度にさらされると容易に死滅するが，微生物の耐熱性はその種類によって異なるため，殺菌条件の設定には対象となる微生物の種類を知る必要がある．一般に殺菌対象の微生物数が多いほど殺菌に要する時間は長くなり，また，耐熱性はpH5以下で大きく低下するなど，pHの影響も大きい．食品の成分による影響も大きく，食品中のスクロース，タンパク質および脂質濃度が高くなると微生物の耐熱性は高くなり，カルシウムイオン，マンガンイオンにも同様の作用がある．加熱処理が強すぎると食品の色，味，フレーバー，テクスチャーなどの品質を損なうため，過剰な加熱殺菌は避ける必要がある．一般的には高温で短時間の殺菌が食品の成分分解が少なく，殺菌効率が高いとされている．

* §2・1・3参照．

逆に低温下では化学反応や酵素反応が抑制されるので，微生物の増殖も抑制される．このため食品を腐敗させずに貯蔵できる．しかし，いったん，低温から解放されると微生物は増殖を始めるので，低温がとぎれないように管理する必要がある．一般に大腸菌などの中温菌の増殖限界は10℃付近であるが，*Pseudomonas*属や*Yersinia*属などの好冷菌は0〜5℃でもよく増殖する．また，大腸菌などの対数増殖期の細胞は14〜16℃程度の急速な温度低下により膜に損傷を受け，0℃以上の温度域でも死滅することがある．

0℃以下の凍結温度では，微生物の一部は急速に死滅するが，大部分は損傷しながらも生存し，凍結貯蔵期間の延長とともに生菌数が低下する．微生物の死滅に対する凍結の影響においても食品成分の影響が大きく，食塩は死滅を促進させるが，アミノ酸，糖，糖アルコール，タンパク質は保護的に働く．低温貯蔵技術としては，**チルド，氷温，パーシャルフリージング，ソフト冷凍，スーパーチルド貯蔵**などが開発されてきた．

他にも水分活性の低下，pHの低下なども微生物の増殖抑制には有効である．さらに物理的防止法としては包装も重要で，真空包装，脱酸素剤封入包装，ガス

冷蔵：10℃以下．
チルド：−5〜5℃．
氷温：−1℃付近．
パーシャルフリージング：−3℃付近．
ソフト冷凍：−7℃付近．
スーパーチルド：−10℃程度で約30〜40分間予冷した後，−0.5℃程度で貯蔵する．

置換包装，無菌包装，無菌化包装，高遮断性包装，高透過性包装などの技術が開発され実用化されている．他にもマイクロ波殺菌，紫外線殺菌，無菌充填，高圧処理などの殺菌，貯蔵技術がある．

14・5・3 複合的な防止法

食品中の微生物を殺菌し，増殖を防止する方法は上述のようにさまざまであるが，一つの方法で食品中のすべての微生物を制御できるわけではない．また，過激な処理は食品そのものの品質も劣化させるので避けなければならない．このため，通常は，複合的な利用が行われる．**ハードル理論**とは微生物を制御する一つ一つの要因を陸上競技のハードルにたとえ，微生物が一つのハードルを越えるごとに生菌数を低下させ，あるいは損傷を与え，異なる要因のハードルを複数組合わせることで効果的に抑制するという考え方である．ハードルとしては上述したような高温，低温，水分活性，pH，保存料，殺菌料などがある．具体的には，低 pH と加熱，食塩あるいは乳化剤添加と加熱などの組合わせにより，加熱だけの場合よりも低い温度で効果的に殺菌でき，腐敗を防止できる．

●重要な用語●

揮発性塩基性窒素
酸 敗
大腸菌
大腸菌群
腸内細菌
ハードル理論
ヒスタミン
微生物相（ミクロフローラ）
腐 敗
糞便系大腸菌群
変 敗

15 微生物による食性病害

1. 健康被害防止のためには，食性病害をひき起こす微生物の特性を理解する必要がある．
2. 食中毒菌を死滅させても，産生された毒素で食中毒が起こることもある．
3. 食中毒菌による食品の感染経路や食中毒原因食品の関係を理解する．
4. 有害微生物の病原因子についてよく理解する．
5. 食中毒でも重症化して死に至る場合がある．
6. 妊婦，乳幼児，高齢者などハイリスクグループでの健康被害が大きい食中毒菌，ウイルスや寄生虫を理解する．
7. 食物連鎖の結果として微生物の毒素が蓄積した水産物で食中毒が起こる場合がある．
8. カビ毒の種々の毒性を理解する．

15・1 食性病害の原因物質

　飲食物に起因する健康被害を**食性病害**といい，その原因としては表15・1に示すように内因性，外因性，誘起性のものがある．このうち食中毒は，飲食物そのもの，および器具，容器，包装を介して人体に入ったある種の有毒有害な微生物や化学物質によって起こる急性または亜急性の生理的異常（胃腸炎症状を主要徴候とする）である．

　食性病害の大部分は微生物が体内に入る（感染する）ことが原因で発症する．微生物の中でも食中毒の約9割は細菌やウイルスが原因となっている．食中毒も感染症である．以前は，**細菌性食中毒**は，行政上の"感染症"とは別の感染であるとされていた．"感染症の予防及び感染症の患者に対する医療に関する法律（感染症法）"で感染症は，"少量の細菌の感染で発症し，感染力もより強い病原菌が原因"と定義されていたが，1999年12月から，コレラ菌，赤痢菌，チフス菌，パラチフスA菌など"感染症の原因となる微生物"が新たに"食中毒を起こす微生物"となり，現在は，食品を介して感染する病気は原則的に食中毒である．

　鳥インフルエンザなど世界的に人と家畜で共通の感染症が発生しており，大きな社会問題となっている．今後さらに新しい**人畜共通感染症**（人獣共通感染症，動物由来感染症ともいう）が出現する可能性もあると危惧されている．WHOは人畜共通感染症を"脊椎動物と人との間で自然に移行するすべての病気または感染（動物等では病気にならない場合もある）"と定義しており，これには，細菌

表 15・1　食性病害の分類

分類	種類	代表例
内因性	有毒成分	アルカロイド，シアン配糖体，発がん物質，キノコ毒
	生理作用成分	抗ビタミン性物質，抗酵素性物質，抗甲状腺物質，食品アレルゲン
外因性	生物的 — 微生物	経口感染症：赤痢菌，コレラ菌ほか 細菌性食中毒：サルモネラ属菌，病原大腸菌ほか ウイルス性食中毒：ノロウイルス，A 型肝炎ウイルスほか マイコトキシン産生微生物：アフラトキシンほか マリントキシン産生微生物：フグ毒，貝毒ほか
	生物的 — 寄生虫	回虫，条虫，アニサキス
	生物的 — タンパク質	異常プリオン
	人為的	有害化学物質：ズルチン 汚染物質：残留農薬，薬剤 工場排出物：有機水銀，カドミウム 放射性降下物：セシウム 137 容器等溶出物：スズ，鉛 加工過誤：ヒ素，PCB 類
誘起性	物理的条件	加熱油脂
	化学的条件	ニトロソアミン

性食中毒や寄生虫疾患も含まれる．世界的には現在約 200 種類の人畜共通感染症の存在が知られている．その原因となるのは，各種の細菌，真菌，ウイルス，原虫である．

　社会の公衆衛生環境が整備されても，食中毒の発生件数は大きくは減少しない．食中毒菌が食品中で食中毒を起こすまで増えていても，人が気付くほど，色やにおいに変化がないためである．食材や料理の見た目やにおいだけでは食中毒は防げないことを知っておかねばならない．食中毒事件の原因の 90% 以上は細菌やウイルスによるものだが，表 15・2 には食中毒事件発生時の厚生労働省への報告に使用される"食中毒事件票"に記載されている病原物質を示している．こ

表 15・2　食中毒事件票における病因物質の種別[a]

1　サルモネラ属菌	9　エルシニア・エンテロコリチカ	15　パラチフス A 菌	21　アニサキス[†4]
2　ブドウ球菌		16　その他の細菌[†2]	22　その他の寄生虫[†5]
3　ボツリヌス菌	10　カンピロバクター・ジェジュニ/コリ	17　ノロウイルス	23　化学物質
4　腸炎ビブリオ		18　その他のウイルス[†3]	24　植物性自然毒
5　腸管出血性大腸菌	11　ナグビブリオ	19　クドア・セプテンプンクタータ	25　動物性自然毒
6　その他の病原大腸菌[†1]	12　コレラ菌		26　その他
7　ウェルシュ菌	13　赤痢菌	20　サルコシスティス・フェアリー	27　不　明
8　セレウス菌	14　チフス菌		

[a] 食品衛生法施行規則 様式第 14 号（2012 年 12 月改正）より改変．
[†1] 腸管侵入性大腸菌，腸管毒素原性大腸菌，腸管病原性大腸菌，腸管凝集性大腸菌，分散接着性大腸菌など．
[†2] エロモナス・ヒドロフィラ/ソブリア，プレシオモナス・シゲロイデス，ビブリオ・フルビアリス，リステリア・モノサイトゲネスなど．
[†3] サッポロウイルス，ロタウイルス，A 型肝炎ウイルスなど．
[†4] アニサキス科およびシュードテラノーバ科の線虫．
[†5] クリプトスポリジウム，サイクロスポラ，肺吸虫，旋尾虫，条虫など．

れらの病原物質のうちで，微生物による食性病害の原因となるものを表 15・3 に示す．以下に食性病害をひき起こす微生物について説明する．

 15・2 細菌（感染型）

表 15・3 に示すように細菌性食中毒は，**感染型**（食品とともに摂取した病原体が体内で増殖したり，すでに病原体の増殖した食品を摂取することにより起こる食中毒）と**毒素型**（食品中で細菌が増殖する際に産生した毒素を摂取することにより起こる食中毒）に大別できる．ここでは，感染型の食中毒を起こす細菌について概説する．感染型食中毒でも，体内で病原体が毒素を産生し，これが胃腸炎などの原因となる場合もある．

"感染症の予防及び感染症の患者に対する医療に関する法律（感染症法）"
に基づく感染症と特定病原体の分類[†1]

感染症

1類：感染力，罹患した場合の重篤性等に基づく総合的な観点からみた危険性がきわめて高い感染症（エボラ出血熱，クリミア・コンゴ出血熱，痘そう，南米出血熱，ペスト，マールブルグ病，ラッサ熱）

2類：感染力，罹患した場合の重篤性等に基づく総合的な観点からみた危険性が高い感染症（急性灰白髄炎，結核，ジフテリア，重症急性呼吸器症候群，鳥インフルエンザ H5N1）

3類：感染力，罹患した場合の重篤性等に基づく総合的な観点からみた危険性は高くないが，特定の職業への就業によって感染症の集団発生を起こしうる感染症（コレラ，細菌性赤痢，腸管出血性大腸菌感染症，腸チフス，パラチフス）

4類：動物またはその死体，飲食物，衣類，寝具その他の物件を介して人に感染し，国民の健康に影響を与えるおそれのある感染症（E 型肝炎，A 型肝炎，黄熱，Q 熱，狂犬病，炭疽，鳥インフルエンザ（鳥インフルエンザ H5N1 を除く），ボツリヌス症，マラリア，野兎病など）

5類：国が感染症発生動向調査を行い，その結果等に基づいて必要な情報を国民や医療関係者等に提供・公開していくことによって，発生・拡大を防止すべき感染症（インフルエンザ（鳥インフルエンザおよび新型インフルエンザ等感染症を除く），ウイルス性肝炎（E 型肝炎および A 型肝炎を除く），クリプトスポリジウム症，後天性免疫不全症候群，性器クラミジア感染症，梅毒，麻しん，メチシリン耐性黄色ブドウ球菌感染症など）

特定病原体

1種：アレナウイルス属（ガナリトウイルス，サビアウイルス，フニンウイルス，マチュポウイルス，ラッサウイルス），エボラウイルス属（アイボリーコーストエボラウイルス，ザイールウイルス，スーダンエボラウイルス，レストンエボラウイルス），オルソポックスウイルス属バリオラウイルス（別名痘そうウイルス），ナイロウイルス属クリミア・コンゴヘモラジックフィーバーウイルス（別名クリミア・コンゴ出血熱ウイルス），マールブルグウイルス属レイクビクトリアマールブルグウイルスなど

2種：エルシニア属ペスティス（別名ペスト菌），クロストリジウム属ボツリヌム（別名ボツリヌス菌），コロナウイルス属 SARS コロナウイルス，バシラス属アントラシス（別名炭疽菌），フランシセラ属ツラレンシス種（別名野兎病菌），ボツリヌス毒素など

3種：コクシエラ属バーネッティイ，マイコバクテリウム属ツベルクローシス（別名結核菌），リッサウイルス属レイビーズウイルス（別名狂犬病ウイルス）など

4種：インフルエンザウイルス A 属インフルエンザ A ウイルス，エシェリヒア属コリー（別名大腸菌，腸管出血性大腸菌に限る），エンテロウイルス属ポリオウイルス，クリプトスポリジウム属パルバム（遺伝子型 1 型，2 型に限る），サルモネラ属エンテリカ（血清亜型タイフィ，パラタイフィ A に限る），志賀毒素[†2]，シゲラ属（別名赤痢菌），ビブリオ属コレラ（別名コレラ菌；血清型 O1，O139 に限る），フラビウイルス属イエローフィーバーウイルス（別名黄熱ウイルス），マイコバクテリウム属ツベルクローシスなど

[†1] 本章で取上げる感染症と病原体を赤字で記した．
[†2] ベロ毒素 1 型と同じものである．

表 15・3　食性病害の原因となる微生物の分類

種類	原因	おもな微生物
細菌	感染型（食品とともに摂取した病原体の体内増殖およびすでに病原体の増殖した食品）	*Salmonella* 属菌, *Vibrio parahaemolyticus*, 腸管出血性大腸菌, その他の病原大腸菌, *Clostridium perfringens*, *Yersinia enterocolitica*, *Campylobacter jejuni/coli*, ナグビブリオ, *Vibrio cholerae*, *Shigella sonnei*, *Salmonella* Typhi, *Salmonella* Paratyphi A, *Aeromonas hydrophila/sobria*, *Plesiomonas shigelloides* など
	毒素型（食品中で細菌が増殖する際に産生した毒素）	*Staphylococcus aureus*, *Clostridium botulinum*, *Bacillus cereus*
ウイルス	ウイルスに汚染された飲食物	ノロウイルス, A型肝炎ウイルス, その他のウイルス
原虫	原虫に汚染された飲食物	*Kudoa septempunctata*, *Sarcocystis fayeri*, *Anisakis* sp., *Cryptosporidium* spp., *Cyclospora cayetanensis* など
細菌の代謝産物	細菌が食品中で産生したヒスタミン	*Morganella morganii* など
微生物毒素	食物連鎖により微生物毒素の蓄積した生物	フグ毒: *Alteromonas* 属菌, *Pseudomonas* 属菌, *Shewanella* 属菌, *Vibrio* 属菌 シガテラ毒: 渦鞭毛藻 (*Gambierdiscus toxicus*) 麻痺性貝毒: 渦鞭毛藻 (*Alexandrium tamarense*, *Gymnodinium catenatum*), *Vibrio alginolyticus* など 下痢性貝毒: 渦鞭毛藻 〔*Dinophysis* 属 (*D. acuminata*, *D. fortii*, *D. norvegica*, *D. acuta*)〕 神経性貝毒: 有毒渦鞭毛藻 (*Karenia brevis*)
	カビ毒で汚染された食品	*Aspergillus flavus*, *A. parasiticus*, *Fusarium graminearum*, *F. culmorum*, *F. sporotrichioides*, *F. poae*, *F. equiseti*, *Penicillium expansum*, *Aspergillus ochraeus*, *P. citreo-viride* など

15・2・1　サルモネラ属菌

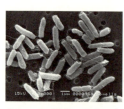

Salmonella 属菌. 出典: 内閣府食品安全委員会ホームページ.

エンテロトキシン: 食中毒の原因になる毒素のうち，下痢をひき起こすものを総称してエンテロトキシン（腸管毒または腸毒素）とよぶ．エンテロトキシンを産生する菌として，*Salmonella* 属菌の他に黄色ブドウ球菌，コレラ菌，セレウス菌などが知られているが，それぞれの菌が産生するエンテロトキシンを，菌名を冠して区別しており，黄色ブドウ球菌が産生するものを，黄色ブドウ球菌エンテロトキシンという．

　Salmonella（サルモネラ）属菌は，*Enterobacteriaceae* 科（腸内細菌科）のグラム陰性，通性嫌気性の桿菌（幅 0.7～1.5 μm，長さ 2.0～5.0 μm）で，周毛性の鞭毛をもち，運動性である．芽胞はつくらない．増殖最適 pH は 7～8，最適温度は 37 ℃であるが，食品中では 6.5 ℃でも徐々に増殖したとの報告もある．60 ℃，20 分の加熱で死滅する．*Salmonella* 属菌が増殖しうる食品の水分活性領域は，0.945～0.999 で，水分活性の低い食品では増殖しない．菌種としては，2 菌種 6 亜種に分類される（表 15・4）．ヒトから分離される *Salmonella* 属菌は，ほとんどが *S. enterica* subsp. *enterica* であり，通常は各亜種（subsp.）の下の血清型（serovar）で略記される．たとえば，*Salmonella enterica* subsp. *enterica* serovar Enteritidis は *S.* Enteritidis となる．食中毒に関係のある *Salmonella* 属菌の**血清型**は，*S.* Enteritidis（ゲルトネル菌），*S.* Typhimurium（ネズミチフス菌），*S.* Paratyphi B（パラチフス B 菌），*S.* Newport，*S.* Chester，*S.* Oranienburg など 20 種類程度である．§15・2・9 で別に述べる *S.* Typhi（腸チフス菌），*S.* Paratyphi A 菌（パラチフス A 菌）は 3 類感染症の腸チフス，パラチフスの原因菌である．*Salmonella* 属菌は細胞内侵入性であり，まず腸粘膜上皮細胞，および M 細胞（図 13・2 参照）へ接着し細胞内に侵入する．ついで，細胞内で増殖して細胞を破壊し，腸管組織外に放出される．*Salmonella* 属菌の多くは**エンテロトキシン**を産生する．

表 15・4 サルモネラ属菌の種および亜種[a]

種	亜 種	血清型数
Salmonella enterica	enterica	1531
	salamae	505
	arizonae	99
	diarizonae	336
	houtenae	73
	indica	13
Salmonella bongori		22
	合計	2579

a) "食品健康影響評価のためのリスクプロファイル——鶏肉におけるサルモネラ属菌"(改訂版)食品安全委員会(2012)より改変.

原因食品と感染経路 *Salmonella* 属菌は家畜の他,ネズミ,ネコ,イヌ,鳥類,カメなど,ほとんどすべての動物に広く濃厚に分布している.と殺処理後の獣肉では汚染率 2〜40% 程度,鶏肉は 10〜60% 程度と高くなるが,これは,食肉処理施設内での汚染によると考えられる.さらに,食肉処理施設の汚水は 30〜80% 程度,床は 20〜60% 程度の *Salmonella* 属菌汚染が検出されている[*1].また,鶏卵は殻付き卵可食部は約 0.02%,未殺菌液卵は約 5% 汚染されている[*2].このためサルモネラ食中毒の原因食品は,食肉を中心とした動物性食品となる場合が多い.一般に,サルモネラ食中毒は開発途上国より先進国で多いが,それは先進国での動物性食品の消費の増大,大規模加工,流通機構の複雑化が関係していると考えられる.

卵の場合,表面についたニワトリの糞を介した汚染 (on egg 型汚染),あるいはニワトリの卵巣内で,すでに *Salmonella* 属菌感染している場合 (in egg 型汚染) があり,このような卵由来の *Salmonella* 属菌がマヨネーズ,サラダを汚染する.液卵などもサルモネラ食中毒の原因となる.

症状 10^6 個以上の菌を摂取して,通常 12〜24 時間以内に発症する.年少者ほど感受性が高い.急性胃腸炎症状で,下痢,腹痛,嘔吐などの症状を起こす.主要症状は腹痛と下痢で,水様便のことが多い.急激な発熱 (38〜40 ℃) を伴う場合もあるが,4〜5 日で熱は治まる.頭痛,関節痛を伴う場合もあり,重症の場合は,脳症状を伴い,意識混濁,昏睡状態に陥る.一般に主要症状は 2〜3 日で治まり,1 週間以内に回復し,死亡例は少ないが,2011 年には 3 人の死者を出した.

予防 サルモネラ食中毒の予防には,まず,*Salmonella* 属菌汚染の防止が最も重要である.このためには,感染源となるネズミ,ゴキブリ,ハエなどの駆除を十分に行う必要がある.*Salmonella* 属菌の食品中での増殖を防ぐことも重要で,食品の低温貯蔵や摂取直前の再加熱も有効である.

15・2・2 腸炎ビブリオ

Vibrio parahaemolyticus (腸炎ビブリオ) は,わが国で発見された食中毒菌であ

[*1] 国,地域,季節により変動する.

[*2] 日本では,食品安全委員会の 2010 年度の調査で,市販鶏卵約 10 万個から 3 検体で *S*. Enteritidis が検出された.

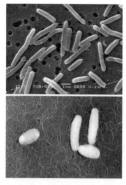

V. parahaemolyticus. 単毛(上)と周毛(下). 出典:(上)内閣府食品安全委員会ホームページ.(下)国立感染症研究所ホームページ.

る．Vibrionaceae 科 Vibrio 属のグラム陰性，通性嫌気性の丸みをおびた桿菌（幅 0.4〜0.6 μm，長さ 1〜3 μm）で，通常は単毛性の極鞭毛をもつが，周鞭毛をもつ場合もある．増殖最適温度は 30〜37 ℃，最適 pH は 7.6〜8.0 で，他の細菌に比べ増殖速度が速く，条件が良いと 10 分で 1 回分裂する．また，好塩性で，塩濃度 0.5〜10 % で増殖するが，3 % 前後が最適な濃度である．10 % 以上では増殖せず，また，塩分のない水道水中では死滅する．芽胞はつくらず，低温，高温にも弱く，10 ℃ 以下，45 ℃ 以上ではほとんど増殖しないが，0 ℃ でも完全に死滅するわけではない．耐熱性も低く，一般に 60 ℃，10 分の加熱で死滅する．種々の血清型の *V. parahaemolyticus* が存在している．わが国における感染型食中毒菌の代表格で，ときにはヒトを死に至らしめることもある怖い細菌である．

V. parahaemolyticus は 1950 年大阪市で発生したシラス干しによる食中毒の原因菌として藤野恒三郎により初めて検出され，発見当初は *Pasturella parahaemolytica*（和名は病原性好塩菌）と名付けられたが，1963 年 *Vibrio parahaemolyticus* と命名され，和名は腸炎ビブリオとなった．血清型分類では，菌体（O）抗原により 10 種類以上，莢膜（K）抗原により 70 種類程に分類されている．鞭毛（H）抗原による分類もある．この"O と K"を組合わせた O : K 血清型により表現されることが多く，以前は食中毒菌として血清型 O4 : K8 が多かったが，近年は血清型 O3 : K6 が増えている．

原因食品と感染経路 *V. parahaemolyticus* は海洋細菌で，海水温度が 15 ℃ 以上に上昇する夏に沿岸部で漁獲された鮮魚類は *V. parahaemolyticus* の汚染を受けている．食中毒の原因食品が判明した場合の大部分（約 30 %）を水産食品が占め，特に刺身，たたき，すしなど，魚介類の生食が原因となる．魚介類の加工品が原因となる場合もある．また，卵焼きや浅漬けなどが原因となることもあるが，これはふきん，まな板や包丁などの調理器具を介した二次汚染のためである．食品保存中の温度管理が悪いと *V. parahaemolyticus* が急激に増殖するため，気温の高い 6〜10 月に食中毒の発生が多い．特にイカ，タコ，貝類中での増殖が速い．下痢をひき起こす原因物質は**耐熱性溶血毒**（TDH）ならびに**耐熱性溶血毒類似毒**（TRH）というタンパク質毒素である．生鮮魚介類の *V. parahaemolyticus* 汚染率は 75〜95 % であるが，TDH 産生菌による汚染率は 6〜13 % である．

TDH: thermostable direct hemolysin（耐熱性溶血毒）

TRH: TDH related hemolysin（TDH 類似毒，耐熱性溶血毒類似毒）

症状 通常 10^5 個以上の菌を摂取すると発症する．潜伏期間は通常 11〜18 時間だが，2〜3 時間で発症した例もある．摂取菌量，血清型，患者の抵抗力により差があり，年少者ほど感受性が高い．腹痛，下痢，嘔吐，発熱が主要症状で，下痢がひどいと脱水症状を起こす．発熱は少なく，一般に経過は短く，2〜3 日で回復することが多い．

予防 *V. parahaemolyticus* は海水中に常在するので，特に夏期は生の魚介類における一次汚染を避けることはできない．すべての魚介類は *V. parahaemolyticus* に汚染されている．そのため予防には，漁獲後，*V. parahaemolyticus* を増やさないことが最も重要である．*V. parahaemolyticus* は低温に弱く 10 ℃ 以下ではほとんど増殖できない．1〜5 ℃ では，魚に付着した細菌は 1 日で 1/10〜1/10,000 に減少するので，刺身などの生の魚介類は 4 ℃ 以下で保存する．ただし，冷凍し

た食品中でも *V. parahaemolyticus* が生き残っていることがあるので, 冷凍品の解凍は他の食品を汚染しないように専用の容器の中で行う. 食品の種類にもよるが, 本菌数は 65 ℃, 1 分間の加熱後には 1/10 程度まで低下する. 毒素である TDH は 100 ℃, 10 分間の加熱によっても失活しないので, 注意を要する. 食品は長時間放置せず, 加熱調理食品もできるだけ早めに食べる.

15・2・3 下痢原性大腸菌

Escherichia coli（大腸菌）は, 腸内細菌科 *Escherichia* 属のグラム陰性, 通性嫌気性の桿菌（幅 0.7～1 μm, 長さ 1～2 μm）で, 運動性の菌株は周毛性の鞭毛をもち, 芽胞はつくらない. 腸内細菌で, 温血動物（鳥類, 哺乳類）の大腸に生息するが, 環境中にも広く存在する. グルコース, ラクトース, マンニトール（マンニット）を分解し, 酸とガスを産生する. O, H, K, F（線毛）の 4 種類の血清型（抗原）で表す. *E. coli* はヒトの常在菌であり, 通常, 腸管にいるが病原性はない. 腸管にいながら腸炎を起こす病原大腸菌が, 下痢原性大腸菌で, 腸管出血性大腸菌, 腸管組織侵入性大腸菌, 腸管病原性大腸菌, 腸管毒素原性大腸菌, 腸管凝集性大腸菌, 他の下痢原性大腸菌（分散接着性大腸菌など）がある. いずれも食品や飲料水から口を通って感染する. 実際の食中毒の観点からは, 腸管出血性大腸菌が重要である.

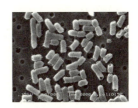

E. coli O157 : H7. 出典: 内閣府食品安全委員会ホームページ.

a. 腸管出血性大腸菌（EHEC） 感染症法では, 3 類感染症の原因菌である食中毒菌である. 出血性大腸炎をひき起こし, 死に至る場合もある. 赤痢菌の産生する**志賀毒素**と類似の**ベロ毒素**を腸管内で産生し, 腹痛, 出血を伴う水様性の下痢などを発症させる. 本菌の中で血清型 O157 : H7 が最も多く分離されているが, その他に O26 や O111 などもある.

血清型 O157 は, 1982 年米国でハンバーガーによる集団食中毒事件の原因菌として発見され, その後世界各地で見つかっている. 日本では, 1990 年に埼玉県で起こった食中毒事件により一般に知られるようになり, 1996 年には 45 都道府県に及ぶ集団発生となった.

原因食品と感染経路 本菌は, ウシなどの家畜の腸管内に存在する. そのため, 家畜の解体処理時に腸管内容物が食肉に付着することや家畜の糞便が水を汚染することなどが感染の原因である. ウシの O157 保菌率は, 日本で 0.2～3.4％, 米国で 0.2～6.8％, カナダで 3％, 英国で 1％ などとなっている. O157 はウシ以外にも, ヒツジ, ヤギ, イヌ, ネコ, シカからも検出されている.

症状 感染が成立する菌量が約 100 個程度と食中毒菌の中では最少で, 感染後 4～8 日の潜伏期の後, 発症する. 成人では, 軽い下痢だけのことがほとんどであるが, 乳幼児, 小児や基礎疾患を有する高齢者などのハイリスクグループは, 重症に至る場合もある. はじめは腹痛や水様性の下痢で, 下痢は後に出血性となる. 下痢が始まってから, 平均 1 週間後, **溶血性尿毒症症候群**（HUS）を発症することがある.

予防 熱には弱く, 75 ℃, 1 分間の加熱で死滅する. しかし, 低温条件には強く, 家庭の冷凍庫で保存しても食品中で生き残っている. また, 酸性条件にも

EHEC: enterohemorrhagic *E. coli*（腸管出血性大腸菌）

志賀毒素: *Shigella dysenteriae*（志賀赤痢菌）の 1 型菌がつくる毒素で, 毒素活性をもつ A サブユニット（分子量 32,000）1 分子と細胞表面のガングリオシドに結合するために必要な B サブユニット（分子量約 7700）5 分子から形成されるタンパク質複合体（分子量約 70,000）で, タンパク質合成を阻害する. ベロ毒素 1 型と同じである.

ベロ毒素: 約 60％ の配列相同性をもち抗原性が異なる 1 型と 2 型があり, 1 型は志賀毒素と同一である. 1, 2 型両方を産生する EHEC 株と片方のみを産生する EHEC 株がある. 毒素産生性から STEC (Shiga toxin-producing *E. coli*), VTEC (vero toxin-producing *E. coli*) と表すことも多い.

HUS: hemolytic uremic syndrome（溶血性尿毒症症候群）

強く，pH 3.5 でも生き残ることがある．水の中では相当長期間生存するが，塩素剤や逆性せっけんなど一般的な消毒剤に十分接触させることで容易に死滅する．

b. 腸管侵入性大腸菌（EIEC） 腸粘膜上皮細胞に侵入することで下痢症状を起こす．発熱，腹痛を主要症状とし，食品を介して大流行することもある．

c. 腸管毒素原性大腸菌（ETEC） 小腸内に感染，定着し，増殖するときに 60℃ 10 分間の加熱で失活する**易熱性エンテロトキシン**（LT，コレラ毒素に類似）と 100℃ 30 分間の加熱でも失活しない**耐熱性エンテロトキシン**（HT）をつくる．

これらの毒素は腸粘膜上皮細胞に作用し，腸管内に多量の水分の分泌を促す．したがって，本菌食中毒の主要症状は下痢（水様便）であり，汚染源は患者，健康保菌者の大便である．

d. 腸管病原性大腸菌（EPEC） 大量の経口感染により急性胃腸炎を起こす．毒素を産生せず，細胞侵入性もないが，外膜タンパク質インチミンを介して腸粘膜上皮細胞に結合し，これを破壊する．乳幼児に対する病原性が強く，*Salmonella* 属菌に類似の急性胃腸炎症状を呈する．汚染源は患者，健康保菌者の大便である．

e. 腸管凝集性大腸菌（EAggEC） 腸管凝集付着性大腸菌ともいう．腸粘膜上皮細胞に付着，増殖し，耐熱性エンテロトキシンを産生して下痢をひき起こすと考えられている*．

f. 他の下痢原性大腸菌 HeLa 細胞や HEp-2 細胞などの培養細胞に分散接着し，水様性の下痢を発症する分散接着性大腸菌（DAEC）や細胞毒性壊死因子をもつ大腸菌などがある．

15・2・4 ウェルシュ菌

Clostridium perfringens（ウェルシュ菌）は，*Clostridiaceae* 科 *Clostridium* 属のグラム陽性の嫌気性（それほど厳密ではない），非運動性の大型桿菌（幅 0.9～1.3 μm，長さ 3～9 μm）で芽胞を形成する．増殖最適温度は 43～47℃ と高温である．分裂時間も 45℃ で約 10 分間と短い．以前の分類では *C. welchii* という名称だったため一般にはウェルシュ菌とよばれる．河川，海，土壌など環境中に広く分布し，ヒトや動物の大腸内常在菌で多くは非病原性だが，毒素を産生して食中毒の他に，敗血症，ガス壊疽，化膿性感染症などをひき起こすものもある．ウェルシュ菌食中毒は，腸管内で増殖した菌が，芽胞を形成する際に産生するウェルシュ菌エンテロトキシンにより発症する．毒素の種類によってA～E型に分類され，食中毒をひき起こす *C. perfringens* はA型である．

原因食品と感染経路 動物の大腸内常在菌なので，家畜の解体時に腸の内容物などで肉が汚染される．また，自然環境に芽胞が存在するため農水産物も汚染する．おもな原因食品はカレーやシチューなどの食肉，魚介類，野菜を含む煮物である．わが国では夏季に多発し，年間の発生件数は 30 件程度であるが，大量調理施設で集団発生し，1件当たりの患者数が多い．

症状 10^8～10^9 個の菌を摂取して，通常 6～18 時間，平均 10 時間で発症する．24 時間を越すことはほとんどない．主要症状は腹痛と下痢で，おもに水様

EIEC: enteroinvasive *E. coli*（腸管侵入性大腸菌）

ETEC: enterotoxigenic *E. coli*（腸管毒素原性大腸菌）

LT: heat-labile enterotoxin（易熱性エンテロトキシン）

HT: heat-stable enterotoxin（耐熱性エンテロトキシン）

EPEC: enterophathogenic *E. coli*（腸管病原性大腸菌）

EaggEC: enteroaggregative *E. coli*（腸管凝集性大腸菌）

* 2011 年，ドイツを中心にヨーロッパで 4000 人以上の患者と 52 人が死亡した食中毒事件の原因大腸菌 O104：H4 は，腸管出血性大腸菌のベロ毒素を産生する EAggEC であった．

DAEC: diffusely adhering *E. coli*（分散接着性大腸菌）

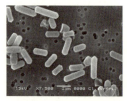

C. perfringens. 出典：内閣府食品安全委員会ホームページ．

ウェルシュ菌エンテロトキシン：分子量約 35,000 の単純タンパク質で，加熱により失活する．37℃で最も多く産生され，30℃以下，45℃以上では少ない．

便と軟便である．嘔吐や発熱などはまれで症状は軽く，多くは 1～2 日で回復する．

予防　食品中での菌の増殖防止が重要である．加熱調理した食品はそのまま室温に放置しないで急速に冷却後，低温に保存する．摂取直前の再加熱も重要である．

15・2・5　エルシニア・エンテロコリチカ

Yersinia enterocolitica（エルシニア・エンテロコリチカ）は，腸内細菌科 *Yersinia* 属のグラム陰性，通性嫌気性の桿菌（幅 0.5～1 μm，長さ 1～2 μm）で，芽胞はつくらない．28～30 ℃が増殖最適温度であるが，0～44 ℃でも増殖できる．多くの菌株は周毛性の鞭毛をもち，運動性を示す．*Yersinia* 属菌のうち，ヒトに病原性を示すのは，*Y. pestis*（ペスト菌），*Y. enterocolitica* と *Y. pseudotuberculosis*（仮性結核菌）で，食中毒の原因になるのは *Y. enterocolitica* である．

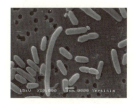

Y. enterocolitica. 出典: 内閣府食品安全委員会ホームページ．

原因食品と感染経路　家畜や野生動物，特にブタ，イヌ，ネコ，ネズミが保菌し，ブタで保菌率は約 15 % である．保菌動物から直接に，あるいは糞便に汚染された飲食物を介して経口的に感染する．このため原因食品としては食肉（おもに豚肉）で，低温貯蔵中に菌が増える．生の豚肉からは数 % の頻度で分離される．

症状　潜伏期間は 0.5～6 日で，症状は下痢や腹痛を伴う発熱疾患から敗血症まで多様である．症状の中で最も多いのが腹痛で，頭痛，咳，咽頭痛などのかぜ様症状を伴うことが多い．発疹，紅斑などの症状を示すこともある．

予防　本菌は 65 ℃以上の加熱で容易に死滅するため，十分な加熱調理が有効である．食肉は，中心温度が 70 ℃以上になるように加熱する．また，食肉の低温流通の徹底や食肉店や飲食店における食肉を介する二次汚染防止も重要である．

15・2・6　カンピロバクター・ジェジュニ/コリ

Campylobacter jejuni/coli（カンピロバクター・ジェジュニ/コリ）は，*Campylobacteraceae* 科 *Campylobacter* 属のグラム陰性の幅 0.2～0.8 μm，長さ 0.5～5 μm の桿菌（らせん菌）で，1～数回らせんを描いている．一端または両端に鞭毛をもち，芽胞はつくらない．増殖に二酸化炭素が必要で，5～15 % 酸素存在下でのみ増殖可能な微好気性菌で，好気性および絶対嫌気性条件下では増殖しない．増殖可能温度は 30～46 ℃で，最適温度は 42～43 ℃である．増殖可能 pH は 5.5～8.0 だが，微好気性であるため通常の食品中では増殖しにくい．低温には強く，10 ℃以下では 20 日間以上生き続けるが，乾燥や加熱には弱い．また－20 ℃以下の凍結や，包装した生肉中では 1 カ月以上も生き残る．カンピロバクター食中毒は衛生環境の整っていない開発途上国ばかりでなく，欧米などの先進国でも多く，現在わが国の食中毒事件数，患者数でも，ノロウイルスと並び最上位に位置する食中毒である．カンピロバクター食中毒の 90～95 % 以上は *C. jejuni* によるものである．以前は *Campylobacter* 属として分類されていた *Arcobacter* 属のうち *A. cryaerophilus*，*A. butzleri* などは鶏肉や豚肉から検出されることが多く，胃痙

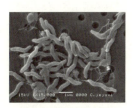

C. jejuni. 出典: 内閣府食品安全委員会ホームページ．

れんおよび下痢を伴う食中毒の原因となる．

原因食品と感染経路　*Campylobacter* 属菌はニワトリやウシなどの腸内常在菌で，食品や飲料水を通してヒトに感染する．ニワトリとウシは *C. jejuni* を，ブタは *C. coli* をおもに保菌している．市販鶏肉の *Campylobacter* 属菌汚染率は，16～96％（季節により変動）であり，広く汚染されていることが知られている．少量で感染し，ヒトからヒトへ直接感染したり，ペットから接触感染する例もある．原因食品としては，加熱不十分の食肉（特に鶏肉）がおもなもので，その他，飲料水，生野菜，牛乳*が報告されている．潜伏期間が長いので，判明しないことも多い．

* わが国では未殺菌の牛乳は流通していないが，海外では生乳による食中毒が起こっている．

症状　発症菌量は数 100 個程度ともいわれていて，潜伏期間は 2～11 日と長い．頭痛，倦怠感，不快感，ときに発熱（38～39 ℃）などの前駆症状の後，吐き気，腹痛，下痢（大半は水様便であるが，特に乳幼児に腐敗臭のある下痢や，粘液性，血液が混入する下痢もある）が起こる．感染部位は空腸，回腸で，下痢は 1 日数回から数 10 回に及ぶ．*Campylobacter* 属菌は組織侵入性で，腸粘膜上皮細胞を傷害し，下痢をひき起こすと考えられている．**ギラン・バレー症候群**の患者の 30 ％ 以上が *Campylobacter* 属菌の先行感染を受けていることから，近年両者の関連が示唆されている．

ギラン・バレー症候群：筋肉を動かす運動神経が障害され，手足に力が入らなくなる急性，多発性神経炎．

予防　加熱と乾燥に弱いので，食肉には内部まで十分火を通し，生食は避ける．調理器具はよく洗い，熱湯や漂白剤で殺菌した後乾かしておく．

15・2・7　ナグビブリオ，コレラ菌

Vibrio cholerae は，*Vibrionaceae* 科 *Vibrio* 属のグラム陰性，通性嫌気性で菌体がコンマ状のやや湾曲した桿菌（幅 0.5 μm，長さ 1.5～2μm）で，単毛性の極鞭毛をもち芽胞はつくらない．O 抗原によって 200 種以上の血清型に分けられている．**コレラ毒素**をつくる血清型 O1 と O139（*V. cholerae* O1 と *V. cholerae* O139）が 3 類感染症コレラの原因菌であるコレラ菌であり，コレラ菌と行政上の区別をつけるために，コレラ毒素を産生しない O1 と O139，O1 と O139 以外の血清型（*V. cholerae* non-O1, non-O139），および *V. cholerae* non-O1 から分離された新菌種 *V. mimicus* をまとめて**ナグビブリオ**として取扱っている．ナグビブリオのうち約 2 ％ がコレラ毒素を産生し，他にも耐熱性溶血毒類似毒，耐熱性エンテロトキシン，志賀毒素様毒素を産生する菌が食中毒を起こすと考えられている．

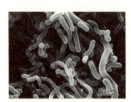

V. cholerae．広島県立総合技術研究所 保健環境センター提供．

コレラ毒素：分子量 85,000 の単純タンパク質で，A サブユニット（分子量 27,000）1 個と B サブユニット（分子量 11,500）5 個で構成されている．腸粘膜に作用してイオンの透過性を変えるため結腸腔へ水分および電解質が異常漏出し下痢をひき起こす．腸管毒素原性大腸菌の易熱性エンテロトキシンと配列相同性が高い．

同じ *Vibrio* 属でも *V. parahaemolyticus* とは異なり，塩がない条件でも増殖する．したがって，沿岸海水だけではなく下水，河川水や汚泥（底土中では 1 年間くらいは生存できる）からも検出される．日本の河川にも存在している．塩濃度 1～1.5 ％ でよく増殖するので，海水より低塩濃度の下水や河川水が流入する沿岸汽水域に生息しており，水温の上昇する夏期には汚染菌数が増える．

ナグビブリオ：もともとはコレラ流行地でコレラ菌の抗血清に凝集しない（non-agglutinable）*V. cholerae* があり，NAG とよんでいた．

原因食品と感染経路　本菌はキチンを分解するキチナーゼをもっているので動物プランクトン，エビ，カニなどの表面の殻を汚染しており，魚介類が汚染源となる．摂取後，胃酸で死滅しなかった菌が，小腸下部で定着，増殖し，菌が産生した毒素が細胞内に侵入して発症する．

症状　ナグビブリオ食中毒では，潜伏期間は数時間から72時間以内で，腹部不快感があり，腹痛，嘔吐，下痢などの症状が出る．下痢はコレラ様の水様性から軟便で，血便や発熱（38℃程度）もある．

一方，コレラでは潜伏期間は1日以内で，主症状は痛みを伴わない下痢である．軽症の場合には軟便か，下痢が起こっても回数が1日数回程度である．重症の場合には，腹部不快感のあと下痢と嘔吐が始まる．典型的には"米のとぎ汁様"の白色または灰白色の水様便で，量は1日10Lから数十Lに及ぶ．脱水と電解質の喪失により急速に意識レベルが低下するが，腹痛と発熱は伴わない．

予防　魚介類や飲料水がナグビブリオ食中毒やコレラの原因となるので，海産食品の生食とそれからの二次汚染調理済食品，加熱殺菌や消毒をしていない井戸水などの飲用およびそれらによる生野菜の洗浄などに注意する必要がある．生食用の魚介類は新鮮なものを購入し，すぐに食べる．食品は低温保存（4～8℃以下）し，汚染の疑われる魚介類は加熱調理する．また，コレラ発生地では生水（氷も含む），アイスクリーム，生ものの飲食を避ける．

15・2・8　赤痢菌

Shigella 属菌（赤痢菌）は，腸内細菌科の細菌で，3類感染症の細菌性赤痢の原因菌である．グラム陰性，通性嫌気性の短桿菌（幅0.7～1μm，長さ1～3μm）で，鞭毛はなく，芽胞はつくらない．Shigella 属には4種があるが，わが国で検出される Shigella 属としては S. sonnei が70～80％と大部分を占める*．Shigella 属は E. coli と高い DNA 相同性を示し，生化学的性状もきわめて類似しているため，分類学的には同種と考えられるが，歴史的な経緯や医学上の重要性から別種のまま取扱われている．ヒトやサルなどの霊長類にのみ感染する宿主特異性をもち，他の動物の感染は確認されていない．

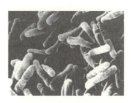

S. sonnei. 出典: 国立感染症研究所ホームページ.

Shigella 属: 志賀赤痢菌（Shigella dysenteriae）が志賀潔に発見されたことにちなみ，赤痢菌の属名となった．

原因食品と感染経路　原因食品は同定されていない．患者や保菌者の糞便や，それに汚染された手指，器物，飲食物を介して経口感染し，家族内での二次感染も多い．水系感染は大規模な集団感染を起こす．感染菌量は10～100個と少ない．

症状　潜伏期間は1～3日で，急激な発熱，腹痛を伴う激しい下痢で発症する．発熱は1～2日続き，病名の由来ともなった膿粘血を排泄する．近年は無症状であったり，数回の下痢や軽度の発熱ですむことが多い．

予防　家族内二次感染が多いので，せっけんを使った手洗いと食品の加熱調理が有効である．赤痢発生地では生水（氷も含む），アイスクリーム，生ものの飲食を避ける．

*　赤痢菌の分類
A亜群；S. dysenteriae（志賀赤痢菌）
B亜群；S. flexneri（フレクスナー赤痢菌）
C亜群；S. boydii（ボイド赤痢菌）
D亜群；S. sonnei（ソンネ赤痢菌）

15・2・9　チフス菌，パラチフスA菌

Salmonella Typhi（チフス菌），S. Paratyphi A（パラチフスA菌）は，§15・2・1で述べた Salmonella 属に分類される．ヒトにのみ感染し，特定の宿主は存在しない．S. Paratyphi A はチフス様患者から S. Typhi とは異なる菌として分離された．パラチフスの原因菌は S. Paratyphi A に限定され，S. Paratyphi B，S. Paratyphi C による感染症はサルモネラ食中毒として取扱われる．

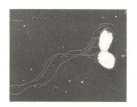

S. Typhi. 出典：国立感染症研究所ホームページ.

一般に，他の *Salmonella* 属菌感染症の主要症状が下痢であるのに対し，腸チフス，パラチフスは高熱を主要症状とする全身感染症である．

原因食品と感染経路 保菌者の糞便で汚染された食物や水が感染の原因となる．わが国では衛生水準の向上とともに発生頻度は減少した．

症状 臨床症状はほぼ同じだが，パラチフスは腸チフスより症状が軽い．通常 10〜14 日の潜伏期の後に 38 ℃以上の高熱が 4〜6 日間続く．

予防 原因となりやすいカキなどの生食を避ける．国外での感染を防ぐには，生水，生ものの飲食を避ける．

15・2・10 その他の細菌

a. エロモナス・ヒドロフィラ/ソブリア *Aeromonas hydrophila* および *A. sobria* は，*Aeromonadaceae* 科 *Aeromonas* 属，グラム陰性，通性嫌気性の短桿菌（幅 0.3〜1 μm，長さ 1〜3.5 μm）で，単毛性の極鞭毛をもつ．増殖最適温度が 30〜35 ℃の中温菌で，pH 4.5〜7.2 で増殖し，芽胞はつくらない．*Aeromonas* 属菌は細胞毒，コレラ毒素関連物質，溶血毒（ヘモリジン），プロテアーゼなど腸炎下痢症の原因物質をつくることが報告されているが，これらによる下痢発症機序についてはよくわかっていない．わが国では腸炎下痢症より創傷感染の事例が多い．

b. プレシオモナス・シゲロイデス *Plesiomonas shigelloides* は，*Plesiomonaceae* 科 *Plesiomonas* 属のグラム陰性，通性嫌気性の短桿菌（幅 0.8〜1 μm，長さ 3 μm）で，単毛性の極鞭毛をもち，芽胞はつくらない．河川や湖沼など淡水中に広く存在し，淡水魚や貝類に付着している．わが国における感染事例の多くは海外渡航者による．潜伏期間は 15 時間程度で，腹痛，下痢などの症状が出る．夏場の淡水魚の生食には注意が必要である．

c. ビブリオ・フルビアリス/ファーニシイ *Vibrio fluvialis/furnissii* は，腸炎ビブリオ，コレラ菌，ナグビブリオと同じ *Vibrio* 属の好塩性細菌である．もともとは *V. fluvialis* 生物型 I, II と分類されていたが，独立して *V. furnissii* となった．行政上の食中毒菌は *V. furnissii* を含んだ *V. fluvialis* である．近海魚の 15〜30% から分離される．易熱性エンテロトキシンやコレラ毒素様毒素をつくるものもある．近海産の魚介類が原因食品となるが，低温（10 ℃以下）で保存すれば発症菌量には達しない．症状としては，下痢（水様便），嘔吐，腹痛である．魚介類の生食に注意する．

d. リステリア・モノサイトゲネス *Listeria monocytogenes* は，*Listeria* 属，グラム陽性，通性嫌気性，両端鈍円の短桿菌（幅 0.4〜0.5 μm，長さ 0.5〜2 μm）で，4 本の周毛をもち，芽胞はつくらない．増殖温度域は 0〜45 ℃と広く，増殖可能 pH は 6〜9 である．*Listeria* 属には 8 種が含まれる．これまで *L. monocytogenes* がヒトの**リステリア症**の原因となる唯一の病原菌と認められていたが，近年 *L. ivanovii* もヒト病原菌として分離される事例があった．また *L. seeligeri* は動物に感染することが知られている．他の細菌に比べて熱，塩，酸に強く，−4 ℃でもゆっくり増殖できる．10% の食塩水の中でも増殖し，30% の食塩水にも耐える．したがって，少量の菌による汚染であっても，冷蔵庫で貯蔵されてい

る食品中や塩蔵食品中で容易に増殖し，食中毒をひき起こす．そのため，世界的にはready-to-eat食品（加熱しないでそのまま食べる食品）での保存中の増殖が問題になっている．感染しても健康な成人では無症状のまま経過することが多いが，妊婦から子宮内の胎児に垂直感染した場合に胎児は出生後短時日のうちに死亡することが多い．高齢者も致死率が高い．

e. 腸球菌　Enterococcaceae科 Enterococcus属のグラム陽性球菌を一般に腸球菌とよび，E. faecalis，E. faeciumnなどが知られている．乳酸発酵をするため乳酸菌に分類され，乳製品の製造に用いられたり整腸剤に加えられることもある．ヒトや動物の腸内常在菌であり，病原性は非常に弱い日和見感染菌である．ペニシリン耐性菌に効果のある抗生物質のバンコマイシンに耐性の腸球菌（**VRE**）が出現して重症院内感染症の原因菌として問題となっている．

f. プロビデンシア・アルカリファシエンス　Providencia alcalifaciensは，腸内細菌科 Providencia属のグラム陰性，好気性の桿菌（幅 0.6〜0.8 μm，長さ 1.5〜2.5 μm）で鞭毛をもち，芽胞はつくらない．ニワトリの腸に比較的多い．病原性が非常に弱いことから食中毒の原因菌にならないと考えられていた．しかし，1996年に発生した集団食中毒では計 270 人の発症者の便から本菌が検出され，動物実験でも腸に炎症を起こしたことから，集団食中毒をひき起こすことが判明した．本菌は 65 ℃で 5 分加熱すれば死滅する．

VRE: vancomycin-resistant *Enterococcus*（バンコマイシン耐性腸球菌）

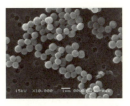

S. aureus. 出典: 内閣府食品安全委員会ホームページ．

15・3　細菌（毒素型）

食中毒の中には，ある種の細菌が食品中で増殖することに伴い，毒素を産生し，その毒素によって中毒症状を起こすものがある．2000 年の夏，関西を中心にした大規模な乳飲料の食中毒事件は，殺菌工程で *Staphylococcus aureus*（黄色ブドウ球菌）は死滅したにもかかわらず，すでに製品に混入していた *S. aureus* の耐熱性毒素であるエンテロトキシンが残存したために発生したものである．

コアグラーゼ: ウサギやヒトの血漿を凝固させるタンパク質．*S. epidermidis*（表皮ブドウ球菌）など多くの菌種はコアグラーゼ陰性で，これらをまとめて，"コアグラーゼ陰性ブドウ球菌"ということもある．

15・3・1　ブドウ球菌

Staphylococcus aureus（黄色ブドウ球菌）は，Staphylococcaceae（ブドウ球菌）科 *Staphylococcus*（ブドウ球菌）属のグラム陽性，通性嫌気性の球菌（直径 0.8〜1 μm）で，芽胞は形成せず，ブドウの房状に連鎖して分裂増殖する．耐塩性が高く，食塩濃度 10 % でも増殖できる．増殖可能温度は 10〜45 ℃で，最適温度は 37 ℃付近，最適 pH は 7.0〜7.5 である．**コアグラーゼを産生する**ことが本菌の特徴で，このコアグラーゼの血清型（コアグラーゼ型別，血清型 1〜7 群）や本菌の菌体内に存在するファージの型（ファージ型別，1〜4 群）により 36 菌種 19 亜種に分類されている．*S. aureus* は種々の溶血毒，壊死毒などの菌体外毒素を産生して多彩な臨床症状をひき起こす．特に**メチシリン耐性黄色ブドウ球菌（MRSA）**は，院内感染症の原因となるので，重大な問題となっている．また，食品中で増殖すると，耐熱性エンテロトキシンを産生し，黄色ブドウ球菌食中毒の原因となる．*S. aureus* の分布は，各種の哺乳動物，鳥類と広い．ヒトの鼻，

MRSA: methicillin resistant *Staphylococcus aureus*（メチシリン耐性黄色ブドウ球菌）．多種類の抗生物質が効かない耐性黄色ブドウ球菌．MRSA の病原性はヒトに常在している黄色ブドウ球菌と同じで，健常人にとっては恐ろしい菌ではない．健常人は，身体の中に菌が入ってきても自分の抵抗力で取除き病気を起こすことはない．手指は菌がつく可能性が高く，最も多い感染の経路である MRSA の感染を防ぐには，正しい手洗いとうがいが最も大事である．

咽頭, 腸管などにも分布し, 健常人の保菌率は40%程度である. 本菌食中毒の原因となる S. aureus のエンテロトキシンは分子量約27,000の単純タンパク質で, 抗原性の違いにより21種が報告されている. 食中毒事件の95%がエンテロトキシンA〜E型で起こっている. その中でもエンテロトキシンAが主要なものであり, 100〜200 ng のエンテロトキシンAを摂取すると発症すると報告されている. 黄色ブドウ球菌エンテロトキシンは, 熱に強く, 食品中では100℃, 30分の加熱でも失活しない. また, 胃酸やトリプシンなどの消化酵素によっても分解されない. そのため, 胃や小腸上部で吸収されて自律神経系や嘔吐中枢を刺激して唾液が多くなり, 悪心, 吐き気, 嘔吐などを起こす. また, 腸管にも作用して, 腹痛, 下痢などをひき起こす.

原因食品と感染経路 ヒトの**化膿巣**が感染源として重要であり, 食品取扱者のけが (化膿性の疾患) や鼻咽喉に存在する S. aureus が手指やくしゃみを介して食品を汚染する. このため, 本菌による食中毒は年間を通して発生するが, 菌の増殖しやすい5〜10月に70〜80%が発生している. また, 本菌は乳牛の乳房炎の原因菌であるため, 生乳の汚染率も高い (60〜90%). 食肉では汚染菌量は低いが, 食鳥肉の汚染率が高い (30〜60%). 世界的には, 乳製品 (牛乳, クリームなど), 卵製品, 畜産製品 (肉, ハム, ソーセージ) が原因になることが多い. 日本では, 穀類とその加工品 (握り飯など), 弁当, 魚肉ねり製品 (ちくわ, かまぼこなど), 和洋生菓子が原因食品として報告されている.

症状 原因食品を摂取後, 1〜5時間以内, 平均3時間で発症する. 感染型食中毒に比べると潜伏期間が短い. 初期には頭部の圧迫感, 唾液の分泌増加がみられる. 主要症状は, 毒素の作用による吐き気, 嘔吐, 下痢である. 重症のときは, 下痢と嘔吐による脱水症状を呈する. 一般に経過は短く, 1〜3日で回復し, 重症でも7日で回復する. 死亡することはほとんどない. 2000年に発生した食中毒事件では, 原因食品が加工乳 (脱脂粉乳) であったため, 患者数が14,000人を超え, その症状もさまざまであった.

予防 ヒトの化膿巣などが感染源であるため, けがをした者は食品を扱わない, 食品加工従事者はマスク, 手袋を着用する, などの調理従事者の衛生管理が最も重要である. また, 加熱調理により本菌自体は殺菌できるが, 産生されたエンテロトキシンは不活化できないので, 食品中での菌の増殖と毒素の産生を防ぐために, 製造後なるべく早く摂取する, あるいは菌の増殖を防ぐために, 食品は低温 (10℃以下) で保存する必要がある.

15・3・2 ボツリヌス菌

Clostridium botulinum (ボツリヌス菌) は, *Clostridiaceae* 科 *Clostridium* 属のグラム陽性偏性嫌気性の桿菌 (幅0.8〜1.2 μm, 長さ4〜6 μm) で数本の鞭毛をもち芽胞を形成する. 増殖最適温度は37℃で, E型菌は特に4℃付近の低温でも増殖する. ボツリヌス菌が産生する神経毒素の抗原性によりA〜Gの7型に分類され, 食中毒を起こすのは, おもにA, B, E型, まれにF型である. **ボツリヌス食中毒 (食餌性ボツリヌス症)** は, 嫌気的環境下にある食品中で芽胞が発芽,

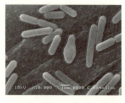

C. botulinum. 出典: 内閣府食品安全委員会ホームページ.

増殖し毒素が産生され，その毒素を摂取することによって発症する．この他に，乳児が芽胞を経口摂取し，腸管内で発芽，増殖，産生された毒素によって発症する**乳児ボツリヌス症**，傷口からの感染による**創傷ボツリヌス症**，1歳以上のヒトの腸管に芽胞が数カ月定着し，毒素を産生することによって起こる**成人腸管定着ボツリヌス症**がある．**ボツリヌス毒素**は神経毒素（分子量約150,000）と無毒成分から成る複数の複合タンパク質（分子量約900,000，500,000，300,000）の形で産生される．さらに，赤血球凝集素が結合したり，重合したものもある．毒素はプロテアーゼにより限定分解を受け，活性化する．*C. botulinum* 以外にも *C. baratii*，*C. butyricum* などもボツリヌス毒素を産生する．

18世紀の中頃から，ドイツでは腸詰めによる食中毒が流行した．この食中毒はラテン語の腸詰め（botulus）から botulism（ボツリヌス食中毒）と命名された．1895年の冬，塩漬けハムによる食中毒患者と原因食品から芽胞をもつ嫌気性の桿菌が分離され，培養液中に強力な毒素が産生されていることが発見された．日本では，1951年5月，北海道でニシンのいずしで食中毒が発生し，このいずしからボツリヌス菌が発見され，毒素も検出された．

原因食品と感染経路　本菌はもともと土壌細菌で，通常芽胞の状態で自然環境に広く分布しているので，あらゆる食品原料を汚染する．わが国では，野菜や魚介類の自家製食品や，輸入食品の瓶詰，缶詰の汚染が原因と考えられている．北海道周辺は E型菌の汚染地帯のためいずし（E型菌による）や，九州ではからしれんこん（A型菌による）などを原因とした食中毒が発生している．乳児ボツリヌス症では，ボツリヌス菌芽胞が混入した食品が原因となる．以前はハチミツを感染源とする症例がほとんどだったが，その危険性が周知された近年は，原因が特定できないことが多い．

症状　ボツリヌス食中毒は，ボツリヌス毒素を含んだ食物を食べて，6時間から2週間の間（大部分は12～36時間）に症状が出る．多くは，吐き気，嘔吐，腹痛，下痢などの胃腸症状から始まり，視覚障害，咽喉部の麻痺などの神経麻痺症状へ移行する．麻痺症状は左右対称で下降する．症状が進行すると，四肢の麻痺から歩行困難となる．意識障害はないが，重症化すると呼吸に関わる肋間筋，横隔膜，腹筋の麻痺による呼吸困難で死亡する例もある．ボツリヌス毒素はきわめて毒性が強いため，かつては致死率が高かった（約15％）が，**抗毒素療法**の導入などにより近年は4％以下である．

乳児ボツリヌス症は，生後1週間から12カ月の乳児にみられる．最初に便秘傾向を示すのが特徴で，後はボツリヌス食中毒と同様な症状が続く．毒素ではなく芽胞の摂取で発症するのは，腸内フローラが成人とは異なるためと考えられている．

予防　酸性化（pH 4.5以下）により毒素の生産を抑制できる*．毒素は熱に弱いので，摂取前の加熱が効果的である．E型菌は4℃でも増殖するので，食品は3℃以下で冷蔵する必要がある．また，離乳前の乳児には，感染源の多くが不明のため，芽胞が汚染しているおそれのある食品（ハチミツ，コーンシロップ，野菜ジュースなど）は避ける．

いずし：北海道，東北の郷土食で，魚，野菜，こうじなどを漬け合わせたもの．すしに似ている．

＊　このため，小規模に製造販売される缶詰にはリン酸，クエン酸が通常用いられる．

15・3・3 セレウス菌

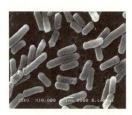

B. cereus. 出典: 内閣府食品安全委員会ホームページ.

Bacillus cereus（セレウス菌）は，*Bacillaceae* 科 *Bacillus* 属のグラム陽性の大型の桿菌（栄養細胞: 幅 1.0〜1.2 μm，長さ 3.5 μm）で，周毛性の鞭毛をもち耐熱性の芽胞を形成する．10〜48 ℃で増殖するが，増殖最適温度は 28〜35 ℃である．酸性では増殖しにくい．土壌，空気，水中など自然界に広く分布している．血清学的には H 抗原（1〜26 型）により分類されている．*B. cereus* は溶血毒をはじめ，いくつかの毒素を産生するが，食中毒に関係するのは嘔吐毒と下痢毒である．

嘔吐毒（**セレウリド**）は，シクロ $(-\text{D-}O\text{-Leu-D-Ala-L-}O\text{-Val-L-Val-})_3$，分子量約 1200 の環状ペプチドである．菌の増殖に伴って産生され，消化酵素や熱，酸，アルカリにも安定で，耐熱性（食品中では 120 ℃ 15 分でも失活しない）である．下痢毒は，これまで分子量 38,000〜57,000 の複数のタンパク質が報告されており，56 ℃ 5 分の加熱，ペプシンやトリプシンなどの酵素処理，pH 4 以下の酸性条件などによって失活する．

原因食品と感染経路 本菌も本来土壌細菌で，野菜や穀物などの農産物を広く汚染している．嘔吐型の原因食品としては，ピラフ，スパゲッティ，塩おにぎりなど穀類である．下痢型の原因食品は，食肉，野菜，スープ，弁当などである．これらの食品では調理後，保存中に菌が増殖して，毒素を産生する．

症状 嘔吐型は，0.5〜6 時間の潜伏期間の後，悪心，嘔吐を発症する．下痢型は，摂取後 8〜16 時間で腹痛と下痢を発症する．

予防 嘔吐型，下痢型，いずれの場合も，調理済み食品は常温では放置しないで早めに食べる（再加熱も安心できない），下ごしらえ用の半調理品は低温（4 ℃以下）で保存する．

15・4 その他の細菌

食品由来ではないので食性病害の定義からは外れるが，水環境から感染する細菌として *Legionella*（レジオネラ）属菌がある．

Legionella 属菌は *Legionellaceae* 科のグラム陰性，好気性の桿菌（幅 0.3〜0.9 μm，長さ 2〜5 μm）で，鞭毛をもち，芽胞はつくらない．増殖可能 pH は 6.7〜7.0 と狭く，最適温度は 36 ℃である．自然環境の常在菌で河川などの水中や，土壌に存在している．糖を利用しないので通常の細菌用培地では増殖できず，分裂時間は数時間と長いため，検出に日数が必要である．おもに *L. pneumophila* がレジオネラ感染症（**レジオネラ肺炎**および**ポンティアック熱**）をひき起こす．

感染経路 本菌は水の滞留しているところで増殖する細胞内寄生菌で，宿主中で増殖して環境水中に放出されるため，わが国では循環式浴槽をもつ共同入浴施設での集団感染が発生している．水を扱う環境で発生する微小な水滴（エアロゾル）を介してヒトに感染するので，加湿器を介して感染した例もある．

症状 レジオネラ肺炎の潜伏期は 2〜10 日で，悪感，高熱，咳，頭痛，筋肉痛などに続き，呼吸困難，胸痛，下痢，意識障害などが現れ，死亡率は 30 % 程度と高い．

ポンティアック熱の潜伏期は 1〜2 日で，全身の倦怠感，悪感，発熱で始まるが，ほとんどの場合，数日で回復する．

予防　*L. pneumophila* が存在する可能性のある循環式の給湯設備，水道の蛇口やシャワーヘッドは定期的に塩素殺菌する．

15・5　ウ イ ル ス

ウイルスが原因で起こる**ウイルス性食中毒**は，細菌感染とはいくつか異なる点がある．1) ウイルスは食品中では増殖しない，2) 食品原材料中には病原ウイルスは通常存在しない（例外として，生鮮二枚貝，海老などには存在している），3) 食品中の微量汚染ウイルスを検出する良い方法がない．そこでウイルス性食中毒が疑われる場合には，患者糞便中からウイルスを検出するか，患者血清中のウイルス特異的抗体反応によってウイルス感染を推定する．

ウイルス性嘔吐下痢症は患者の吐物も伝染の媒介となるのでヒトからヒトへの二次感染があり，また，**不顕性感染**も多い．下痢原性ウイルスとしては以下のものがある．

不顕性感染：病原体による感染が成立していても，下痢や嘔吐などの症状を示さない感染様式のこと．

15・5・1　ノロウイルス

ノロウイルス (*Norovirus*) は，カリシウイルス (*Caliciviridae*) 科のノロウイルス属のウイルスである．ノロウイルスの粒子はウイルスの中でも小さく，直径 30〜40 nm 前後の正二十面体構造で，表面はカップ状のタンパク質構造物で覆われ，その内部に長さ約 7.6 kb の一本鎖プラス鎖 RNA をゲノムにもつ．この RNA には三つの翻訳領域 (ORF) があり，ORF1 はウイルス複製に必要な非構造タンパク質を，ORF2 はウイルス構造タンパク質であるキャプシド（分子量 59,000）を，ORF3 は塩基性アミノ酸に富むタンパク質 VP2 をコードする．エンベロープはもたない．食中毒の主要原因ウイルスである．

ヒトへの感染経路は，感染者の汚物などで汚染された物品や食品，生あるいは加熱不十分なカキなどの二枚貝である．

感染力が強く，100 個程度のウイルスでも感染する．潜伏期間は感染量によって異なるが 1〜2 日で，おもな症状は激しい下痢と嘔吐である．2〜3 日で回復する．高齢者などのハイリスク群では死者も出るので注意が必要である．

ノロウイルスは培養系が見いだされていないことから，正確な不活化条件が明らかでなく，暫定的に 85〜90 ℃，90 秒以上とされている．現在一般的に用いられているノロウイルス検査法は，ウイルスの遺伝子を増幅させる RT-PCR（逆転写 PCR）法およびリアルタイム PCR 法である*．

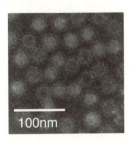

ノロウイルス（小さくて栗のいがのような棘のある球形が特徴）．神奈川県衛生研究所提供．

ORF：open reading frame（オープンリーディングフレーム）．§7・1・3 参照．

*　§7・6・3 参照．

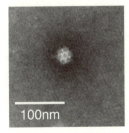

サポウイルス（三角形が重なり合ったダビデの星とよばれる星の模様が特徴）．神奈川県衛生研究所提供．

15・5・2　サッポロウイルス（サポウイルス）

サッポロウイルスは，1977 年に発生した札幌の児童福祉施設における集団胃腸炎の原因物質として報告されたものであるが，2002 年にサポウイルス (*Sapovirus*) と正式に命名された．サポウイルスは，カリシウイルス (*Caliciviridae*)

科サポウイルス属のウイルスである．直径約 38 nm の球形構造で，分子量 62,000 の 1 種の構造タンパク質で構成されている．ゲノムは一本鎖プラス鎖 RNA で，I～V の遺伝子群があり，ヒトの下痢症に関係するのは I, II, IV, V 群である．わが国において乳幼児から年長児にみられる胃腸炎の原因ウイルスである．

15・5・3 ロタウイルス

ロタウイルス（*Rotavirus*）は，1973 年に急性非細菌性胃腸炎の乳児から検出されたレオウイルス（*Reovirinae*）科ロタウイルス属のウイルスで，世界中のヒトや動物から見つかっている．ゲノムは二本鎖 RNA で，直径約 70 nm の正20面体ウイルスで，キャプシドが内層と外層の二重になっている．A～G 群に分類されており，ヒトからは A, B, C 群が検出される．2～3 日間の潜伏期間ののち，水溶性の下痢を起こす．

a. A 群ロタウイルス　乳幼児下痢症の最も重要な原因ウイルスである．日本では毎年 11～3 月に流行する．14 血清型が確認されており，ヒトでは 7 型あり，おもに 1～4 型が流行している．

b. B 群ロタウイルス　中国で大規模な流行をひき起こしたことがある成人性下痢症ロタウイルスである．

c. C 群ロタウイルス　幼児から成人まで感染し，世界各地で散発的に発生している．

15・5・4 肝炎ウイルス

ウイルス性の肝炎は 8 種類あり，A 型と E 型が経口感染する．

a. A 型肝炎ウイルス（HAV）　ピコルナウイルス（*Picornaviridae*）科ヘパトウイルス（*Hepatovirus*）属のウイルスである．ゲノムは一本鎖プラス鎖 RNA で，エンベロープをもたない直径約 27 nm の小型球形ウイルスで，熱抵抗性（60℃，1 時間）が高く，酸，アルコールにも抵抗性である．A 型肝炎は冬から春にかけて流行的に発生する．ヒトからヒトへの接触感染，飲料水，生の食品（二枚貝，サラダなど）による感染例がある．潜伏期間は 2～6 週間で，発熱，強い全身倦怠感，食欲不振，黄疸など急性肝炎症状を発症し，1～2 カ月で回復する．日本では，全人口の約 88％，50 歳以下の約 98％ が HAV 感受性（2003 年）なので，感染増大が危惧されている．

b. E 型肝炎ウイルス（HEV）　ヘペウイルス（*Hepeviridae*）科ヘペウイルス（*Hepevirus*）属のウイルスである．ゲノムは一本鎖プラス鎖 RNA で，エンベロープをもたない直径約 30 nm の小型球形ウイルスである．アジアにおける流行性肝炎の重要な病因で，糞口経路で，おもに水系感染である．潜伏期間は 15～50 日で，発熱，強い全身倦怠感，食欲不振，黄疸など急性肝炎症状を発症する．妊婦は重症となることが多い．わが国ではイノシシの生レバーの摂食が原因とみられる急性型肝炎での死亡例が報告されている．また，豚の生レバーからも本ウイルスの遺伝子が検出されている．

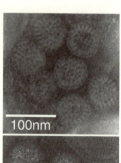

A 群ロタウイルス（上）と C 群ロタウイルス（下）（二重構造の大きなウイルスで，車輪状に見えるのが特徴）．神奈川県衛生研究所提供．

HAV: hepatitis A virus（A 型肝炎ウイルス）

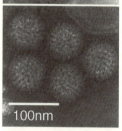

HEV: hepatitis E virus（E 型肝炎ウイルス）

15・5・5 アストロウイルス

アストロウイルス（*Astrovirus*）は，アストロウイルス（*Astroviridae*）科マムアストロウイルス（*Mamastrovirus*）属のウイルスである．ゲノムは一本鎖プラス鎖 RNA で，エンベロープをもたない直径約 30 nm の小型球形ウイルスで，粒子表面が星状に見える．ヒトの胃腸炎の原因ウイルスである．3 種の構造タンパク質からできている．

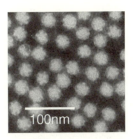

アストロウイルス（5 または 6 個の頂点をもつ星が特徴）．神奈川県衛生研究所提供．

15・5・6 アデノウイルス

アデノウイルス（*Adenovirus*）は二本鎖直鎖状 DNA をもつウイルスで，肺炎をはじめ，さまざまな疾患の病因となる．このうち腸管アデノウイルスは乳幼児急性胃腸炎の患者から 1975 年に分離されたもので，アデノウイルス（*Adenoviridae*）科マストアデノウイルス（*Mastanenovirus*）属に分類された．直径 70～85 nm の正二十面体で，広い pH で安定である．常温では長期間安定であるが，56 ℃で不活化される．

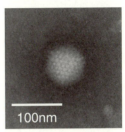

アデノウイルス（正二十面体の大きなウイルスで，正三角形が見えるのが特徴）．神奈川県衛生研究所提供．

15・6 寄 生 虫

ある生物が別の生きている生物に住みついて，その生物（宿主）に栄養を依存して生活することを寄生という．動物の場合，寄生を行う生物を寄生虫という．宿主は寄生から利益を得ることができないので，栄養障害のみならず，病気にかかったり，死に至ることもある．ヒトに寄生する寄生虫は食品を介して感染する場合が多いので食品衛生上重要である．ヒトへの寄生虫の感染経路は，飲料水，野菜，果実を介する場合，魚介類から感染する場合，獣肉類から感染する場合に大別される．寄生虫として分類される真核の微生物（単細胞生物）には原生生物に含まれる原生動物がある．さらに原生動物のうち寄生性で病原性のものを原虫とよぶことがある．

15・6・1 クドア・セプテンプンクタータ

ナナホシクドアともいう *Kudoa septempunctata*（クドア・セプテンプンクタータ）は，ヒラメの刺身による原因不明の食中毒事例から発見された，ミクソゾア門（*Myxozoa*）粘液胞子虫綱の粘液胞子虫である．ミクソゾアは胞子内部にコイル状の極糸をもつ極囊という構造があり，この極糸を用いて宿主にくっつく．*K. septempuntata* は大きさ約 10 μm と小さく，5～7 個の極囊をもち，花のような形をとる．生態はよくわかっておらず，ゴカイとヒラメの間で交互に寄生していると考えられている．ヒトには寄生しない．*K. septempuntata* が筋肉に寄生したヒラメを生で食べると，数時間で嘔吐や下痢を起こす．メジマグロやカツオの刺身によりクドア食中毒同様の症状が報告されているが *K. septempuntata* 以外のクドアが健康被害の原因であるかどうかは現時点では不明である．*K. septempuntata* は−20 ℃で 4 時間の冷凍または 90 ℃で 5 分間の加熱処理で死滅する．国や自治体は，関係業者に対して上記のリスク低減処理を指導し，また，一部の輸入ヒラ

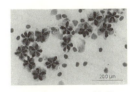

K. septempuntata．粘液に覆われた胞子（色の濃いゴマ粒状のもの）．水産総合研究センター（FRA）提供．

胞子虫：運動器官をもたない，胞子を形成して増殖する原生動物．

メや養殖ヒラメでモニタリング検査を行って食中毒発生防止に努めている．

15・6・2 サルコシスティス・フェアリー

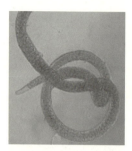

S. fayeri のシスト．斉藤守弘博士供与（埼玉県食肉衛生検査センター）．

Sarcocystis fayeri（サルコシスティス・フェアリー）は，馬刺しによる原因不明の食中毒事例から発見された，真コクシジウム（*Eucoccidiida*）目肉胞子虫（*Sarcocystidae*）科の胞子虫である．*S. fayeri* の**シスト**（嚢子）は体長数 mm から 1 cm 程度である．ウマを中間宿主，イヌを終宿主としており，感染してシストが筋肉中に形成された馬肉を生で食べると，食後数時間で嘔吐，下痢，腹痛を起こす．馬肉をいったん冷凍することで馬刺しによる食中毒のリスクを低減できる．*S. fayeri* を死滅させる冷凍条件は，−20 ℃で 48 時間以上，−30 ℃で 36 時間以上，−40 ℃で 18 時間以上とされている．厚生労働省は，馬刺しについてこのリスク低減処理を行うよう提言している．

15・6・3 アニサキス

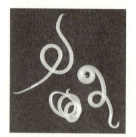

アニサキスの幼虫（生鮮）．大きさは 30×0.5 mm 程度．渡邊直熙博士提供（東京慈恵会医科大学）．

Anisakis sp.（アニサキス）は，アニサキス（*Anisakidae*）亜科幼虫の総称で，体長 2〜3 cm ぐらい，半透明白色で，渦巻き状をしていることが多い線虫である．ヒトへの感染はおもに *A. simplex*，*A. physeteris*，*Pseudoterranova decipiens* の 3 種の第 3 期幼虫による．サバ，ニシン，タラ，イワシ，サケ，マス，スルメイカ，アンコウなどの魚の内臓表面に幼虫が寄生している．サケやマスでは腹部の筋肉内にも多い．幼虫は，ヒトの体内で成虫になることはできず，通常排泄される．魚を生で食べたとき胃や腸壁に侵入し，2〜10 時間後に激しい腹痛や，嘔吐などの症状を呈することがある．胃痙れん，胃潰瘍，虫垂炎などの症状と似ている．本寄生虫による感染予防には食品の加熱調理が最も効果的である．本寄生虫は −20 ℃で 24 時間以上冷凍しても死滅する．酸には抵抗性で，シメサバのように酢で処理しても死なない．

15・6・4 クリプトスポリジウム

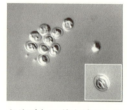

クリプトスポリジウムのオーシスト．出典: 国立感染症研究所ホームページ．

Cryptosporidium spp.（クリプトスポリジウム）は，真コクシジウム目クリプトスポリジウム（*Cryptosporiidae*）科の直径 4〜6 μm の小型の胞子虫である．哺乳類の腸管に寄生し，ヒトに感染するのはおもに *C. hominis*，*C. parvum* である．感染により大量の水溶性下痢，激しい腹痛，吐き気，嘔吐をひき起こす．潜伏期間は，4〜10 日程度で，有効な薬剤や治療法は確立されていない．多くの症例では感染 1〜4 週間後に自然治癒する場合が多いが，乳幼児や高齢者，免疫不全患者では重症化することもある．クリプトスポリジウムなどの胞子虫は腸管を通過中に成熟し，壁が厚い耐久型の**オーシスト**となり，最終的に糞便中に排泄される（図 15・1）．オーシストはつぎの宿主に感染するまで厳しい環境に置かれるため消毒剤などへの抵抗力が非常に強い．凍結や加熱には弱く，−20 ℃で 24 時間以上，あるいは 60 ℃以上で 30 分，煮沸では 1 分の処理，常温で 1〜4 日の乾燥などで不活化されるが，塩素に対して著しく耐性で，遊離残留塩素でのクリプトスポリジウムの 99 ％ 不活化には 1 mg/L の塩素濃度で 5〜10 日間の接触が必要で，

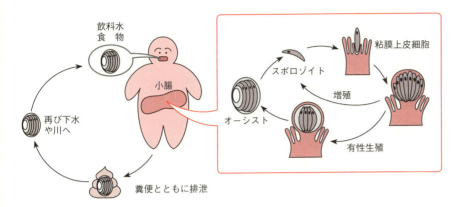

図15・1 クリプトスポリジウムの生活環　クリプトスポリジウムは環境中ではオーシストを形成する．経口的に摂取されるとスポロゾイトが小腸の粘膜上皮細胞に侵入し，無性生殖で増殖する．やがて有性生殖に移行しオーシストを形成する．オーシストは糞便とともに排泄され，新たな感染源となる．

水道水の消毒程度の塩素で完全に不活化することは難しい．4℃の水中で6〜9カ月間増殖活性があり，12カ月後でも細胞への感染力をもつ．そのため，日本の水道水では紫外線照射や沪過による対策がとられている．

クリプトスポリジウムは経口摂取により感染するが，ヒト→ヒト（糞便からの経口感染），家畜→ヒト（直接接触および飲料水，食品汚染による経口感染），水→ヒト（放牧場，畜舎周囲，有機肥料による農地など環境汚染）などの経路がある．わが国では水道水やプールの水を介しての集団感染の報告がある．

15・6・5　サイクロスポラ

Cyclospora cayetanensis（サイクロスポラ）は，真コクシジウム目アイメリア（*Eimerhdae*）科の直径約 10 µm（排出直後のオーシスト）の胞子虫である．成熟したオーシストを経口摂取することで感染する．特に飲料水を介した感染により流行すると考えられている．感染すると水溶性の下痢が起こる．

15・6・6　赤痢アメーバ

Entamoeba histolytica（赤痢アメーバ）はエンドアメーバ（*Endamoebidae*）科の原虫で，直径 15〜40 µm ぐらいで形もいろいろである．経口感染し，大腸で増殖して組織内に侵入し組織を破壊するので，赤痢に似たアメーバ赤痢を起こす．

15・6・7　トキソプラズマ

Toxoplasma gondii（トキソプラズマ）の栄養体は 5 µm×2 µm 程度の大きさの胞子虫である．終宿主はネコ科の動物で，ネコ自身およびヒトを含んだ多くの動物が中間宿主となる．わが国では十分加熱していない豚肉による感染が問題となっていたが，近年ではネコ，ブタとも抗体陽性率は低い．

妊娠初期に感染すると原虫が胎児に移行し先天性感染を起こすことがある．また，低免疫状態にあると中枢神経系疾患をひき起こすことがある．

15・7 細菌の代謝産物

細菌により食品が分解される"腐敗"の過程で生成するアミンの一種である**ヒスタミン**がアレルギー様食中毒をひき起こす．食品中のアミノ酸の微生物による脱炭酸反応により，さまざまなアミン類が生じるが，最も重要なのは，ヒスチジンから生じるヒスタミンである．チロシンから生じるチラミン，トリプトファン，トリプタミンも原因となる（図14・6参照）．イワシ，サンマ，カツオ，サバ，アジなどの魚で，ヒスチジン含量の比較的多い赤身の部分がアレルギー様食中毒の原因となりやすい．ヒスタミンの生成に関係する微生物で最も重要なものは *Morganella morganii* で，ヒスタミン生成能が他の菌より高い．*Citrobacter freundii*，*Enterobacter cloacae* などの腸内細菌や海洋に生息する *Photobacterium* 属菌もヒスタミンを生成する．食品 1 g 中に 4〜10 mg のヒスタミンが含まれると食中毒が起こる．食後 10〜60 分くらいの潜伏期間の後，発症し，顔面，上半身あるいは全身に紅斑が生じたり，じん麻疹がでる．発熱，頭痛，嘔吐，下痢を伴うこともある．一般に，1日で回復する．

15・8 食物連鎖で蓄積する微生物毒素

食中毒を起こす動物性自然毒はすべて魚介類由来のマリントキシンで，食中毒の件数，患者数に比べて死者数が多く，食品衛生上きわめて重要である．代表的なマリントキシンであるフグ毒，シガテラ毒，麻痺性貝毒，下痢性貝毒は，その動物固有のものではなく，微生物がつくった毒が食物連鎖により魚介類に蓄積している．

15・8・1 フ グ 毒

フグ毒の本体は *Alteromonas* 属，*Pseudomonas* 属，*Shewanella* 属，*Vibrio* 属が産生する**テトロドトキシン**で，フグ類以外にも軟体動物（ボウシュボラ，バイガイ，ヒョウモンダコ），棘皮動物（トゲモミジガイ，モミジガイ），節足動物（ウモレオウギガニ，スベスベマンジュウガニ），紐形動物（ミドリヒモムシ），扁形動物（オオツノヒラムシ）などの各種動物から検出されている．テトロドトキシンは水に不溶のグアニジル基をもつ塩基性物質（図15・2）で，100 ℃，30 分の加熱で 20% しか分解しない．光に安定であるが，強酸，アルカリに弱い．毒素の蓄積量はフグの個体差が大きく，各臓器の毒性は種により異なるが，卵巣，肝

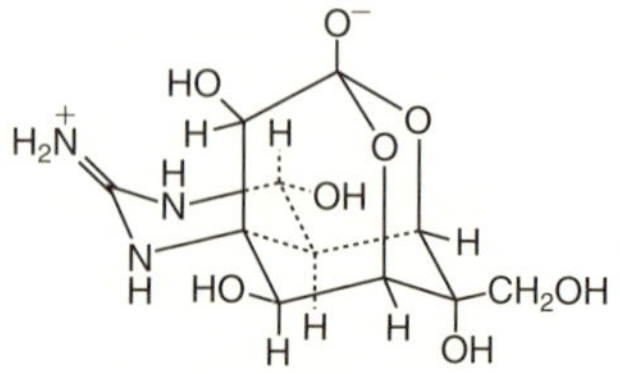

図 15・2 テトロドトキシンの構造

臓は特に毒性が強い．養殖フグには毒がないか，あっても非常に少ない．毎年20〜40件のフグ毒による食中毒が発生しており，致命率は10％と高い．原因はフグの素人料理によるものがほとんどである．食後30分〜5時間で発症する．症状としては口唇のしびれ，知覚障害（味覚，聴覚の麻痺），運動障害，呼吸障害（呼吸中枢が冒される）である．最大の死因となるのは呼吸麻痺である．治療には，胃洗浄，下剤の投与，強心剤の投与による強制呼吸が行われる．

15・8・2 シガテラ毒

シガテラ (ciguatera) とは熱帯，亜熱帯の有毒魚介類による食中毒の総称である．原因となる魚介類は，ドクカマス，バラフエダイ，ドクウツボ，サザナミハギなどである．世界中で年間の患者数は2万人以上と推定される最大規模の自然毒食中毒の一つであり，わが国では，日本近海で漁獲されたヒラマサやカンパチによる中毒例もある．主要毒は脂溶性の**シガトキシン**で，ポリエーテル骨格をもつ（図15・3）．シガテラ毒は海藻に付着している海洋プランクトン，渦鞭毛藻 (*Gambierdiscus toxicus*) から食物連鎖により蓄積する．食後30〜90分で発症し，関節痛，下痢，倦怠感，温度感覚異常（物に触れるとドライアイスに触れたような感覚がある）を呈する．2〜3週間で回復する．

シガテラ：小型巻貝シガ (cigua) によって起こるカリブ海地域の食中毒が語源となった．

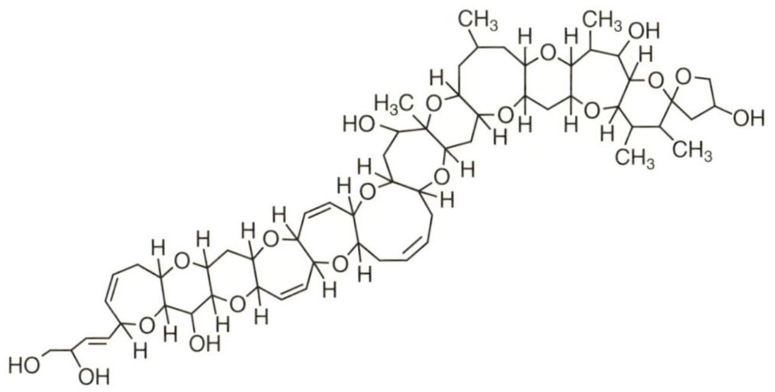

図 15・3 シガトキシンの構造

15・8・3 麻痺性貝毒

麻痺性貝毒を中腸腺に蓄積したイガイ，ホタテガイ，アサリ，ハマグリなどの摂取により食中毒が発症する．毒の主成分は**サキシトキシン**（図15・4）で，渦鞭毛藻の *Alexandrium* 属，*Gymnodinium* 属，淡水産藍藻の *Anabaena* 属，*Cylindrospermopsis* 属などの有毒プランクトンが産生する．わが国で問題になるのは，

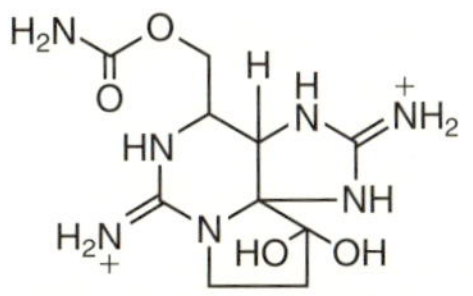

図 15・4 サキシトキシンの構造

Alexandrium catenella, *A. tamaense*, *A. tamiyavanichii*, *Gymnodinium catenatum* である．食後 30 分〜3 時間で発症し，フグ中毒に似た手足のしびれ，麻痺症状がでる．一般に 1〜4 日間で回復する．

15・8・4 下痢性貝毒

下痢性貝毒の毒成分は，**ジノフィシストキシン**，**オカダ酸**などであり，これらを蓄積したホタテガイ，ムラサキガイ（ムールガイ）などの摂取により食中毒が発症する．わが国で発生が知られているのは *Dinophysis* 属の *D. fortii* や *D. acuminata* などである．麻痺性貝毒と同じく加熱しても容易に分解しない．食後 30 分から数時間で発症し，必ず下痢を起こす．吐き気，腹痛，嘔吐を伴うこともある．症状は通常 3 日以内に回復し死亡例はない．

15・9 カ ビ 毒

カビがつくるヒトや動物に対して有害な物質を**カビ毒（マイコトキシン）**といい，これまでに 300 種類以上が報告されている．カビ毒は一般に熱に対して安定で，肝臓，腎臓への障害，ホルモン様作用，中枢神経への作用，発がん作用などさまざまな毒作用を示す．以下に代表的なカビ毒について説明する．

15・9・1 アフラトキシン

アフラトキシンは天然の化合物中では最も強い発がん物質の一つであり，アジア，アフリカ地域においてアフラトキシンに汚染された米，トウモロコシやキャッサバなどが原因で中毒が起きている．

産生菌 アフラトキシンを産生する主要なカビは，*Aspergillus flavus* および *A. parasiticus* である．アフラトキシンが最も多く産生される条件は，温度 30 ℃ 付近，相対湿度 95 ％ 以上とされている．

性質 これまでに 10 種類以上のアフラトキシンとその類縁化合物が報告されており，おもな化合物は，アフラトキシン B_1，B_2，G_1，G_2，M_1，M_2 であり，このうち最も重要なものは B_1 である．アフラトキシンは非極性の溶媒には不溶で，水にも溶けにくい．メタノールなどの中極性あるいは極性の有機溶媒に可溶である．熱にも安定で，調理程度の加熱ではほとんど分解しない．

分布 アフラトキシンが検出される食品は，ナッツ類，穀類，香辛料などで，具体的にはピーナッツ，ピスタチオナッツ，アーモンド，トウモロコシ，ナツメグやトウガラシなどから検出された報告がある．

毒性 動物実験の結果，発がん性が示されており，ヒトの発がんリスクはアフラトキシン B_1 で，1 日当たり 1 ng/kg 体重を一生摂取し続けた場合，1 人/1000 万人と推定されている．体内に吸収されたアフラトキシンは肝臓のシトクロム P450 によって代謝され，一部は体外に排泄されるが，一部は，アフラトキシンエポキシドに変換されて細胞内の高分子化合物と結合する．DNA と結合してできたアフラトキシン-DNA 付加体が遺伝子変異の原因となる．

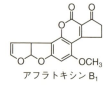

アフラトキシン B_1

基準値 食品衛生法では，食品全般について，総アフラトキシン（アフラトキシン B_1, B_2, G_1 および G_2 の総和）の基準値が 10 ppb（10 μg/kg）と設定されている（2011 年 10 月 1 日）.

15・9・2 トリコテセン系カビ毒

トリコテセン環をもつセスキテルペンに分類される約 100 種のカビ系毒素の総称である．おもに *Fusarium* 属のカビ，特に赤カビ病菌が産生するカビ毒で，ヒトや家畜に重篤な中毒をひき起こす．

産生菌 トリコテセン系カビ毒を産生する主要なカビは，*Fusarium* 属のカビで，*F. graminearum*, *F. culmorum* などである．これら *Fusarium* 属のカビに自然汚染している麦では，実が成熟するときに低温で高湿度の場合にトリコテセン系カビ毒の産生が増えるとされている．

性質 構造の違いにより，A〜D の四つのタイプに分類されている．ヒトや家畜の中毒の原因として重要なのは，タイプAとBである．タイプAには，T-2 トキシン，HT-2 トキシン，ネオソラニオール，ジアセトキシスシルベノールがある．タイプBには，**ニバレノール**，**デオキシニバレノール (DON)**，フザレノン-X がある．

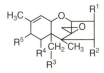

トリコテセン系カビ毒
（$R^1 \sim R^5$ には官能基が入る）

分布 食品から検出されることが多いのはデオキシニバレノール，ニバレノール，T-2 トキシン，HT-2 トキシンである．特にデオキシニバレノールは世界中で穀類の汚染が報告されている．2003 年の EU におけるフザリウム系カビ毒の汚染実態調査では，DON 汚染率は小麦粉で 61%，トウモロコシでは 89% と高かった．また，T-2 トキシンおよび HT-2 トキシン汚染は，トウモロコシおよび小麦粉の 20〜30% で認められている．

DON: deoxynivarenol（デオキシニバレノール）

EU: European Union（欧州連合）

毒性 トリコテセン系カビ毒は，慢性毒性として，造血機能や免疫機能への障害が報告されている．これはトリコテセン系カビ毒にはタンパク質合成阻害作用があり，造血細胞やリンパ球では作用が強く発現されるためと考えられている．

デオキシニバレノールやそのアセチル体で汚染された穀類を摂取すると嘔吐などの急性毒性症状を発症する．マウスの長期投与試験では体重減少を認めている．T-2 トキシンおよびその代謝物の HT-2 トキシンは，動物の短期毒性試験で T-2 トキシンに免疫毒性，血液毒性が認められている．ヒトの T-2 トキシンによる中毒例としては，食中毒性無白血球症（ATA 症）が知られており，口腔粘膜の充血，発熱，嘔吐，腹痛を起こす．重篤な場合は胃炎や腸炎，さらに白血球数の減少をひき起こす．

ATA 症: alimentary toxic aleukia syndrome（食中毒性無白血球症）

基準値 デオキシニバレノールについて，厚生労働省は，2002 年 5 月に，デオキシニバレノールの摂取による健康リスクを低減し，健康被害の発生を未然に防止する観点から，市場に流通する小麦の安全性を確保するための行政上の指針として，小麦の暫定的な基準値を 1.1 ppm（1.1 mg/kg）と定めている．また，食品安全委員会は，2010 年の食品健康影響評価において，耐容一日摂取量をデオキシニバレノール単独で 1 μg/kg 体重と設定した．

15・9・3 ゼアラレノン

ゼアラレノンも *Fusarium* 属のカビが産生するカビ毒で，穀類や牧草を汚染しており，エストロゲン活性を示すため，家畜において生殖障害をひき起こし，問題となる．

産生菌 ゼアラレノンを産生する *Fusarium* 属のカビは，*F. graminearum*，*F. culmorum* などである．トリコテセン系カビ毒と同様，本カビが増殖した後，低温で高湿度の条件が続くと産生される．

性質 ゼアラレノンは，マクロライド骨格をもつ化合物で，120 ℃では分解しない．食品中ではさらに高温（150 ℃）でも分解しない．動物に投与すると$α$-および$β$-ゼアラレノールに代謝され，さらに$α$-および$β$-ゼアララノールに代謝される．

分布 ゼアラレノンによる農作物の汚染は世界中で報告されており，*Fusarium* 属のカビが産生することから，トリコテセン系カビ毒との同時汚染が多い．2003 年の EU の調査結果では，ゼアラレノン汚染は，トウモロコシ 79 %，トウモロコシ加工品 55 %，小麦玄麦 30 %，小麦製品 24 % と報告されている．

毒性 強いエストロゲン活性を示す．エストロゲン受容体と結合し，DNA の転写に影響を与え，ホルモン誘導性タンパク質の発現が増加する．ブタの 15 日間試験における無作用量（NOEL）は 1 日当たり 40 μg/kg 体重（1999 年）とされている．ゼアラレノンの代謝物である$α$-ゼアララノール，$α$-ゼアラレノール，$β$-ゼアララノール，$β$-ゼアラレノールなどの方が，ゼアラレノンよりエストロゲン受容体への親和性は強い．ブタの中毒症状としては未成熟豚の外陰部の肥大，性成熟豚の発情間隔の延長，妊娠豚の死流産などがある．

基準値 日本ではヒトの基準値は設定されていないが，家畜の飼料に含まれることが許容されるゼアラレノンの最大値が 1 mg/kg と暫定的に定められている（2010 年，農水省消費・安全局畜水産安全管理課長通知）．

NOEL: no-observed effect level（無作用量）

15・9・4 パツリン

腐敗したリンゴやモモなどで産生されるカビ毒で，リンゴ製品，特にリンゴジュースで問題となる．

産生菌 *Penicillium* 属（青カビ）および *Aspergillus* 属（コウジカビ）などが産生する．特に，リンゴの腐敗原因菌である *P. expansum* が問題である．本カビの増殖とパツリン産生量との相関はなく，他のカビ毒同様に低温で高湿度の環境で産生される．

性質 パツリンは，五員環ラクトンを含む 2 環構造をもつ．

分布 自然汚染のほとんどはリンゴである．日本では 1995 年以降検査が行われるようになり，リンゴ濃縮果汁および市販リンゴジュースの汚染が確認された．

毒性 動物実験で経口投与により胃，腸，肝臓，肺などに充血，出血，壊死をひき起こすことが報告されている．Na^+，K^+-ATP アーゼの阻害による膜機能低下の結果として細胞毒性を示すと考えられている．

基準値 2003 年 11 月 26 日に食品，添加物等の規格基準の一部が改正され，リンゴジュースおよび原料用リンゴ果汁について，パツリンの規格基準（50 ppb）が設定されるとともにリンゴジュース中のパツリン分析法が告示された．

15・9・5 オクラトキシン類

Penicillium 属および *Aspergillus* 属などが産生するカビ毒で，オクラトキシン A，オクラトキシン B など数種類があり，発がん性，遺伝毒性などを示す．

産生菌 熱帯から温帯では *Aspergillus ochraeus*，温帯から寒冷地では *Penicillium verrucosum* が産生菌としてよく検出される．

性質 イソクマリン骨格にフェニルアラニンが結合した構造で，紫外線照射下で青色や緑色の蛍光を発する．

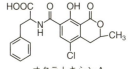

オクラトキシン A

分布 これら産生菌は，熱帯から寒冷地まで広く分布しており，穀類，トウモロコシ，ブドウ，豆類，乾燥果実などさまざまな農産物やその加工品でオクラトキシン類は検出されている．

毒性 動物実験の結果として，急性毒性として腎障害，肝障害，急性腸炎が，慢性毒性として発がん性が報告されている

基準値 日本では基準値は設定されていないが，EU では，乾燥ブドウ 10 μg/kg，加工穀類および穀類製品 3 μg/kg，加工前の穀類の穀粒 5 μg/kg，ベビーフードおよび幼児のための食品 0.5 μg/kg などの基準値がある．

15・9・6 フモニシン類

フモニシン類は，*Fusarium* 属のつくるカビ毒で，運動失調や姿勢異常を示すウマの白質脳症の原因物質である．ヒトの食道がんとの関連も疑われている．

産生菌 *F. moniliformena*，*F. verticillioides* をはじめ，多くの *Fusarium* 属菌が産生する．特にトウモロコシにおいて水分活性が 0.97 付近の場合によく産生される

性質 長い炭化水素鎖とアミノ基をもつ，700 以上の分子量をもつ化合物で，B_1，B_2，B_3，B_4，A，C，P がある．

分布 おもにトウモロコシが汚染されており，EU における調査では，トウモロコシの 60 % 以上からフモニシン類が検出されている．

毒性 動物実験の結果では発がん性が示されている．実験動物に対して腎障害や肝障害を示す．構造がスフィンゴシン（動物の膜脂質）に類似しているため，スフィンゴ脂質生合成系のアシルトランスフェラーゼを阻害する．

基準値 米国ではコーンミールで 2 mg/kg，ポップコーン用トウモロコシでは 3 mg/kg などと決められている．EU ではトウモロコシとその加工品でフモニシン B_1 および B_2 の合計量 60 mg/kg と規制されている．

15・9・7 黄変米原因菌のカビ毒

黄変米の原因となる *Penicillium* 属菌の中には，カビ毒を産生するものがある．以下のカビがある．

P. islandicum: ルテオスカイリン, シクロクロロチンを産生する. これらは肝硬変, 肝機能障害, 腎機能障害を起こし, 長期投与で肝がんを誘発する.

P. citreo-viride: このカビのつくる毒素シトレオビリジンは神経毒で中枢神経に作用するため, 中毒症状として麻痺, 呼吸困難, 痙れんを起こす.

P. citrinum: このカビが産生するシトリニンはマウスに皮下注射すると遅効性の腎臓障害を起こす.

15・9・8 ステリグマトシスチン

おもな産生菌は, *Aspergillus* 属の *A. versicolor*, *A. nidulans* である. 構造がアフラトキシンに似ている. 日本でも米などからごく普通に検出される. 米の他にも小豆, 味噌, 香辛料やチーズなどの乳製品などからも見つかっている. アフラトキシン B_1 生合成の中間物質で, 動物実験で発がん性, 肝臓および肺への毒性が認められている.

重要な用語

ウェルシュ菌
　(*Clostridium perfringens*)
エンテロトキシン
黄色ブドウ球菌
　(*Staphylococcus aureus*)
貝　毒
感染型食中毒
カビ毒
カンピロバクター・ジェジュニ/コリ
　(*Campylobacter jejuni/coli*)
クドア・セプテンプンクタータ
　(*Kudoa septempunctata*)
サルコシスティス・フェアリ
　(*Sarcocystis fayeri*)
サルモネラ属菌
　(*Salmonella* spp.)
シガトキシン
食性病害
人畜共通感染症
セレウス菌 (*Bacillus cereus*)
大腸菌 O157
腸炎ビブリオ
　(*Vibrio parahaemolyticus*)
トキソプラズマ
毒素型食中毒
ノロウイルス
フグ毒
ボツリヌス菌
　(*Clostridium botulinum*)
リステリア菌
　(*Listeria monocytogenes*)

付録　増殖や殺菌の数学的取扱い

　細菌などの微生物の増殖曲線や殺菌の死滅曲線はそれぞれ別章で取扱っている．ここでは，それらの数学的記述についてまとめて述べる．なお，ここでは $\log_e$ を $\ln$ と表記する．また，$\ln X = 2.303 \log_{10} X$ として計算する．

1　増　殖

　微生物の増殖のうち対数増殖期（図1）は，数学的に取扱いやすい．培養時間 t_0 における細胞数（初発菌数）を N_0 個/mL，培養 t 時間後における細胞数（菌数）を N_t 個/mL，この間に n 回分裂したとすると，

$$N_t = N_0 \times 2^n \tag{1}$$

となる．両辺の対数を取ると，$\log_{10} 2 = 0.301$ なので，

$$\log_{10} N_t = \log_{10} N_0 + n \log_{10} 2 = \log_{10} N_0 + 0.301\,n \tag{2}$$

もしくは，$\ln 2 = 0.693$ なので，

$$\ln N_t = \ln N_0 + 0.693\,n \tag{2'}$$

となり，菌数の対数は分裂回数に対して直線となる．
　また，式(2)より，

$$n = \frac{\log_{10} N_t - \log_{10} N_0}{0.301}$$

となる．培養時間を分裂回数で割った時間が世代時間もしくは倍加時間 G であるから，

$$G = \frac{t}{n}$$

$$= \frac{0.301\,t}{\log_{10} N_t - \log_{10} N_0} \tag{3}$$

$$= \frac{0.693\,t}{\ln N_t - \ln N_0} \tag{3'}$$

となる．式(3')より式(2')は，

$$\ln N_t = \ln N_0 + 0.693\,\frac{t}{G} \tag{4}$$

と G を使って書けることになり，菌数の対数は培養時間に対して直線となる（図1）．

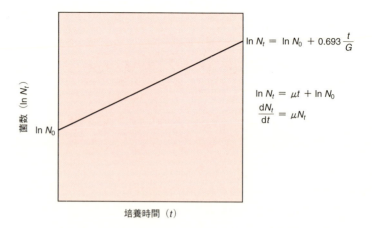

図1 細菌の対数増殖 初発菌数 N_0, 世代時間 G, t 時間後の菌数を N_t とする.

> **例題1** 菌の増殖が対数的に直線であるとする. 初発菌数を 10^3 個/mL, 5時間後における菌数を 10^8 個/mL とすると, 世代時間は何分になるか.
>
> **解** 式(3) $G = 0301\, t/(\log_{10} N_t - \log_{10} N_0)$ に値を代入して,
>
> $$G = \frac{0.301(5 \times 60)}{\log_{10} 10^8 - \log_{10} 10^3} = 0.301 \times \frac{300}{5} = 18.06$$
>
> よって, 世代時間は約18分である.

また, 対数増殖期は, 比増殖速度を μ とすると,

$$\frac{dN_t}{dt} = \mu N_t \tag{5}$$

として記述できる. 左辺は増殖速度で, 増殖速度はそのときの菌数に比例するという考え方(一次反応型)である. これを積分すると,

$$N_t = N_0\, e^{\mu t} \tag{6}$$

となる. 両辺の対数を取ると,

$$\ln N_t = \mu t + \ln N_0 \tag{7}$$

$$\log_{10} N_t = 0.434\, \mu t + \log_{10} N_0 \tag{7'}$$

となり, 図1に示すような直線となる. また, 式(4) と式(7) より,

$$0.693 \frac{t}{G} = \mu t$$

$$\therefore\ G = \frac{0.693}{\mu} \tag{8}$$

となり, 世代時間と比増殖速度は式(8) のように関係付けられる. G を使って式(1) を書くと, $n = t/G$ だから, $N_t = N_0 \times 2^{\frac{t}{G}}$ となる.

> **例題2** 菌の増殖が対数的に直線であるとする. ある細菌が倍になる時間が30分であった. この細菌の比増殖速度はいくつか.
>
> **解** 式(8) $G = 0.693/\mu$ に値を代入して, $30 = 0.693/\mu$.
>
> $$\therefore\ \mu = 0.0231$$

別解 菌の増殖が対数的に直線であるので，式(7) $\ln N_t = \mu t + \ln N_0$ が成り立つ．一方，式(1) $N = N_0 \times 2^n$ より式(2') $\ln N_t = \ln N_0 + 0.693\,n$ が導き出される．この両者より，$\mu t = 0.693\,n$ となる．ここで $G = t/n$ なので，

$$\mu t = 0.693\frac{t}{G}$$

よって，$\mu = \dfrac{0.693}{G} = \dfrac{0.693}{30} = 0.0231$

比増殖速度は，約 $0.023\ \mathrm{min}^{-1}$ である．

例題 3 世代時間を20分としたとき，10^3 個/mL の菌は5時間後にいくつになっているか．ただし，菌の増殖が対数的であるとする．

解 5時間で $5 \times 60/20 = 15$ 回分裂したことになるので，5時間後の菌数は，$10^3 \times 2^{15} = 10^3 \times 32768 \approx 3.3 \times 10^7$〔個/mL〕となる．

誘導期や定常期なども含めた数学的取扱いとしては，複雑になるがいくつかある．よく知られているものにロジスティック曲線がある．式(5) を変形して，

$$\frac{dN}{dt} = \mu\left(1 - \frac{N}{M}\right)N$$

を考える．M は最大細菌数である．この式は微生物の増殖が進むにつれて比増殖速度が下がり，最大細菌数に達したとき0になることを示す．これは，栄養素の欠乏，有害な代謝産物の産生などによるものと考える．この式を解くと，

$$N = \frac{M}{1 + \left(\dfrac{M}{N_0} - 1\right)\mathrm{e}^{-\mu t}} \qquad (9)$$

となる（図2）．

ロジスティック曲線：人口や生物個体の増殖を記述するために用いられる式．限界値に近づくと増殖率は減少する，という考え方の式．S字形を描く．

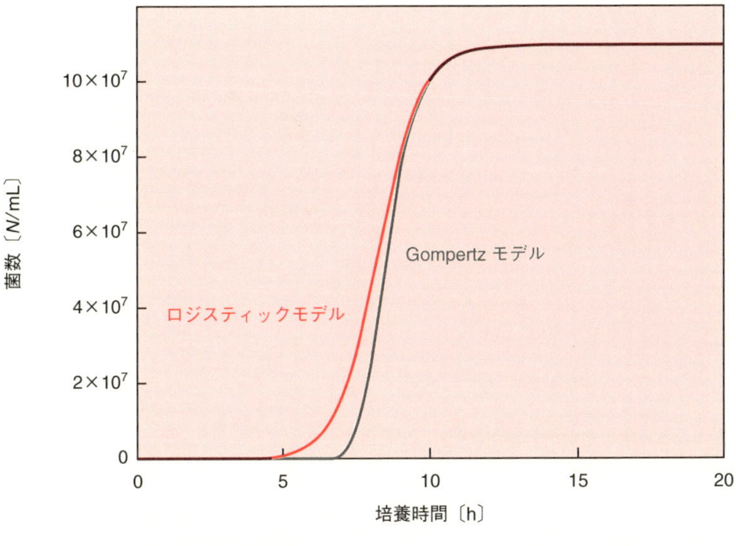

$$N = \frac{M}{1 + \left(\dfrac{M}{N_0} - 1\right)\mathrm{e}^{-\mu t}} \qquad (9)$$

$$N = M\mathrm{e}^{(-\mathrm{e}^{\alpha - \mu t})} \qquad (10)$$

図2 細菌の増殖曲線の予測 ロジスティックモデルでは，式(9) で $M = 10 \times 10^7$，$N_0 = 1000$，$\mu = 1.39$ として，Gompertz モデルでは，式(10) で $M = 10 \times 10^7$，$\alpha = 11.5$，$\mu = 1.39$ として描いた．

Gompertz のモデル式：ロジスティック曲線同様，生物個体の増殖を記述するために用いられる式．増殖速度は，その時点での個体密度に比例する要因と，時間に伴い指数関係的に減少する要因に関係する，という考え方の式．

また，Gompertz（ゴンペルツ）のモデル式というものもあり，実際の増殖に比較的よく合う．この式は，

$$N = Me^{(-e^{\alpha-\mu t})} \tag{10}$$

となる．α は菌や培養条件によって変わる任意定数である．図示すると，ロジスティック曲線に類似するが，中間点の両側で対称にならない（ロジスティック曲線は対称となる）．いずれも縦軸を対数にすると，誘導期を記述できないためさらに工夫された式が提出されている．

2 加熱殺菌

加熱殺菌を行ったとき，横軸に加熱時間，縦軸に生存菌数を対数でとると図3のように直線となる部分ができる．この部分は，簡単な数学的取扱いができ，

$$\frac{dN}{dt} = -kN \tag{11}$$

と記述できる．N は菌数，t は加熱時間，k は死滅速度定数である．左辺は死滅速度で，死滅速度はそのときの菌数に比例するという考え方（一次反応型）である．これを積分すると，

$$N = N_0 e^{-kt} \tag{12}$$

となる．N_0 は初発菌数である．対数を取ると，

$$\ln N = \ln N_0 - kt \tag{13}$$

もしくは，

$$\log_{10} N_t = \log_{10} N_0 - 0.434\,kt \tag{13'}$$

となり，図3に示すような直線となる．式(11)，(12)，(13)，(13') は同じことを示している．

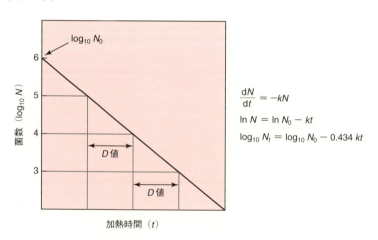

図3 加熱による細菌の対数的死滅と D 値　初発菌数を N_0，t 時間後の菌数を N_t とする．

例題 4　耐熱性芽胞を 100 個/mL 含むトマトピューレ 1 L もしくは 100 L を 120 ℃ の一定温度でそれぞれ滅菌したい．各滅菌所用時間 t を求めよ．た

だし，熱死滅は一次反応式に従い，死滅速度定数を$k=0.06$〔s^{-1}〕とする．また，滅菌条件は総菌数10^{-3}個/試料とする．

解 式(13)より，$\ln N/N_0 = -kt$．よって，

$$t = -\frac{1}{k}\ln\frac{N}{N_0}$$

1 L を滅菌するとき，

$$t = -\frac{1}{0.06}\ln\frac{0.001}{100\times 1000} = -16.7\times 2.303\times \log_{10}10^{-8}$$

$$\approx 307\ \text{〔s〕}$$

100 L を滅菌するとき，

$$t = -\frac{1}{0.06}\ln\frac{0.001}{100\times 100\times 1000} = -16.7\times 2.303\times \log_{10}10^{-10}$$

$$\approx 385\ \text{〔s〕}$$

式(13)に基づきD値と死滅速度定数の関係を考えてみよう（図3）．D値は，"一定温度下で生菌数を1/10にする時間"と定義される．式(13)において，時間t_1のときの菌数をN_1，時間t_2のときの菌数をN_2として，t_1からt_2のとき（$t_2 > t_1$）に菌数が1/10になった，つまり$N_1/N_2 = 10$とすると，(t_2-t_1)がD値になる．すなわち，

$$\ln N_1 = \ln N_0 - kt_1 \tag{14}$$

$$\ln N_2 = \ln N_0 - kt_2 \tag{15}$$

で式(14)から式(15)を引くと，

$$\ln\frac{N_1}{N_2} = -k(t_1 - t_2)$$

となる．左辺は$\ln 10 = 2.303\log_{10}10 = 2.303$なので，

$$2.303 = kD \tag{16}$$

となる．このようにkとDは式(16)で関係付けられる．

例題 5 ある温度でのD値が1分である細菌の死滅速度定数を求めよ．ただし，熱死滅の速度式が一次反応型であるとする．

解 式(16) $2.303 = kD$に値を代入して，$2.303 = k\times 1$．

$$\therefore k = 0.4342$$

死滅速度定数は，約 0.43 min^{-1}．

F値についても同様に考えてみよう．F値は"一定温度において菌を死滅させるのに要する時間"である．初発菌数をN_0，滅菌条件（死滅の条件）を$N = 10^{-3}$個/試料とすると，式(13)に数値を代入して，$\ln(10^{-3}/N_0) = -kt$となり，このときのtがF値となる．左辺は$2.303\log_{10}(10^{-3}/N_0)$なので，

$$F = \frac{2.303}{k}\log_{10}(10^3 N_0) \tag{17}$$

となる．F値はkの値，つまりD値だけでは決まらず初発菌数に依存する数値

である．この式から明らかなように，F値は初発菌数が少ないほうが小さな値となる．

Z値についても考えてみよう．Z値は，"F値もしくはD値を1/10にする温度差"と定義される．殺菌温度を高くすればF値もしくはD値は，当然小さくなる．このとき，図4に示すようにF値もしくはD値の対数と温度Tの間には直線関係があるとしている．ある微生物のZ値（図4a）が他の微生物のZ値（図4b）より大きいということは，(a)の微生物のF値やD値を小さくするためには，(b)の微生物より大きく温度を上げなければならないということで，加熱殺菌されにくいことを示している．

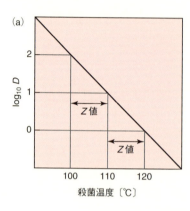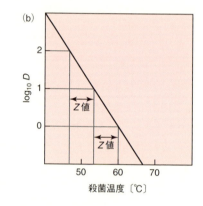

図4　D値とZ値の関係　(a)のZ値＞(b)のZ値．

二つの温度を T_1，T_2（$T_1 < T_2$）とし，このときのF値を F_1，F_2，死滅速度定数を k_1，k_2 とすると，式(17) より，

$$F_1 = \frac{2.303}{k_1} \log_{10}(10^3 N_0) \tag{18}$$

$$F_2 = \frac{2.303}{k_2} \log_{10}(10^3 N_0) \tag{19}$$

となる．ここで死滅速度定数はアレニウスの式 ($k = e^{-\frac{E_a}{RT}}$) に従うとすると，

$$k_1 = e^{-\frac{E_a}{RT_1}} \tag{20}$$

$$k_2 = e^{-\frac{E_a}{RT_2}} \tag{21}$$

となる．ただし，E_a は活性化エネルギー，R は気体定数である．これを式(20)，(21) に代入すると，

$$F_1 = \frac{2.303}{e^{-\frac{E_a}{RT_1}}} \log_{10}(10^3 N_0) \tag{22}$$

$$F_2 = \frac{2.303}{e^{-\frac{E_a}{RT_2}}} \log_{10}(10^3 N_0) \tag{23}$$

両辺を割ると，

$$\frac{F_1}{F_2} = e^{\frac{E_a}{RT_1} - \frac{E_a}{RT_2}} \tag{24}$$

$$\ln\frac{F_1}{F_2} = \frac{E_a}{RT_1} - \frac{E_a}{RT_2} = \frac{E_a}{R}\left(\frac{T_2-T_1}{T_1T_2}\right) \tag{25}$$

定義から，$F_2/F_1=1/10$ のときの (T_2-T_1) が Z になるので，

$$\ln 10 = \frac{E_a}{R}\frac{Z}{T_1T_2}$$

$$\therefore Z = 2.303\frac{R}{E_a}T_1T_2 \tag{26}$$

となる．この式(26)と Z 値を求めた温度 T_1 と T_2 から，E_a を求められる．一方，E_a は一定と考えられるので，Z 値は測定温度により変わりうる値であり，測定温度が大きく異なるときには注意が必要である．

例題 6 ある細菌の芽胞の Z 値が 10 ℃ で，100 ℃ での D 値が 7 分であったとする．110 ℃ および 120 ℃ での D 値は，何分になると考えられるか．

解 Z 値の定義より，10 ℃ 上がると D 値は 1/10 になるので，110 ℃ および 120 ℃ での D 値は，それぞれ 0.7 分，0.07 分になると考えられる．

参考図書

- "応用微生物学（第3版）", 横田 篤, 大西康夫, 小川 順編, 文永堂出版 (2016).
- 杉山正則, "基礎と応用 現代微生物学", 共立出版 (2010).
- "IFO 微生物学概論", 財団法人発行研究所監修, 培風館 (2010).
- "食品微生物学辞典", 日本食品微生物学会監修, 中央法規出版 (2010).
- 清水 潮, "食品微生物Ⅰ基礎編 食品微生物の科学（第3版）", 幸書房 (2012).
- "食品微生物Ⅱ制御編 食品の保全と微生物", 藤井建夫編, 幸書房 (2001).
- "病原微生物学 — 基礎と臨床", 荒川宜親, 神谷 茂, 柳 雄介編, 東京化学同人 (2014).
- 田中信男, 中村昭四郎, "抗生物質大要 — 化学と生物活性（第4版）", 東京大学出版会 (1992).
- "発酵ハンドブック", 栃倉辰六郎, 山田秀明, 別府輝彦, 左右田健次監修, バイオインダストリー協会発酵と代謝研究会編, 共立出版 (2001)
- "醸造・発酵食品の事典（普及版）", 吉沢 淑, 石川雄章, 蓼沼 誠, 長澤道太郎, 永見憲三編, 朝倉書店 (2002).
- "新訂 原色食品衛生図鑑（第2版）", 細貝祐太朗, 菅原龍幸, 松本昌雄, 川井英雄編, 建帛社 (2008).
- "食品と劣化（光琳選書5）", 津志田藤二郎編著, 光琳 (2003).
- "食品の腐敗変敗防止対策ハンドブック" 食品産業戦略研究所編, サイエンスフォーラム (1996).
- "カット野菜品質・衛生管理ハンドブック", 泉 秀実編, サイエンスフォーラム (2009).
- "食品の低温流通ハンドブック", 田中芳一, 丸山 務, 横山理雄編, サイエンスフォーラム (2001).

索　引

あ

IS(挿入配列)　66
IgA 抗体　150
Aeromonas 属　159
Aeromonas sobria　186
Aeromonas hydrophila　186
亜塩素酸ナトリウム　172
アオカビ病菌　168
アカカビ病菌　168
アーキア(古細菌)　16
アクチベーター　64
亜酸化窒素　144
Ashbya gossypii　131
亜硝酸酸化細菌　140
アストロウイルス　193
アスパラギン酸キナーゼ　126
Aspergillus 属　24, 102, 164
Aspergillus oryzae(黄コウジカビ)　24, 101, 135
Aspergillus sojae　102, 111
Aspergillus parasiticus　198
Aspergillus flavus　102, 198
Aspergillus luchuensis　102, 108
N-アセチルグルコサミン　28
N-アセチルムラミン酸　28
Acetobacter 属　112, 132
アセトン・ブタノール発酵　50
アテニュエーター　56
アデニン要求変異株　130
アデノウイルス　193
アナモルフ(不完全世代)　22
アナログ耐性株　127
アニサキス(*Anisakis* sp.)　194
アニーリング　75
アフラトキシン　198
Appert, N.　2
アミノグリコシド系抗生物質　90, 95
アミノ酸　124
　　——の生合成経路　125
アミノ酸オキシダーゼ　161
アミノ酸デヒドロゲナーゼ　161
アミノ酸発酵　124
アラキドン酸　133
Alicyclobacillus 属　164
亜硫酸　1
アリューロン層　105

RNA ウイルス　25
RNA ポリメラーゼ　59, 63, 98
アルコール臭　163
アルコール酢　112
アルコール発酵　48
RT-PCR　77
α-酸　105
アレルギー　149
アレルギー様食中毒　196
アロステリック酵素　125
安全キャビネット　7
安息香酸ナトリウム　172
アントラサイクリン系抗生物質　90
アンモニア　137, 163
アンモニア酸化細菌　140

い

硫　黄　140
　　——の循環　140
イオノホア　97
異　化　45
E 型肝炎ウイルス(HEV)　192
育　種　70
異　臭　163
いずし　189
イースト　113
異性化糖　135
イソ α-酸　105
イソブチルアルコール　161
イソフムロン　105
一次汚染　153
胃腸炎症状　175
一酸化二窒素　144
一般飲食物添加物　173
遺伝子　62
遺伝子組換え(組換え DNA)実験　70
遺伝子工学　71
遺伝子操作　71
遺伝子導入(トランスダクション)　74
遺伝子ライブラリー　76
糸引き納豆　114
易熱性エンテロトキシン(LT)　182
5′-イノシン酸(IMP)　128
in egg 型汚染　179
インチミン　182
インドール　161
イントロン　62

う

ウイルス　17, 24
ウイルス性食中毒　191
ウェスタンブロット　74
ウェルシュ菌(*Clostridium perfringens*)　182
ウェルシュ菌エンテロトキシン　182
渦鞭毛藻　197
ウレアーゼ　147

え

栄養細胞　20
A 型肝炎ウイルス(HAV)　192
エキソン　62
液体窒素　13
液　胞　35
A 群ロタウイルス　192
Escherichia coli(大腸菌)　18, 181
Escherichia 属　50
エタノール　172
4-エチルグアイアコール　112
Hfr　65
H 抗原　32
ATP　45, 171
ATP 合成酵素　54, 99
NAD　46
NADP　46
F 因子　65
F 値　82
mRNA(メッセンジャー RNA)　62
エルゴステロール　97
Yersinia enterocolitica(エルシニア・エンテロコリチカ)　183
Yersinia pestis(ペスト菌)　183
Ehrlich, P.　3
エレクトロポレーション法　74
Aeromonas 属　159
Aeromonas sobria　186
Aeromonas hydrophila　186
塩感受性菌　42
炎症性腸疾患(IBD)　149
塩蔵(塩漬け)　84
塩蔵発酵食品　84

索引

塩素系化合物　144
Enterococcus 属　187
エンテロトキシン　178
エントナー・ドゥドルフ経路　48, 51
エンドヌクレアーゼ　71

お

黄色ブドウ球菌（*Staphylococcus aureus*）　187
嘔吐毒　190
黄変米　164, 201
オカダ酸　198
オクラトキシン類　201
O 抗原多糖　29
オーシスト　194
オゾン　172
オートインデューサー　57
オートクレーブ　8
オープンリーディングフレーム（ORF）　62
オペレーター　56, 63
オペロン　56, 63
オリゴ糖　152
on egg 型汚染　179
温室効果ガス　144
オンチョム　115

か

開始コドン　62
解糖系　48, 161
外膜　29
火炎滅菌　8
化学合成従属栄養生物　46
化学的防止法　172
化学的滅菌法　9
化学療法薬　3
核　34
核酸　61, 97
核酸系調味料　128
核酸合成系　97
核酸発酵　128
核膜　34
加工食品
　――の腐敗微生物　170
過酸化水素　172
果実酢　112
カタボライト遺伝子活性化タンパク質（CAP）　56
カタラーゼ　54
かつお節　121
　――の製造工程　121
活性酸素種（ROS）　54
下等微生物　17
加熱殺菌　81
加熱致死時間（TDT）　82

化膿巣　188
カビ（糸状菌）　24
　――の増殖　37
カビ臭　164
カビ毒　198
芽胞　8, 20, 33, 82
芽胞形成菌　20
下面発酵　104
下面発酵酵母　105
β-ガラクトシダーゼ　56
β-カロテン　133
肝炎ウイルス　192
桿菌　21
間欠滅菌　8
慣行農業　141
Candida utilis　129
Candida 属　132
Candida versatilis　112
感染型　177
感染型食中毒　177
感染症　175
感染症法　177
完全世代（テレオモルフ）　22
感染防御　149
乾熱滅菌　8
Campylobacter jejuni/coli（カンピロバクター・ジェジュニ/コリ）　159, 183

き

気菌糸　21, 38
偽菌糸　23, 38
黄コウジカビ→*Aspergillus oryzae*
気候変動　145
ギ酸　163
キサンチン要求変異株　130
Xanthomonas 属　158
寄生虫　193
既存添加物　173
北里柴三郎　3
キチン　97
拮抗　42
拮抗物質　42
キトサン　86, 172
揮発性塩基性窒素（VBN）　172
貴腐ワイン　108
キモシン（レンニン）　79, 135
逆転写酵素　72
球菌　20
吸光度法　11
共生　42
共生微生物　142
凝乳酵素（レンネット）　135
極嚢　193
魚醤　122
ギラン・バレー症候群　184
Kircher, A.　2
菌界　15
菌根菌　142

菌糸　21, 37

く

グアイアコール　164
5'-グアニル酸（GMP）　128
クエン酸回路　52, 163
クオラムセンシング　57
クドア・セプテンプンクタータ（*Kudoa septempunctata*）　193
Gram, C.　19
グラム陰性　19
グラム染色法　19
グラム陽性　19
グリカン鎖　28
グリシン　88, 172
グリセロール　163
クリプトスポリジウム（*Cryptosporidium* spp.）　194
グリーンバイオテクノロジー　137
クリーンベンチ　7
β-グルカン　29, 97
Guconobacter 属　132
グルタミン酸ナトリウム　125
グルタミン酸発酵　124, 126
Klebsiella 属　50, 137
Clostridium 属　50, 52, 159
Clostridium perfringens →ウェルシュ菌
Clostridium botulinum →ボツリヌス菌
クローニング　76
クロラムフェニコール　90, 95
クロレラ　42

け

蛍光染色法　154
形質転換　66, 74
形質導入　66
継代培養保存法　13
ゲオスミン　164
K 値　171
結合水　41
血清型　178
血清療法　3
ゲノム　62
ゲノム解析技術　78
下痢原性大腸菌　181
下痢性貝毒　198
下痢毒　190
懸液保存法　13
原核細胞　27
原核生物　18, 27
嫌気呼吸　47
嫌気性微生物　141
原生動物界　15
顕微鏡　15
　――の分解能　15

こ

コアオリゴ糖　29
コアグラーゼ　187
高圧蒸気滅菌　8, 82
好塩菌　41
高温菌　40
光学顕微鏡　15
好気性微生物　141
口腔細菌　146
光合成　137
光合成細菌　42
麹　101
コウジカビ（麹菌, →*Aspergillus* 属）
　　　　　　　　　　24, 102
麹歩合　109
後熟酵母　111
香辛料類　86
抗　生　42
合成抗菌薬　90
合成培地　7
抗生物質　3, 42, 90
高層培地（スタブ）　7
抗　体　150
高糖濃度　84
高等微生物　17
抗毒素療法　189
高度好塩菌　42
高度さらし粉　172
好熱菌　40
後発酵　106
酵　母　23
　――の遺伝現象　68
　――の細胞内構造　34
　――の細胞壁　30
　――の増殖　37
好冷菌　40, 81
呼　吸　47, 52
コクシジウム　97
黒斑病菌　168
穀物酢　112
古細菌（アーキア）　16
枯草菌（*Bacillus subtilis*）　59, 114, 129
固体培地　2, 7
Koch, R.　2
コドン　62
米味噌　108
　――の製造工程　109
コリネ型細菌　125
Corynebacterium ammoniagenes　129
Corynebacterium glutamicum　125
ゴルジ体　35
コレラ菌　184
コレラ毒素　184
コロニー計数法　12
混成酒　100
根粒菌　137, 142

さ

最確数法　12
細菌（真正細菌）　16, 18
　――の増殖　36
細菌性食中毒　175
サイクロスポラ（*Cyclospora cayetanensis*）
　　　　　　　　　　195
Zygosaccharomyces rouxii　110
細胞小器官　34
細胞分裂　36
細胞壁　27, 93
　酵母の――　30
細胞膜　30, 97
Zymomonas mobilis　51
サイレージ　143
酒米（醸造用玄米）　100
サキシトキシン　197
酢　酸　163
酢酸菌　112
酢酸発酵　112
酒　類　100
サザンブロット　74
Saccharomyces cerevisiae　68, 102, 105,
　　　　　　　　　　107, 113
Saccharomyces 属　48
Saccharomyces pastorianus　105
殺　菌　7
殺菌料　172
サッポロウイルス　191
サポウイルス　191
サルコシスティス・フェアリー
　　　　　　　　（*Sarcocystis fayeri*）　194
Salmonella 属　50, 159
Salmonella（サルモネラ）属菌　178
Salmonella Typhi（チフス菌）　185
Salmonella Paratyphi A
　　　　　（パラチフス A 菌）　185
サワードウ　113
酸化還元電位　142
酸化還元反応　46, 142
三角フラスコ　6
サンガー法　74
酸　臭　163
3 段仕込み　102
酸　敗　160
酸敗臭　164
産膜酵母　103, 117

し

次亜塩素酸水　172
次亜塩素酸ナトリウム　172
シアノバクテリア（藍藻）　16, 139
cAMP　56

CFU　12
塩　辛　122
塩切り歩合　109
塩納豆　114
紫外線滅菌　9
シガテラ毒　197
シガトキシン　197
志賀毒素　181
σ因子　59
シクロデキストリン　135
C 群ロタウイルス　192
Shigella 属菌（赤痢菌）　185
試験管　6
自己消化　122
脂　質
　――の変化　163
脂質二重層　31
糸状菌→カビ
市場病　168
シスト（嚢子）　194
自然発生説　2
指定添加物　173
ジデオキシ法　74
子嚢菌類　22
子嚢胞子　68
ジノフィシストキシン　198
ジベレリン　105
死滅期　37
斜面培地（スラント）　7
シャーレ（ペトリ皿）　6
終止コドン　62
自由水　41, 86
従属栄養細菌　43
従属栄養生物　46
従属栄養微生物　141
宿主細胞　71
宿主・ベクター系　73
酒造好適米　100
出　芽　23, 37
Pseudomonas 属　132, 158
酒　母　102
酒　類　100
純粋分離　11
純粋分離法　2
常圧蒸気滅菌　8
硝化細菌　140
硝酸還元菌　121
硝酸態窒素　143
焼成カルシウム　172
醸造酒　100
焼　酎　108
消　毒　7
小胞体　34
上面発酵　104
上面発酵酵母　105
醤　油　110
　――の製造工程　111
蒸留酒　100
食餌性ボツリヌス症　188
食性病害　175
食中毒事件票　176

食中毒性無白血球症（ATA症） 199
食肉製品
　──の腐敗微生物 168
食品成分
　──の変化 160
食品添加物 173
食品廃棄物 143
食品保存料 86, 172
植物界 15
食物連鎖 196
しらこたん白抽出物 87, 172
真核細胞 27
真核生物 16, 27
真菌類 22
人工遺伝子 80
真正細菌→細菌
人畜共通感染症 175
シンナー臭 163
心白 100
深部発酵法 112

す

酢 112
水産加工品
　──の腐敗微生物 169
水産物
　──の微生物 159
水素結合 61
垂直遺伝 64
水分活性（A_w） 41, 86
水平遺伝 64
スカトール 161
スクリーニング 70
スターター 117
Staphylococcus aureus（黄色ブドウ球菌） 187
Staphylococcus 属 164
スティックランド反応 52
ステリグマトシスチン 202
ステロール 31
Streptococcus 属 48
Streptococcus pneumoniae 60
Streptomyces aureus 129
Streptomyces 属 135
スーパーオキシド 39
スーパーオキシドジスムターゼ（SOD） 54
スーパーチルド貯蔵 173
Spallanzani, L. 2

せ

ゼアラレノン 200
製麹 101
制御性 T 細胞（Treg） 150
静菌剤 86

制限酵素 71
静止期 37
生殖菌糸 38
成人腸管定着ボツリヌス症 189
成層圏オゾン層破壊ガス 144
正の制御 56, 64
精米（搗精，精白） 100
赤痢アメーバ（*Entamoeba histolytica*） 195
赤痢菌 185
世代時間 36
赤血球凝集素 189
接合 65, 68
接合菌類 22
Z 値 82
セファロスポリン系抗生物質 90
セミドライソーセージ 120
セレウス菌（*Bacillus cereus*） 159, 190
セレウリド 190
センサー His キナーゼ 58
選択毒性 3, 90
線毛 33
繊毛 34

そ

双球菌 21
創傷ボツリヌス症 189
増殖
　カビの── 37
　酵母の── 37
　細菌の── 36
増殖曲線 37
相同組換え 66
相補的 61
相補的 DNA（cDNA） 72
相利共生 42
ソフト冷凍 173
ソルビン酸カリウム 172

た

耐塩菌 42
耐塩性乳酸菌 117
第三のビール 104
代謝アナログ 125
代謝調節変異株 130
耐浸透圧菌 42
対数（増殖）期 37
大腸菌（*Escherichia coli*） 18, 181
大腸菌群 148, 155, 159
耐熱性
　微生物の── 83
耐熱性エンテロトキシン（HT） 182
耐熱性溶血毒（TDH） 180
耐熱性溶血毒類似毒（TRH） 180
堆肥 141

堆肥化 143
高峰譲吉 3
多極出芽 23, 38
濁度法 11
脱アミノ反応 161
脱共役剤 97, 99
脱炭酸酵素 161
脱炭酸反応 161
脱窒菌 140
種麹 101
ターミネーター 62
単行複発酵 104
単式蒸留焼酎 108
担子菌類 22
段仕込み 102
炭素 137
　──の流れ 138
炭疽菌 2
炭素源 43
担体保存法 13
タンパク質
　──の変化 161
タンパク質合成系 95
単発酵 106
団粒 141

ち

チオール 161, 163
地下水汚染 143
畜産物
　──の微生物 159
チーズ 119
　──の製造工程 119
窒素 137
　──の流れ 138
窒素源 43
窒素固定細菌 137
窒素循環 138
窒素肥料 142
チフス菌 185
中温菌 40
中度好塩菌 42
腸炎ビブリオ（*Vibrio parahaemolyticus*） 179
超界（ドメイン） 16
腸管凝集性大腸菌（EAggEC） 182
腸管出血性大腸菌（EHEC） 157, 159, 181
腸管侵入性大腸菌（EIEC） 182
腸管毒素原性大腸菌（ETEC） 182
腸管病原性大腸菌（EPEC） 182
腸管免疫系 150
腸球菌 187
腸詰め 189
超低温 14
超低温冷凍庫 13
腸内共生菌 148
腸内細菌科 155

腸内フローラ　148
直鏡法　11
直接的顕微鏡計数法　11
貯　酒　106
チラミン　161, 196
チルド　173

つ，て

通性嫌気性菌　39
漬け物　116
ツボカビ類　22

TA クローニング　77
Tn3　68
Tn5　68
Tn10　68
DNA ウイルス　25
DNA 塩基配列決定法　74
DNA ジャイレース　98
DNA トポイソメラーゼ　98
DNA ポリメラーゼ　72, 98
DNA リガーゼ　71
低温菌　40
低温殺菌（パスツーリゼーション）　8, 82, 103
T 細胞　151
定常期　37
D 値　82
T2 ファージ　61
低度好塩菌　42
呈味性ヌクレオチド　129
デオキシニバレノール（DON）　199
デオキシリボース　61
Tetragenococcus halophilus　110
テトラサイクリン系抗生物質　90, 95
テトロドトキシン　196
デヒドロ酢酸ナトリウム　172
テレオモルフ（完全世代）　22
電子顕微鏡　15
電子伝達系　54
転　写　62
転写制御　55
天然香料　173
天然培地　7
テンペ　115
　　　　──の製造工程　115

と

ド　ウ　113
同　化　45
凍結乾燥保存法　14
凍結保存法　13
糖　質
　　　　──の変化　161
動物界　15

トキソプラズマ（Toxoplasma gondii）195
毒素型　177
毒素型食中毒　187
特定病原体　177
独立栄養細菌　43
独立栄養生物　46
独立栄養微生物　141
ドナリエラ　133
トマトシロカビ病菌　168
ドメイン（超界）　16
ドライソーセージ　120
　　　　──の製造工程　120
トランスフォーメーション　74
トランスペプチダーゼ　93
トランスポゾン　66
2,4,6-トリクロロアニソール　164
トリコテセン系カビ毒　199
トリプタミン　196
トリプトファンオペロン　64
トリメチルアミン　172
トリメチルアミンオキシド　172
トレオニン　126

な，に

ナイシン　89
ナグビブリオ　184
ナチュラルチーズ　119
納　豆　114
　　　　──の製造工程　114
納豆菌　114
納豆菌変異株　115
なれずし　122
軟腐病菌　168

二回対称構造（回文構造）　71
二酸化炭素　137
二酸化炭素要求菌　40
二次汚染　153
二重らせん　61
二成分制御系　58
ニバレノール　199
日本酒（清酒）　100
　　　　──の製造工程　101
乳　酸　102
乳酸菌　116, 152
乳酸発酵　48
乳児ボツリヌス症　189
乳製品
　　　　──の腐敗微生物　169
乳等省令　118
Neurospora 属　115

ぬ〜の

ヌクレオシド系抗生物質　90

ヌクレオチド　61
ネ　ト　165
粘液胞子虫　193
農産加工品
　　　　──の腐敗微生物　170
農産物
　　　　──の微生物　155
ノーザンブロット　74
ノロウイルス　191

は

ハイイロカビ病菌　168
パイエル板　150
バイオガス　143
バイオフィルム　58, 147
培　地　7
ハイブリダイゼーション　74
培養栓　7
麦　芽　103
バクテリオシン　88
バクテリオファージ　65
Bacteroides 属　148
パーシャルフリージング　173
パスツーリゼーション→低温殺菌
Pasteur, L.　2
秦佐八郎　3
Bacillus anthracis　2
Bacillus subtilis（枯草菌）　59, 114, 129
Bacillus cereus（セレウス菌）　159, 190
Bacillus 属　131, 135, 159
八連球菌　21
白金耳　6
白金線　6
発　酵　47, 160
発酵ソーセージ　1, 120
発酵乳　117
発泡酒　104
パツリン　200
ハードル理論　174
ハーバー・ボッシュ法　139
パラオキシ安息香酸エステル　172
パラチフス A 菌　185
パ　ン　113
パン酵母　113
バンコマイシン耐性腸球菌（VRE）　187
斑点病菌　168
半保存的複製　61

ひ

火入れ　103
火落ち　102
B 群ロタウイルス　192
微好気性菌　40

PCR(ポリメラーゼ連鎖反応) 72, 75
ヒスタミン 161, 196
微生物
　——の大きさ 15
　——の耐熱性 83
　水産物の—— 159
　畜産物の—— 159
　農産物の—— 155
微生物相(ミクロフローラ) 153
ビタミン 44
ビタミンB_2(リボフラビン) 131
ビタミンB_{12}(コバラミン) 131
ビタミンC(アスコルビン酸) 132
ビフィズス菌 148, 152
Bifidobacterium 属 148
Vibrio cholerae 184
Vibrio 属 159
Vibrio parahaemolyticus(腸炎ビブリオ) 179
Vibrio fischeri 57
Vibrio fluvialis/furnissii 186
日持ち向上剤 172
ピューロマイシン反応 96
氷温 173
表面発酵法 112
ビール 103
　——の製造工程 104
ビール酵母 105
ビール類似酒類 104
ピロリ菌(*Helicobacter pylori*) 147

乳製品の—— 169
農産加工品の—— 170
フムロン 105
フモニシン類 201
プラーク 146
プラスミド 64
プラスミドベクター 73
フラットサワー 165
ブラッドソーセージ 1
Flavobacterium 属 158, 164
Frankia 属 137
プルケ 51
Plesiomonas shigelloides 186
プレバイオティクス 152
Fleming, A. 3
プロセスチーズ 119
プロタミン 87
ブロット法 74
プロテアーゼ 135, 161
プロバイオティクス 152
Propionibacterium 属 132
プロピオン酸 163
プロピオン酸カルシウム 172
プロピオン酸菌 119
プロピオン酸ナトリウム 172
Providencia alcalifaciens 187
プロモーター 56, 62
分解能 15
分散接着性大腸菌(DAEC) 182
糞便系大腸菌群 155
分裂 38

ふ

ファージ 65
ファージベクター 74
フィードバック阻害 55, 125
フィードバック調節機構 125
フィードバック抑制 125
VBNC 154
フィルター 9
フェニルエチルアミン 161
不完全菌類 22
不完全世代(アナモルフ) 22
フグ毒 196
不顕性感染 191
Fusarium 属 164, 199
藤野恒三郎 3
付着末端 71
物理的防止法 173
物理的滅菌法 7
ブドウ球菌 21, 187
負の制御 56, 63
腐敗 160
　——の指標 171
腐敗臭 163
腐敗微生物 165
　加工食品の—— 170
　食肉製品の—— 168
　水産加工品の—— 169

へ

平滑末端 71
並行複発酵 103
平板培地(プレート) 7
平板培養希釈法 12
ベクター 71
ペクチン分解物 86
ヘテロ乳酸発酵 51
ペトリ皿(シャーレ) 6
Penicillium citrinum 129
Penicillium 属 24, 164, 201
ペニシリン 94
ペニシリン系抗生物質 90
HEPAフィルター 9
ペプチジルトランスフェラーゼ 96
ペプチダーゼ 161
ペプチドグリカン(ムレイン) 27, 93
　——の網目構造 28
ペプチド系抗生物質 90, 97
Helicobacter pylori(ピロリ菌) 147
ベロ毒素 181
偏性嫌気性菌 39, 54
偏性好気性菌 39
ペントースリン酸経路 48, 51
変敗 160
鞭毛 32, 34

鞭毛抗原 32
偏利共生 42

ほ

Whittaker, R. H. 15
防カビ剤 172
胞子 20, 22, 34, 37
放射線滅菌 9
放線菌 16, 21, 33
ホスホジエステル結合 61, 71
保存料 86, 172
ホップ 105
ボツリヌス菌(*Clostridium botulinum*) 188
ボツリヌス食中毒 1, 188
ボツリヌス毒素 189
Botrytis cinerea 108
ホパノイド 31
ホモセリンデヒドロゲナーゼ 127
ホモセリンラクトン 57
ホモ乳酸発酵 48
ポリエーテル系抗生物質 90
ポリエン系抗生物質 90, 97
ポリメラーゼ連鎖反応→PCR
ポリリジン 87, 172
ポンティアック熱 190
翻訳 62

ま〜む

マイクロコロニー法 154
マイコトキシン 198
マイコプラズマ 93
マクサム・ギルバート法 74
マクロライド系抗生物質 90, 95
麻痺性貝毒 197
豆味噌 110
マロラクチック発酵 107
Micrococcus 属 164
ミクロコロニー法 154
ミクロフローラ(微生物相) 153
味噌 108
ミトコンドリア 35
ミュータンス菌 146
みりん 112
　——の製造工程 113
みりん風調味料 113

無機塩類 44
麦味噌 110
無菌操作 11
Mucor 属 133
ムコールレンニン 136
無性世代 22
無性胞子 37

索引

ムレイン→ペプチドグリカン

め，も

メイラード反応　105, 109
メタゲノミクス　77
メタン　137, 145, 161
メタン生成アーキア　142
メチオニン　126
メチシリン耐性黄色ブドウ球菌
　　　　　　　　　(MRSA)　187
2-メチルイソボルネオール　164
メチル水銀　144
滅菌　7
メッセンジャーRNA → mRNA
メバロン酸　102

Morganella morganii　196
Monascus 属　164
モネラ界　15
Mortierella 属　133
もろみ　100

や　行

薬品臭　164

有機質肥料　141
有性生殖　37
有性世代　22
有性胞子　37
誘導　55
誘導期　37
誘導物質　56

有胞子細菌　20
優良酵母　102
ユビキノン　132

溶血性尿毒症症候群(HUS)　181
溶原化　65
抑制　55
ヨーグルト　117
　　——の製造工程　118
四連球菌　21

ら　行

絡酸　163
酪酸発酵　50
β-ラクタム系抗生物質　90
ラクトースオペロン　56
Lactobacillus 属　48, 148
Lactobacillus plantarum　116
らせん菌　21
藍藻→シアノバクテリア
リガンド　63
リキュール　100
リシン　126
リステリア症　186
Listeria monocytogenes　157, 186
リソソーム　35
リゾチーム　88, 172
Rhizobium 属　137
Rhizopus 属　115
Rhizomucor 属　136
γ-リノレン酸　133
リパーゼ　136
リピドA　29
リプレッサー　56, 63

リボース　61
リボソーム　32, 34, 95
リポ多糖(LPS)　29
硫化水素　161, 163
流動パラフィン重層法　13
両極出芽　23, 38
緑麦芽　104
リン　141
　　——の循環　140

Leeuwenhoek, A. van　2
Legionella 属菌　190
レジオネラ肺炎　190
レスポンスレギュレーター　58
レトルト殺菌　8
レトロウイルス　25
連鎖球菌　21
連続式蒸溜焼酎　108
レンニン(キモシン)　79, 135
レンネット(凝乳酵素)　135

Leuconostoc 属　51
沪過殺菌　9
沪過膜　9
沪過滅菌　9
ロタウイルス　192
Rhodotorula 属　164
ロープ　165

わ

ワイン　106
　　——の製造工程　107
ワイン酵母　107
Waksman, S.　3
Wallemia 属　164

村田 容常
1956年 東京都に生まれる
1979年 東京大学農学部 卒
現 お茶の水女子大学基幹研究院
　　自然科学系 教授
専門 食品加工貯蔵学
農学博士

渋井 達郎
1956年 群馬県に生まれる
1979年 東京大学農学部 卒
現 日本獣医生命科学大学
　　応用生命科学部 教授
専門 遺伝子工学,バイオテクノロジー
農学博士

第1版 第1刷 2015年3月30日 発行
第3刷 2021年2月5日 発行

新スタンダード栄養・食物シリーズ16
食品微生物学

ⓒ 2015

編　集　　村　田　容　常
　　　　　渋　井　達　郎

発行者　　住　田　六　連

発　行　　株式会社 東京化学同人
東京都文京区千石3丁目36-7(〒112-0011)
電話 03-3946-5311・FAX 03-3946-5317
URL: http://www.tkd-pbl.com/

印　刷　日本フィニッシュ株式会社
製　本　株式会社 松岳社

ISBN978-4-8079-1676-4
Printed in Japan
無断転載および複製物(コピー,電子データなど)の無断配布,配信を禁じます。

新スタンダード栄養・食物シリーズ
― 全 19 巻 ―

1	社会・環境と健康	大塚 譲・河原和夫・須藤紀子 編
2	生化学	大塚 譲・脊山洋右 藤原葉子・本田善一郎 編
3	解剖・生理学 ―人体の構造と機能―	飯田薫子・石川朋子 近藤和雄・脊山洋右 編
4	疾病の成り立ち	飯田薫子・近藤和雄・脊山洋右 編
5	食品学 第2版 ―食品成分と機能性―	久保田紀久枝・森光康次郎 編
6	調理学	畑江敬子・香西みどり 編
7	食品加工貯蔵学	本間清一・村田容常 編
8	食品衛生学 第2版	一色賢司 編
9	基礎栄養学 補訂版	池田彩子・鈴木恵美子・脊山洋右 野口 忠・藤原葉子 編
10	応用栄養学	近藤和雄・鈴木恵美子・藤原葉子 編
11	栄養教育論	赤松利恵・稲山貴代 編
12	臨床栄養学	飯田薫子・市 育代・近藤和雄 脊山洋右・丸山千寿子 編
13	分子栄養学 ―科学的根拠に基づく食理学―	板倉弘重・近藤和雄 編
14	公衆栄養学	大塚 譲・河原和夫・須藤紀子 編
15	給食経営管理論	香西みどり・佐藤瑶子・辻ひろみ 編
16	食品微生物学	村田容常・渋井達郎 編
17	有機化学の基礎	森光康次郎・新藤一敏 著
18	食品分析化学	新藤一敏・森光康次郎 著
19	基礎化学	村田容常・奈良井朝子 編